DU
TARTRE STIBIÉ

ET DE

SON EMPLOI DANS LES MALADIES,

PAR P. J. S. TÉALLIER,

DOCTEUR EN MÉDECINE,

MEMBRE DE LA SOCIÉTÉ DE MÉDECINE DE PARIS, DE LA SOCIÉTÉ DE MÉDECINE
DE TOULOUSE ET DES COMITÉS DE SALUBRITÉ DE PARIS.

OUVRAGE COURONNÉ EN 1832,

PAR LA SOCIÉTÉ DE MÉDECINE DE TOULOUSE.

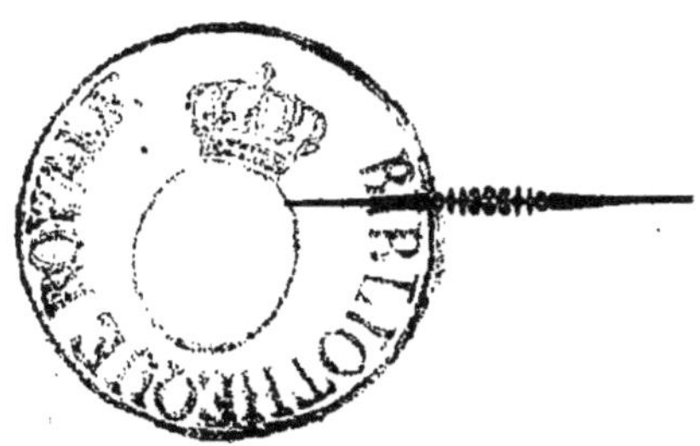

A Paris,

CHEZ N. MAZE, LIBRAIRE, RUE DE SEINE, N° 31;

ET CHEZ BÉCHET JEUNE, LIBRAIRE DE LA FACULTÉ DE MÉDECINE,

place de l'Ecole-de-Médecine, n° 4.

1832.

IMPRIMERIE DE DEMONVILLE ET Cᵉ.

TABLE

DES MATIÈRES.

	Pages.
Introduction.	1
Histoire du tartre stibié.	33
Des propriétés chimiques du tartre stibié.	66
Des effets du tartre stibié sur les animaux, et sur l'homme sain.	73
De l'emploi du tartre stibié dans les maladies.	82
De l'emploi du tartre stibié dans les maladies des organes digestifs.	84
Angine gutturale.	id.
Angine couenneuse.	90
Maladies de l'oesophage.	94
Maladies de l'estomac et des intestins.	101
Ingestion de corps étrangers. Empoisonnement.	id.
Indigestion.	104
Embarras des premières voies.	106
Dyssenterie.	129
Colique de plomb.	134
Du choléra-morbus.	140
Maladies des organes de la respiration.	178
Phénomènes présentés par les organes digestifs des pneumoniques.	216
Phénomènes présentés par les organes de la respiration.	222
Phénomènes présentés par les organes de la circulation, et par le sang des pneumoniques traités par le tartre stibié.	224

Pages.

Pleurésie. 264

Bronchite. 273

Asthme. 281

Coqueluche. 286

Croup. 297

Angine laryngée œdémateuse. 314

MALADIES DES ORGANES DE LA CIRCULATION. 316

Hémorrhagies. 317

Phlébite. 322

MALADIES DU SYSTÈME NERVEUX. 340

Arachnitis. . . . . ib.

Hydrocéphale aiguë. . . . . id.

Apoplexie. 345

Aliénation mentale. 351

Chorée. 353

Tétanos. 356

Névralgies. 360

MALADIES DES ORGANES DES SENS. 363

Maladies des yeux. — Ophthalmie. . . . . ib.

Maladies de l'oreille. 365

Maladies de la peau. 366

MALADIES DES ORGANES DE LA GÉNÉRATION. 376

MALADIES DES ORGANES DU MOUVEMENT. 379

Goutte. 406

CONCLUSION. 412

FIN DE LA TABLE.

INTRODUCTION.

« Déterminer, par l'observation des malades et par des
« expériences sur les animaux, les diverses propriétés médi-
« cales du tartre stibié ; mentionner dans le mémoire le mode
« de préparation du tartre stibié employé. »

Un homme puissant par ses écrits, par son
caractère et par sa position sociale, a rendu dans
ces derniers temps un service signalé à la médecine, en prenant pour base de son étude les altérations pathologiques des organes. Mais en re-
montant, dans tous les cas, à ces altérations pour
en faire dériver l'explication de tous les phénomènes morbides ; en voulant localiser dans
quelques appareils organiques seulement, celles
des maladies qui n'étaient pas encore localisées ;
en cherchant enfin à simplifier par trop la
science, il a dû la rapetisser pour l'enfermer

dans les limites étroites qu'il a voulu lui imposer et qu'elle ne saurait reconnaître.

« Lorsque la doctrine physiologique parut, elle étonna par sa nouveauté le monde médical; elle inquiéta par son étrangeté les vieux praticiens, et séduisit les jeunes par la simplicité ingénieuse de ses théories et par la simplicité plus grande encore de sa thérapeutique. Les partisans de cette doctrine crurent et professèrent que toutes les affections morbides dépendaient de deux principes opposés; qu'elles reconnaissaient pour cause un excès ou un défaut d'irritation, et que les maladies de la première classe, toutes semblables au fond, ne différaient entre elles que par le degré d'irritation, ou par la vitalité variable de l'organe irrité, ou par les dispositions individuelles ou idiosyncrasiques des sujets affectés. Une proscription absolue des maladies spéciales fut la conséquence de cette manière de voir : on alla même jusqu'à ne pas excepter les maladies virulentes de la réprobation générale. Une telle opinion était trop éloignée de la vérité, trop contraire aux faits les plus ordinaires et les plus avérés, pour que son règne pût être de longue durée. Aussi, le temps ayant refroidi l'enthousiasme, l'examen étant devenu possible, on

n'a pas tardé à reconnaître que les mêmes organes, chez les mêmes sujets, peuvent être le siége
d'affections très-diverses, le degré d'irritation
étant absolument le même, du moins selon toutes les apparences. On est donc forcé d'admettre
que certains états morbides diffèrent de tels autres états, non pas seulement accidentellement
et par des nuances ou par des degrés plus ou
moins tranchés, mais essentiellement et quant au
mode et à la nature même de l'affection. »(*Tran-
sactions médicales*, tom. III, pag. 3o3, rapport
de M. de Kergaradec.)

Le principe d'étiologie du chef de l'école physiologique une fois admis, les conséquences thérapeutiques en découlent tout naturellement.
L'état d'irritation ou d'ab-irritation des organes
constituant toutes leurs maladies, la thérapeutique doit se borner à diminuer la première en
excès par des saignées générales ou locales, et
par le régime débilitant ; et doit, dans le second
cas, ramener au type normal, par des toniques,
l'action organique languissante.

Ce serait chose bien merveilleuse que toute la
pathologie pût être ainsi comprise dans l'énoncé
d'une simple proposition ; qu'un état morbide,

toujours identique, la constituât tout entière, et que deux ordres de moyens médicaux formassent toute la thérapeutique.

Les efforts du médecin se réduiraient à rechercher cet inconnu, cette *irritation* qui représente toute la maladie, et dont l'absence quelquefois la constitue; dès qu'il en aurait constaté l'existence, il ne lui resterait plus qu'à en préciser le siége, à en calculer le degré, à en mesurer l'étendue, pour faire dans de justes proportions l'application de ses moyens médicaux, en tenant compte toutefois de la puissance vitale plus ou moins grande, générale ou locale du sujet.

Une doctrine qui simplifiait ainsi l'étude de la médecine, si compliquée et si difficile, et qui promettait en même temps des résultats positifs, toujours susceptibles d'être soumis au creuset de l'analyse et du raisonnement, devait être adoptée, et le fut en effet avec enthousiasme par les étudians et la plupart des jeunes praticiens. On conçoit tout l'attrait d'une telle promesse pour l'esprit humain, naturellement paresseux et empressé de saisir les idées simples qu'on lui présente et les questions scientifiques dégagées des obscurités qui souvent les enveloppent. Quelques années d'étude et d'observation devaient suffire pour faire reconnaître dans tous les cas une maladie, variable quant au siége, à l'étendue et à l'intensité, mais toujours la même quant à son principe constitutif. L'irritation étant ce principe, étant le point de départ de tous les phénomènes morbides et de toutes les altérations organiques consécutives, il ne s'agissait plus, pour prévenir ses fâcheuses conséquences, que de la combattre, dès son origine, avec l'énergie et par les moyens convenables. Ces moyens étant tous compris dans les classes des antiphlogistiques et des révulsifs, les agens thérapeutiques dont les actions spéciales avaient été reconnues jusqu'à ce jour, étaient frappés de la même proscription ; les travaux et l'expérience de nos prédécesseurs, aveuglés par de fausses théories, étaient méconnus ou rejetés avec mépris ; leur étude devenait inutile, et la science médicale, réédifiée sur les bases de l'irritation, prenait rang parmi les sciences positives.

De telles prétentions ne pouvaient pas tenir long-temps contre l'expérience des faits. Les élèves du maître, en conservant ce qu'il y avait de bien dans sa doctrine, en reconnaissant l'utilité de la localisation de certaines maladies dont la détermination du siége était encore ignorée ou incertaine, ont combattu avec succès ce qu'elle avait de trop exclusif ; chaque jour les voit s'éloigner davantage de l'école du Val-de-Grâce, et se rapprocher des principes de la médecine ancienne, à laquelle on peut bien reprocher des explications théoriques peu en rapport avec nos connaissances nouvellement acquises en chimie, en physiologie et en anatomie pathologique, mais dont on ne saurait contester la supériorité dans l'observation et le traitement des maladies.

Considérée dans ses rapports avec la thérapeutique, la doctrine physiologique nous paraît être la plus faible de toutes celles qui ont régné tour à tour sur la scène du monde médical. Elle réduit la science à des proportions si petites, qu'elle la fait presque disparaître ; elle porte un coup funeste à la thérapeutique, en refusant de reconnaître la puissance de ses agens, ou en ne s'en occupant que pour en faire l'objet de ses critiques et de ses sarcasmes.

Il faut cependant en convenir, les termes peu mesurés avec lesquels l'auteur de la doctrine physiologique a attaqué les hommes et les choses, ont produit cet effet salutaire qu'ils ont fait naître la défiance, et la défiance a provoqué l'examen. Les jeunes médecins, tout imbus qu'ils étaient de ses principes, n'ont pas tardé à s'apercevoir qu'avec la diète, l'eau de gomme et des sangsues, on ne traitait pas avec succès toutes les maladies, même celles réputées inflammatoires. Dès-lors ils ont été conduits à tenter l'usage de quelques-uns de ces moyens jadis en réputation, et contre lesquels on leur avait inspiré une frayeur panique. Ce ne fut pas sans inquiétude qu'ils se hasardèrent à administrer quelques-uns de ces médicamens héroïques, dont l'humanité avait retiré jusque-là de si grands avantages; leur main tremblait en formulant la première ordonnance sur le tartre stibié, qu'on leur avait signalé comme un médicament si dangereux; mais bientôt ils virent leur témérité justifiée par des succès plus prompts et plus décisifs que ceux obtenus par la méthode débilitante; ils secouèrent le joug de l'école, multiplièrent leurs expériences et relevèrent enfin la thérapeutique de l'espèce d'interdit qui, depuis quelques années, pesait sur elle. Les hauts intérêts qui s'y rattachent, une fois pris en sérieuse considération, de nouveaux efforts ont dû être tentés de toute part pour lui faire prendre le rang élevé que le but qu'elle se propose doit lui faire occuper: espérons qu'ils seront féconds en résultats.

Voyons si les travaux des anatomo-pathologistes, si utiles à la science du diagnostic, n'ont
pas concouru avec la doctrine physiologique à
la ruine de la thérapeutique; celle-ci, en tour-
nant en ridicule ses prétentions et lui attribuant
une partie des maux qu'elle guérit, et les anatomo-pathologistes, en proclamant son impuissance à remédier à des désordres, qu'ils ap-
précient lorsqu'ils sont parvenus à leur plus haut
degré d'incurabilité.

L'anatomie pathologique est cette partie de
la science qui a pour but de connaître les altérations visibles des organes après la mort. Créée
en quelque sorte par Bonnet qui, le premier,
entreprit de réunir dans un seul ouvrage toutes
les observations anatomiques faites jusqu'à lui
sur les causes et le siége des maladies, et dont
le *sepulchretum* devint une source féconde où
allèrent puiser la plupart des auteurs, elle reçut
une impulsion nouvelle des nombreuses et sa-
vantes recherches de Morgagni. Le traité *de sedibus et causis Morborum* et l'ouvrage de Bonnet
firent sentir l'utilité de ce genre d'études, et en
même temps la nécessité de tout vérifier et d'a-
jouter de nouveaux faits à ceux déjà connus,
pour pouvoir s'élever aux considérations géné-

rales, qui établissent la liaison des symptômes et des altérations des fonctions, observés pendant la vie, avec les dégénérations organiques qu'on trouve après la mort. Sans cette coïncidence entre les symptômes de la maladie et les lésions cadavériques qui en dépendent ou qui la constituaient, l'anatomie pathologique serait une science vaine et sans utilité pour la médecine pratique. C'est ce qu'ont bien senti la plupart des nombreux auteurs qui, à l'exemple des deux grands anatomistes que nous venons de citer, ont entrepris et exécuté de nos jours les travaux les plus intéressans sur cette matière. Ils ne manquent pas de s'élever de l'observation des altérations organiques à l'idée qui leur représente les degrés divers des transformations par lesquelles les tissus ont passé pendant le cours de la maladie, et de grouper autour de ces degrés présumés les symptômes particuliers qui les distinguaient pendant la vie.

De ces travaux est née la précision dans le diagnostic; à nulle époque elle ne fut portée si loin, et sous ce rapport les services rendus par l'anatomie pathologique sont immenses. Elle est devenue le flambeau de la nosologie et le guide le plus sûr dans la recherche du siége, de la nature et du degré de la maladie; elle permet de compléter son histoire descriptive en faisant connaître les résultats qu'elle a entraînés. Mais si l'anatomie pathologique est utile pour la classification d'un grand nombre de maladies, elle nous laisse dans une obscurité profonde relativement à leurs causes prochaines. Les cadavres sont muets sur les causes qui les ont privés de la vie; ils ne montrent que des résultats de maladie; ils se taisent sur la manière dont ces résultats ont été produits.

Nous reprocherons à l'anatomie pathologique d'avoir trop préoccupé l'esprit des meilleurs auteurs qui, dans notre siècle, en ont fait l'objet spécial de leurs recherches, de les avoir entraînés à en faire une science à part, isolée en quelque sorte de l'état morbide qu'elle est chargée de constater, et de leur faire croire à l'incurabilité originelle des lésions, admise sur la découverte qu'ils font des désorganisations les plus avancées. Cette manière de voir appartient aux anatomo-pathologistes qui ont précédé immédiatement les jeunes médecins qui cultivent de nos jours, avec tant de succès, cette branche de l'art; elle a le grave inconvénient de conduire au fatalisme, cet ennemi de tout progrès; de jeter dans le découragement et de paralyser les efforts tentés pour la guérison de certaines maladies, par la conviction qu'elle fait naître de l'inutilité de ces efforts. Croyant à l'incurabilité absolue de ces maladies, le médecin pense devoir se borner à soulager les souffrances et à reculer l'époque fatale qui lui paraît inévitable. Privé de l'espoir de guérir, il ne se hasarde pas dans la route quelquefois aventureuse, il est vrai, des expériences, mais qui peut, dans beaucoup de cas, conduire à des succès inespérés. Spectateur impuissant des écarts de la nature, il en calcule froidement la marche, et il en prédit les résultats avec d'autant plus d'assurance que, dans l'impossibilité où il se croit de les prévenir, il reste dans une fatale inaction. Voilà les conséquences de ce fatalisme qui condamne la science au *statu quo*, et contre lequel nous ne saurions trop nous élever.

Mais qui peut ainsi tracer des limites aux ressources de l'art et aux efforts puissans de la nature? Qui oserait prédire jusqu'où s'étendront les découvertes des siècles à venir? et déjà, ne voyons-nous pas plusieurs dégénérations organiques réputées les plus incurables, il y a peu d'années, revenir à l'état normal par l'effet d'un traitement convenable et d'un travail organique réparateur ! Laennec n'a-t-il pas réfuté Bayle d'une manière victorieuse, ne s'est-il pas réfuté lui-même, en prouvant par le raisonnement et par des faits authentiques que la phthisie pulmonaire est susceptible de guérison, si non par la résolution spontanée des tubercules dont on n'a pas encore de preuves, du moins par leur fonte purulente, leur expulsion des cavernes qui les contenaient et la cicatrisation des parois de celles-ci ; des tumeurs jugées cancéreuses n'ont-elles pas complètement disparu sous une compression méthodique et long-temps prolongée ; la nature, dans une foule de cas, ne triomphe-t-elle pas des maux les plus invétérés et contre lesquels toutes les ressources de l'art avaient échoué ! Ces réflexions et beaucoup d'autres, que nous pourrions faire, nous autorisent à rejeter l'incurabilité absolue d'une lésion quelconque, et à penser qu'un principe conservateur, inhérent à notre organisme, sous quelque dénomination qu'on veuille le désigner, existe, lutte et tend sans cesse à ramener à l'organisation primitive par une progression inverse de celle suivie par le travail désorganisateur.

Soutenus dans tous les cas par l'espoir de réussir, quelque faible qu'il soit, ne nous laissons jamais décourager par les apparences les plus contraires. Marchons avec fermeté et persévérance dans les routes connues, et tâchons d'en découvrir de nouvelles lorsqu'il nous est démontré par l'expérience que les premières ne mènent pas au but. Nous pourrons ainsi réédifier la thérapeutique sur de plus larges bases, en donnant à l'application de ses moyens une direction nouvelle, sans dédaigner toutefois les travaux que nos prédécesseurs ont exécutés avec plus ou moins de bonheur à son sujet. Nous la ferons sortir de l'oubli auquel la médecine expectante de Pinel d'abord, et puis la doctrine de l'irritation, ont voulu la condamner.

Ce n'est pas avec la prétention de tout expliquer, et le parti pris de nier les faits qui se refusent aux explications, qu'on fera faire des progrès à la thérapeutique; force est de reconnaître aux médicamens des propriétés occultes qui nous sont révélées par l'expérience. C'est donc l'expérience, cet oracle de la nature, que nous devons consulter avec l'attention et la patience nécessaires; elle ne manquera pas de nous éclairer. Nous devons avec d'autant plus de raison la prendre pour guide, que le traitement des maladies est loin d'avoir obtenu les avantages que les progrès de l'anatomie descriptive et pathologique, de la physiologie, de la chimie et de la physique semblaient devoir lui faire espérer. Étudiées dans ce qu'elles ont d'intéressant sous le rapport scientifique, ces sciences ont été négligées dans leurs applications à l'homme malade; et cependant quel plus noble usage pouvait-on en faire ? On peut avancer, sans craindre d'être taxé d'exagération, que la thérapeutique a été négligée dans ce dernier siècle plus qu'elle ne le fut à aucune époque de la médecine, et que, loin de profiter, elle a perdu aux progrès des sciences naturelles qui sont ses tributaires, qui sont acquises pour son utilité et son avancement, mais qui en absorbant toute l'attention des observateurs leur ont fait oublier ses véritables intérêts. Ajoutez à ces motifs le septicisme vers lequel on a été naturellement conduit sur la réalité et l'étendue de sa puissance, par la doctrine de l'expectation, la doctrine physiologique et celle des anatomo-pathologistes, et vous concevrez pourquoi cette branche si importante de l'art de guérir est restée si fort en arrière, dans ce siècle de lumières et de progrès.

Cette marche rétrograde de la thérapeutique

devait frapper les esprits qui ne se laissent point aveugler par le prestige des doctrines ; la science du diagnostic une fois perfectionnée, ils ont dû se livrer à la recherche des moyens capables de remédier à ces altérations pathologiques qui leur apparaissaient avec tant d'évidence, en soumettant à un nouvel examen les substances médicamenteuses qui avaient joué un si grand rôle dans la médecine ancienne, et que la médecine physiologique voulait frapper de proscription. Mais pour que cet examen portât tous ses fruits, il devait être fait avec la plus grande impartialité. Il était nécessaire, pour bien connaître les propriétés d'un médicament, pour constater rigoureusement ses effets, qu'il fût administré sans mélange, sous toutes les formes et aux doses les plus variées. C'est ce qu'ont fait plusieurs médecins d'un mérite distingué, qui ont publié dans les nombreux recueils périodiques les résultats de leurs expériences, matériaux précieux pour l'histoire générale des médicamens. Nous devons faire connaître, par des citations, l'héroïque dévouement de quelques médecins étrangers, qui se sont soumis eux-mêmes aux expériences les plus dangereuses pour constater les effets phy-

siologiques de certaines substances médicamenteuses.

Dans un ouvrage allemand dû à J. Christ.
Gottfried Jœrg, professeur d'accouchemens à
l'université de Leipsig, nous trouvons une de
ces preuves de dévouement aux progrès de la
thérapeutique qu'on ne saurait trop admirer et
qui, nous le craignons, ne trouvera pas beaucoup d'imitateurs. M. Jœrg, convaincu de la nécessité de porter le flambeau de l'expérience
dans cette partie de la matière médicale qui
traite de l'action des médicamens sur l'économie
animale, fonda, en 1822, une société d'expérimentation, formée de vingt-sept individus, la plupart médecins ou élèves en médecine, de quelques femmes, et de deux enfans de seize et
quatorze ans, fils du professeur. Ces personnes
jouissaient toutes d'une bonne santé, et étaient
habituées à une vie sobre et régulière, à laquelle
elles ne changèrent rien pendant le cours des
expériences, qui eurent lieu sous la direction du
professeur Jœrg. Celles-ci furent faites dans l'intention de déterminer l'action de quelques médicamens énergiques sur l'économie animale,
tels que le *nitrate de potasse, l'eau distillée de*

laurier cerise, *l'eau distillée d'amandes amères*, *l'acide hydrocyanique*, *la racine de valériane*, *l'arnica*, *le camphre*, *le musc*, *le castoreum*. On administrait à chacun des individus qui se dévouaient, ou seulement à quelques-uns d'entre eux, une certaine dose de la substance dont on voulait constater les effets, et on notait à mesure, sur un registre, les symptômes et les phénomènes qui résultaient de cette administration. C'est dans l'ouvrage de l'auteur, ou dans le compte qui en a été rendu dans les Archives de médecine, tomes 25 et 26, pages 388 et 90, qu'il faut lire les résultats généraux auxquels il est parvenu. Nous sommes obligés de nous borner à indiquer cette source, tout en applaudissant au zèle des membres d'une société unique en son genre, et qui ont si bien mérité de l'humanité.

Aux médecins allemands dont nous venons de citer le dévouement à la science, nous comparerons les docteurs Beraudi et Comisetti, son élève, qui n'ont pas poussé moins loin le zèle philantropique dans les expériences qu'ils ont tentées sur eux-mêmes pour constater les effets physiologiques de la noix vomique. (Voir le Mé-

moire de M. Beraudi, intitulé : *Della noce vo-
mica, disertatione del professore Luigi Beraudi,
Casalence* ; broch. in-8°, p. 47, *Milano*, 1830.

Ces deux médecins, avec un courage et une
persévérance dignes d'admiration, ont poussé
leurs expériences jusqu'au point où des accidens graves qui en résultèrent les forcèrent à y
mettre un terme. Ils avaient commencé par
prendre un demi-grain d'extrait de noix vomique dans une cuillerée d'eau, le 24 octobre 1829, et jusqu'au 30 du même mois, ils
en élevèrent progressivement la dose à six
grains ; mais ce jour-là ils en furent tellement
incommodés qu'ils crurent prudent de borner
là leurs tentatives. Il résulte de leurs expériences
la preuve de l'action élective de la noix vomique
sur la moelle épinière. Ce médicament a déterminé, chez nos confrères, des convulsions et
un état tétanique passager à la dose de six grains.
Nous avons vu cette dose portée bien plus
haut, 8, 10, 12, 20 grains par jour, à l'hôpital
de la Charité de Paris, en 1815 et 1816, par
M. le professeur Fouquier, qui cherchait à
rendre, par ce moyen, aux membres paralysés
leur sensibilité et leur action dynamique, et
nous n'avons jamais vu d'accident sérieux en ré-

sulter. Un phénomène fort remarquable produit par cette substance, et que nous avons plus d'une fois constaté, c'est qu'à des doses élevées elle agit quelquefois uniquement sur les parties paralysées auxquelles elle imprime des commotions plus ou moins fortes, et que n'éprouvent pas les parties saines. On ne peut trouver une preuve plus convaincante de la spécialité d'action d'un médicament.

Les doses énormes d'extrait de noix vomique que nous avons vu prendre à des paralytiques, comparées à celles qui ont produit des accidens graves chez MM. Beraudi et Comisetti, prouvent encore la différence des aptitudes organiques dans l'état morbide et dans l'état sain, et la difficulté d'établir des comparaisons exactes entre le mode d'action des substances médicamenteuses administrées à l'homme bien portant et à l'homme malade. Cela nous conduit à faire ici une réflexion que nous aurons occasion de reproduire ailleurs, et qui ne nous paraît pas sans importance, c'est qu'en expérimentant sur des sujets sains, la société de Leipsig et les médecins italiens n'ont pu et dû produire que des effets purement physiologiques. Nous avons lieu de douter que ces effets eussent été les mêmes, si on eût eu affaire à des individus malades, et qu'on puisse rigoureusement déduire des effets physiologiques des substances médicamenteuses appliquées à l'homme en santé, leurs propriétés thérapeutiques dans les maladies.

Quoique soumis aux lois générales de l'organisme, chacun de nos organes est en quelque sorte individualisé par la fonction spéciale qu'il est appelé à remplir : il s'isole par là du tout dont il fait partie et au complément duquel il concourt nécessairement. Tout-à-fait distinct dans ses actes physiologiques, il ne l'est pas moins dans ses altérations morbides. Ainsi voyons-nous le cerveau se ramollir ; le cœur s'hypertrophier ; le poumon se désorganiser ; le foie s'indurer ; les membranes muqueuses s'ulcérer ; les séreuses se recouvrir de productions anormales. Cette spécialité fonctionnelle des organes, qui se retrouve dans leur état normal et dans leurs modes divers de dégénérescence, existe également dans les propriétés des médicamens. Chacun d'eux modifie l'économie d'une manière qui lui est propre. Cette modification, à peu près constante dans son identité lorsqu'on agit sur des sujets en état de santé, est bien plus douteuse, plus variable si le médicament a été administré à l'homme malade. Il semble que la maladie dénature les aptitudes des organes; qu'elle anéantisse celles dont ils jouissaient dans leur état normal, et qu'elle leur en communique d'autres qui leur étaient étrangères : elle diminue dans tous les cas ou exalte celles qui leur sont naturelles et habituelles. En sorte qu'il est impossible de pouvoir prédire avec certitude l'effet d'un remède administré dans une maladie, d'après celui qu'on lui aura vu produire dans des expériences purement physiologiques. Loin de nous, toutefois, la pensée de faire la critique de ces expériences, tentées par des hommes zélés et studieux; nous sommes convaincus au contraire qu'elles doivent précéder l'administration de tout médicament nouveau; qu'elles sont destinées à faire faire à la thérapeutique des progrès réels, qu'elles sont même en cette matière la seule voie à suivre; mais nous croyons devoir tenir en garde contre ce qu'elles auraient de trop absolu dans les conclusions qu'on voudrait tirer de leurs résultats, comme termes de comparaison avec ce qui se passe dans le traitement des maladies.

Nous venons de reconnaître que les organes

rémplissent des fonctions spéciales, et qu'ils ont pour cela une organisation qui leur est propre ; que la maladie qui porte le trouble dans leurs fonctions produit dans leur organisation des altérations également particulières à chacun d'eux : nous pensons que les substances médicamenteuses exercent aussi sur eux une action spéciale qu'il est facile de constater dans l'état sain, et qui n'est pas moins énergique dans leur état pathologique, bien qu'il soit souvent difficile et même impossible de s'en rendre compte. On ne peut néanmoins méconnaître des effets thérapeutiques, lors même qu'ils ne se manifestent par aucun changement apparent dans les sécrétions et les excrétions, quand on voit s'opérer sous l'influence de certains médicamens des guérisons promptes et quelquefois inattendues, ou même des guérisons obtenues avec lenteur et difficulté pendant leur administration long-temps prolongée.

C'est cette manière d'agir des médicamens, qui n'est pas douteuse, bien qu'elle ne se révèle par aucun effet physiologique sensible, qui constitue leurs propriétés curatives cachées. Les médicamens qui agissent ainsi d'une manière occulte sont en grand nombre ; on peut même avancer que ceux qui sont doués d'une certaine énergie sont dans ce cas. On voit bien des changemens survenir à la suite de leur administration; mais dire comment s'opèrent ces changemens, est la chose impossible. Aussi, toutes les dénominations imposées aux classes dans lesquelles on les a distribués, sont-elles également fautives. Le quinquina qui arrête les accès de fièvres intermittentes, le mercure qui guérit la syphilis, le tartre stibié à haute dose qui amène avec une rapidité extraordinaire la résolution de certaines inflammations, peuvent-ils être compris simplement dans la classe des toniques, des révulsifs ou des résolutifs? Ces expressions rendent-elles suffisamment compte de leur manière d'agir; tous les toniques, tous les révulsifs, tous les résolutifs guérissent-ils les fièvres intermittentes, la syphilis ou les pneumonies? non sans doute. Nous sommes donc conduits à admettre dans le quinquina, le mercure et le tartre stibié quelque chose de plus qu'une simple action tonique, révulsive ou résolutive. C'est précisément ce quelque chose, cet inconnu dans lequel réside cette vertu cachée que l'expérience nous révèle, qu'aucune expression ne qualifie et dont la pratique de l'art apprend à connaître l'utilité. Ce que nous disons de ces trois médicamens peut s'éten-

dre à tous ceux qui sont doués de quelque activité. Il nous paraît démontré que tous agissent
spécifiquement sur les organes, et que si nous
ne pouvons pas dans tous les cas distinguer cette
spécificité, cela tient à la faiblesse de l'action du
médicament et aux complications diverses de la
maladie qui en obscurcissent ou en masquent la
puissance.

En admettant les propriétés occultes et spécifiques des médicamens, qui livrent leur emploi à
un empirisme raisonné, nous sommes loin de repousser leurs effets physiologiques, que nous
considérons au contraire comme les plus satisfaisans. Partout où nous les observons, nous les
notons avec d'autant plus d'empressement qu'ils
semblent nous rendre compte de la manière dont
la guérison des maladies a lieu sous leur influence.
Cette satisfaction prend malheureusement sa
source dans une illusion ; car les effets physiologiques produits par les remèdes ne nous expli-
quent pas mieux comment la guérison s'opère,
que ne peut le faire l'action spéciale des médicamens qui nous est absolument inconnue quant
à sa nature. Pour se faire une idée précise du
comment la révulsion guérit la maladie, il faudrait connaître l'essence de celle-ci et pouvoir

distinguer les voies mystérieuses par lesquelles les nouveaux phénomènes organiques, sollicités par l'art, détournent les phénomènes morbides et les anéantissent en se substituant à leur place. Ici, comme après l'emploi empirique des médicamens, nous ne jugeons que sur les résultats la guérison du malade, que nous attribuons souvent, d'une manière bien peu logique, à l'apparition d'actions organiques nouvelles, sur la nature de la puissance curative desquelles nous n'avons pas des données plus certaines. Les explications physiologiques ne sont point assez rigoureuses pour nous donner toute satisfaction; elles n'ont, en définitive, de valeur réelle que celle qu'elles tirent de l'expérience. Il ne faut pas croire qu'une évacuation quelconque spontanée, ou provoquée, rende raison de la cessation de la maladie : elle ne peut être considérée que comme un simple fait dont l'observateur tient compte dans sa prévision de faits morbides analogues à celui qui vient de disparaître, et qu'il peut solliciter de nouveau avec avantage pour le malade.

La thérapeutique est donc fondée uniquement sur l'observation, qui seule a fait connaître les propriétés de médicamens. C'est à elle que nous devons ce que nous savons sur leurs effets thérapeutiques et physiologiques, et c'est elle qui doit nous guider dans nos recherches ultérieures sur ces affinités secrètes de tel ou tel organe pour telle ou telle substance médicamenteuse, affinités positives, bien que nous soyons dans l'impossibilité de nous les expliquer.

L'étude de la thérapeutique, ainsi ramenée à l'observation rigoureuse des faits sur lesquels elle se base, réduira à leur juste valeur les raisonnemens que l'imagination, plutôt que le bon sens, enfante, et l'art de traiter les maladies parviendra au degré de perfection qu'il est susceptible d'atteindre.

En mettant au concours une question de thérapeutique, la Société de médecine de Toulouse a senti les besoins de notre époque. Elle a reconnu la tendance qu'ont les esprits de nos jours à s'occuper sérieusement de son étude, et l'importance des résultats qu'elle peut avoir. Elle ne pouvait faire un meilleur choix, pour lui donner une nouvelle impulsion, que celui du tartre stibié, qui, dans les temps anciens comme dans les temps modernes, a joué par lui-même ou par le métal qui lui sert de base, un rôle si important dans le traitement des maladies. Sa découverte remonte à 1631, mais son histoire doit être précédée de celle de l'antimoine dont il est un composé, et auquel les latins avaient déjà donné le nom de *stibium*, d'où est dérivé celui de stibié.

Comme nous nous proposons de citer avec quelque détail les auteurs qui ont écrit sur l'antimoine, et ceux qui plus tard se sont occupés du tartre stibié, et de présenter d'une manière sommaire ce qu'ils ont dit pour ou contre ce précieux remède, nous ne nous étendrons pas dans cette introduction sur des généralités à son sujet. Nous observerons seulement qu'il est de tous les médicamens héroïques celui qui, à toutes les époques, fut préconisé avec le plus d'exagération et accusé avec le plus de violence. Considéré comme une panacée universelle par les uns, il fut appliqué sans aucun discernement au traitement de la plupart des maladies; proscrit comme un dangereux poison par les autres, il fut rejeté avec horreur, et ceux qui l'employaient furent traités d'empoisonneurs et poursuivis criminellement dans quelques circonstances. Il faudrait faire l'histoire générale de la pathologie si on voulait indiquer toutes les maladies où il a été administré. Obligé de nous renfermer dans certaines limites, nous tâcherons de faire un choix judicieux dans cette immensité de faits rapportés le plus souvent sans ordre, sans détails suffisans, ou défigurés par les explications les plus absurdes et quelquefois les plus extravagantes. Nous arriverons ainsi à la naissance de la doctrine physiologique qui l'a proscrit avec un emportement bien peu philosophique, et nous terminerons là la première partie de notre travail.

Dans la seconde partie, nous prendrons le tartre stibié à sa réapparition dans la thérapeutique française, d'où les médecins physiologistes s'étaient efforcés de le bannir. Mais ici, ce ne sera plus le tartre stibié administré à petites doses, à doses vomitives, dont la puissance curative était calculée d'après les évacuations plus ou moins considérables qu'il provoquait; ce sera le tartre stibié administré à hautes doses, doses telles qu'on aurait pu craindre, en les donnant, de provoquer les plus graves accidens, l'empoisonnement même, si l'expérience, en constatant son innocuité, n'eût pleinement rassuré sur ces prétendues conséquences désastreuses. Dans cette seconde partie de son histoire, il sera présenté comme un remède devenu nouveau par son mode insolite d'administration, par l'absence, dans un grand nombre de cas, de ses effets physiologiques ordinaires par sa puissance médicatrice positive, quoiqu'inexplicable, avec l'assurance acquise qu'à ces doses élevées il ne détermine pas l'inflammation, l'ulcération et la désorganisation de la muqueuse digestive comme on aurait pu le craindre, et comme ses antagonistes l'avaient faussement avancé.

On conçoit d'avance l'intérêt qui doit s'attacher à cette moderne découverte. Aussi, nous ne doutons pas que ce ne soit cette découverte que la Société de médecine de Toulouse ait eu en vue de faire examiner et de propager en mettant sa question au concours. Nous ferons nos efforts pour répondre convenablement à son appel, en donnant tous nos soins et toute notre attention à l'examen de ce nouveau mode d'administration du tartre stibié. Nous commencerons par résumer les travaux exécutés par Rasori, et depuis lui par une foule de praticiens distingués, sur l'emploi du tartre stibié à haute dose, et nous rapporterons ensuite une partie des nombreuses observations que nous avons recueillies, depuis plusieurs années, avec la plus scrupuleuse exactitude sur les effets de ce médicament. Que si des opinions contraires aux nôtres se sont manifestées, nous les citerons avec empressement; et

loin de les repousser par une fin de non-recevoir
toujours inadmissible dans les débats scientifiques, nous les examinerons avec conscience et
nous les combattrons par une critique impartiale
lorsqu'il y aura lieu de le faire.

La troisième partie sera consacrée à l'examen
des effets pathologiques et thérapeutiques du tartre stibié, appliqué à l'extérieur en pommade, en
friction, ou par la méthode endermique.

Nous rapporterons les expériences qui ont été
faites sur les animaux, pour constater les propriétés vénéneuses et l'action physiologique du
tartre stibié sur l'économie. Ces expériences ont
été faites avec tant de soin et d'authenticité par
M. Magendie et quelques autres expérimenta-
teurs distingués, que nous nous en référons,
sous ce rapport, à ce qu'ils ont décidé, des circonstances indépendantes de notre volonté ne
nous ayant pas permis de vérifier par de nouvelles épreuves leurs expériences, dignes d'ailleurs de toute confiance sous le rapport de l'exactitude avec laquelle elles ont été faites, et de la
fidélité avec laquelle elles sont rapportées. Nous
observerons toutefois qu'on ne peut en tirer des
déductions rigoureuses, quelles que soient l'ha-
bileté et la finesse d'observation des savans méde-

cins qui les ont faites. Existe-t-il une identité parfaite entre les effets physiologiques produits sur
un animal sain, et les effets pathologiques obtenus
chez l'homme malade; cette identité se retrouve-
elle dans la structure et l'irritabilité des organes
digestifs de l'homme et ceux d'un chien, d'un
chat ou d'un lapin, et si elle était constatée, ce
qui n'est pas, pourrait-on établir une comparaison exacte entre des effets produits dans des circonstances si différentes que sont celles de la
santé et de la maladie? Cela ne nous paraît pas
possible, et pour rejeter cette similitude, nous
nous fondons sur les modifications que la maladie fait éprouver à l'organisme. Il est bien certain qu'elle éteint, altère ou dénature les propriétés fonctionnelles des organes, et qu'elle leur
donne des aptitudes différentes de celles qu'ils
avaient dans leur état normal. Si on en voulait
une preuve convaincante, on la trouverait dans
le nouveau mode d'administration du tartre stibié
et dans *sa tolérance*, qui n'est que l'aptitude de
l'estomac à le supporter à des doses plus ou
moins élevées. On la voit varier suivant le degré
d'intensité et la période plus ou moins avancée
de la maladie, décroître avec elle, et cesser complètement lorsque la maladie est dissipée, comme

si le retour à la santé faisait retrouver à l'estomac son antipathie naturelle pour le remède. Nous reviendrons ailleurs sur cette faculté singulière qu'ont les organes digestifs, de supporter des doses considérables, non-seulement d'émétique, mais encore d'une foule de substances médicamenteuses, faculté à laquelle Rasori a donné le nom de *tolérance*.

Les divisions que nous avons cru devoir adopter, dans notre ouvrage, sont fondées sur la grande différence qui existe entre les deux modes d'administration du tartre stibié et sur les effets également très-différens qui en résultent; elles nous entraîneront nécessairement dans des répétitions peut-être fastidieuses. Nous tâcherons de les éviter autant qu'il nous sera possible; mais sans rien sacrifier pour cela de l'intérêt qui se rattache au sujet, persuadé que nous sommes que dans les questions scientifiques les redites peuvent souvent avoir leur utilité.

DE L'EMPLOI

DU TARTRE STIBIÉ

DANS LES MALADIES.

<hr>

HISTOIRE DU TARTRE STIBIÉ.

L'ANTIMOINE qui sert de base au tartre stibié a joué un rôle trop intéressant dans la médecine ancienne; il a excité, aux seizième et dix-septième siècles, des querelles trop mémorables, pour qu'on ne nous pardonne pas de faire précéder de quelques détails à son sujet l'examen approfondi que nous devons faire du tartre stibié et de ses propriétés médicinales.

L'introduction de ce métal dans la thérapeutique remonte aux temps les plus reculés, puisque, selon quelques auteurs, Hippocrate, dans son livre des maladies internes, aurait désigné l'antimoine sous la dénomination de *tétragone*.

Dioscoride, à l'article *stibium*, traite de l'antimoine; il indique brièvement quelques-unes de ses propriétés médicinales, qui consistent à refroidir, à resserrer et réprimer les excroissances, à cicatriser les plaies, à sécher les ulcéra-

3

tions des yeux, à arrêter le sang coulant des membranes du cerveau. Il est bien évident qu'il n'a entendu parler que de son usage à l'extérieur. Galien, Paul d'Ægine, Oribase, Avicennes ne lui ont pas reconnu d'autres vertus que celles mentionnées par Dioscoride, vertus dessiccatives et astringentes dont Galien tirait un grand parti dans le traitement des maladies des yeux, en le faisant entrer dans ses collyres. Claude Germain, qui ne reconnaît point l'antimoine dans le tétragone d'Hippocrate, préparation inconnue, dit-il, qui purgeait la tête, affirme que les anciens n'avaient jamais eu la pensée que l'antimoine fût un vomitif et un purgatif, ni la témérité de le faire prendre à l'intérieur. (*Orthodoxe*, p. 288.) Cette opinion de Claude Germain paraît assez probable lorsqu'on voit les hommes illustres qui ont marché sur les traces d'Hippocrate, Galien de Pergame, Arétée de Capadoce, indiquer l'ellébore comme la plante dont ils faisaient usage pour provoquer le vomissement, dans les cas où ils le jugeaient nécessaire. Ils ne parlent nulle part des propriétés vomitives de l'antimoine et de son administration à l'intérieur ; Arétée ne le nomme même pas, et s'il l'eût reconnu dans le tétragone, il n'aurait pas manqué d'en faire mention dans ses ouvrages, écrits sous une inspiration hippocratique.

Basile Valentin, moine de l'ordre de Saint-

Benoît, écrivant sur la fin du quinzième siècle, trente ans environ avant Paracelse, parle le premier, dans son *Currus triomphalis antimonii*, des vertus et des propriétés internes de l'antimoine. Il n'y a pas sous le ciel, dit-il, une médecine plus excellente, *verum, verum dico, non est sub cœlo medicina sublimior;* mais, ajoute-t-il, bien peu de personnes connaissent le fond de ses propriétés, et savent d'où il les possède. Ce n'est pas peu de chose que de faire un examen approfondi de l'antimoine, de parvenir à le débarrasser de son venin et de le changer en un médicament salutaire; car c'est un venin pernicieux lorsqu'il n'a pas été purifié par les préparations convenables.

L'apparition dans ce siècle de plusieurs maladies nouvelles et inconnues, la suette anglaise, la syphilis, la peste qui se montra plusieurs fois avec une extrême voilence, nécessita la recherche de nouveaux moyens curatifs, et excita les opinions les plus contradictoires sur la nature de ces maladies et sur les causes qui leur donnaient naissance. L'alchimiste Paracelse (1) recom-

____

(1) Voici le portrait qu'en fait Claude Germain : « Les uns l'ont condamné sans l'entendre, les autres, notamment les Allemands, l'ont estimé le père de la vraie médecine. Il était Suisse, de mœurs rudes et farouches; insociable, sale, ivrogne; il mourut à 5o ans, à Francfort, en 1541, accablé de

mande l'administration de l'antimoine, qui bientôt est condamné par un arrêt du parlement de
Paris. Ce hardi réformateur, qui prenait l'art ca-
balistique pour base de la science médicale, eut
de son temps quelques imitateurs, et souleva
bientôt contre ses théories extravagantes les médecins observateurs, qui dans tous les temps flé-
trirent de leur mépris les absurdités, bien que dé-
fendues avec toute la chaleur de l'enthousiasme.
On ne peut cependant refuser à Paracelse le mérite d'avoir contribué par ses efforts à introduire
dans la thérapeutique les préparations antimoniales, qui rendirent plus tard des services signalés à l'humanité.

Dans ses *Commentaires* sur Dioscoride, le savant Mathiole consacre un long article au *stibium*, dénomination sous laquelle Sérapion et
Avicennes avaient désigné l'antimoine. Mathiole
combat l'opinion où l'on était qu'il se réduisait
en plomb, et ce qu'il dit à cet égard de l'antimoine est applicable à la réduction d'un grand
nombre de métaux, généralement admise à cette
époque de l'enfance des connaissances chimiques. Dans ce Commentaire élégamment écrit,
qui renferme tout ce qui était alors connu sur

toutes sortes de maladies. Studieux, opiniâtre, d'une ambi-
tion déréglée, d'une vanité sans pareille, il se qualifia le
monarque de toutes les sciences : il passe pour magicien. »

l'antimoine et ses propriétés médicinales, se trouve rapportée, avec détails, l'observation du médecin André Gallus, guéri d'une maladie grave par les vomissemens et les selles que provoquèrent trois grains de poudre d'oxide d'antimoine qu'il prit dans du vin, d'après les conseils de Georgius Handschius, médecin célèbre, qui avait été délivré, par le même moyen, d'une maladie pestilentielle très-dangereuse. Mathiole en conseillait l'usage dans les fièvres intermittentes, et surtout dans la mélancolie où il le croit si efficace, qu'il le nomme *manus Dei*, donné par la main de Dieu.

En 1564, Louis de Launay, médecin de la Rochelle, publia un gros volume sur *la faculté et vertu admirable* de l'antimoine, dans lequel il commence par louer grandement Mathiole d'avoir rétabli dans ses Commentaires l'usage de l'antimoine, si long-temps caché, et dont on ne saurait trop exalter les propriétés. Une épidémie pestilentielle très-meurtrière régnait à la Rochelle et dans ses environs. Louis de Launay cherchant les moyens de s'opposer à ses ravages, lut les Commentaires de Mathiole, où cet auteur fait l'éloge de l'antimoine. Encouragé par les succès qu'il dit en avoir obtenus, et par le rapport d'un marchand de la Rochelle qui, revenant de l'Angleterre, affirmait que dans ce pays on employait ce remède avec le plus grand avantage ; ayant d'ailleurs remarqué que les malades qui avaient dans les commencemens des évacuations par haut et par bas, guérissaient en plus grand nombre, il se décida à administrer le verre d'antimoine après l'avoir préparé lui-même. Il en obtint de si grands succès, que les barbiers, les apothicaires et les médecins se soulevèrent contre lui, l'accablèrent d'injures, le traitèrent d'empoisonneur, parce que, dit-il, par son remède il guérissait si promptement ses malades, qu'il ne laissait plus rien à faire à ses confrères qui fondaient l'espoir d'un grand bénéfice sur cette épidémie. On ne peut laisser passer une pareille assertion sans flétrir son auteur d'un juste blâme; car alors, comme aujourd'hui, les médecins, dignes de leur titre, se dévouèrent aux intérêts de l'humanité dans ces épidémies meurtrières, sans rechercher ni gloire, ni récompense, mais bien pour accomplir le grand devoir que leur profession leur imposait.

Cette épidémie pestilentielle dont parle de Launay, et qui ravagea l'Italie de 1575 à 1580, où elle fut observée et décrite avec beaucoup de soin par Alexandre Massaria, fournit au médecin de la Rochelle de nombreuses occasions de constater les heureux effets produits par le verre d'antimoine administré dès le début de la maladie, à la dose de trois ou quatre grains dans de la conserve de rose.

Une dame, dit-il, atteinte de fièvre pestilen-tie le, et dans un état de faiblesse telle qu'on ne conservait plus aucun espoir de la sauver, fut guérie par quatre grains d'antimoine qui provo-quèrent des évacuations par haut et par bas.

Un homme, atteint d'un anthrax sur l'épaule et d'un bubon dans l'aine, fut guéri par quatre grains de verre d'antimoine. « Un autre vint me trouver, dit de Launay, avec forte fièvre, dou-leur de tête, vouloir de vomir et de dormir, avec une tumeur dans l'aine, assez grosse et fort dou-loureuse. Je lui baillai de l'antimoine et je le vis le lendemain banqueter avec ses voisins, n'ayant aucun accident de mal. Depuis, j'en ai baillé à plusieurs qui se sentaient frappés de peste, les-quels, Dieu merci, en ont été préservés. » Il rap-porte qu'une dame charitable, habitant près de Poitiers, acheta une bonne quantité d'antimoine et le distribua aux pauvres personnes frappées de peste, pour l'honneur de Dieu, et en sauva plus de mille. Plusieurs gentilshommes en agirent de même et sauvèrent grand nombre de leurs pau-vres sujets qui étaient en grand danger de mort. Toutes les explications qu'il donne sur les quali-tés de l'antimoine et sur sa manière d'opérer la guérison des malades, sont si absurdes, qu'elles ne méritent pas d'être rapportées. Ces beaux succès n'empêchèrent pas le livre d'être censuré par la Faculté de médecine.

Toutes ces guérisons qu'on ne saurait admettre, sans doute, sur la foi de cet auteur dont l'exagération est manifeste, parlent néanmoins trop haut en faveur de l'antimoine pour qu'on ne tente pas de nouveaux essais avec les préparations de ce métal, telles que le kermès ou le tartre stibié, administrées à faible et surtout à haute dose contre une maladie qui a fait jusqu'à ce jour le désespoir des praticiens. Nous n'ignorons pas que les vomitifs ont été employés contre la peste du Levant avec peu de succès ; mais nous ne sachons pas que le tartre stibié ait été donné à haute dose dès le début de la maladie ; et c'est ainsi que nous désirerions qu'il fût administré.

La pratique de de Launay, qui, sans doute, était connue avant la publication de son ouvrage, les abus que des médecins ignorans et inexpérimentés faisaient de l'antimoine, et les accidens graves qui en résultaient, et par-dessus tout cet esprit de corps qui éleva dans tous les temps une barrière contre les efforts tentés hors de sa sphère pour les progrès de la science, déterminèrent la Faculté de médecine, en 1566, à défendre et à prohiber l'usage du vin émétique, comme étant un venin très-dangereux. « L'assemblée de la Faculté de médecine ayant été faite pour donner jugement et faire une loi touchant l'antimoine, a été d'avis, de l'autorité de tous ceux qui ont excellé en médecine, et des raisons déduites plusieurs fois tant ailleurs que chez M. l'avocat général, que l'antimoine est pernicieux, et qu'il doit être mis au nombre des simples qui sont doués d'une qualité vénéneuse, ne pouvant, par quelque préparation que ce soit, être corrigé de sorte qu'on le puisse prendre par la bouche sans danger. (*Rabat-joie de l'antimoine*, de J. Perreau, pag. 281.) » Sur cette décision de la Faculté intervint un arrêt du parlement, beaucoup plus sage, quoique la solution de la question ne fût guère de son fait, par lequel il fut permis aux médecins d'en faire usage pour le traitement de leurs malades; et défense fut faite à toutes personnes de s'en servir sans avis ou ordonnance de médecin. Cet arrêt dut être et fut en effet inséré dans les registres de la Faculté, à côté du décret de 1566 de ladite Faculté. (Voir les *Commentaires* des doyens, manuscrits in-fol., année 1566.)

Dans la même année parut le discours de Jacques Grevin contre Me Louis de Launay, dans lequel l'auteur se perdant dans les explications les plus absurdes sur la température de l'antimoine qu'il considère comme froid au quatrième degré, d'où il déduit ses propriétés vénéneuses, le considère comme un poison, parce que, dit-il, il ne chasse pas des corps les humeurs viciées, contrairement aux lois de la purge, qui veut que les médicamens ne chassent du corps que les humeurs malfaisantes. Il rapporte l'observation d'un peintre de la reine, qui, ayant pris du vin d'antimoine contre une hydropisie, en mourut, et l'on trouva à l'ouverture de son corps ses *boyaux rougis* et *gâtés*. L'énonciation de pareils faits ne mérite pas d'arrêter l'attention, dépourvus qu'ils sont de détails d'anatomie pathologique, qui peuvent seuls donner de l'intérêt à ce genre de recherche. Il termine en donnant le conseil à ceux qui ont eu le malheur d'avaler ce poison, de prendre des lavemens et des boissons adoucissantes, et d'observer un régime rafraîchissant.

Mais ni le décret de la Faculté, ni le discours de Grevin, non plus que plusieurs autres ouvrages publiés contre l'antimoine, ne purent empêcher ses partisans de le mettre en usage, et quelques chimistes d'en faire l'objet de leurs recherches. Dès 1567, Diodorus, et Alexandre Suchtenius, dont le livre fut traduit de l'allemand par Forbegius, en 1570, sous le titre de *de Secretis antimonii*, font un éloge pompeux de ce remède; le premier, contre les plaies et ulcères qu'il pansait avec du vinaigre antimonié, dont il indique la préparation; le second, en lui reconnaissant des propriétés beaucoup plus étendues et plus merveilleuses. Après avoir déclaré qu'il ne traitera pas de l'antimoine d'après les livres de ses prédécesseurs, mais d'apres sa propre expérience qui lui fait trouver le livre de la nature beaucoup plus intelligible que ceux des auteurs, Suchten explique à sa manière le mode d'action de l'antimoine administré à l'intérieur. Cette explication, toute ridicule qu'elle doit paraître aujourd'hui, donne une idée trop caractéristique de l'esprit de cette époque, pour qu'on ne nous pardonne pas de la rapporter. « Le verre d'antimoine, dit Suchten, opère dans l'estomac, où il excite de grands vomissemens non-seulement par sa propre nature, mais aussi par la quantité du venin qui lui est encore adhérent. Il presse si fortement notre archée, que, ne pouvant plus supporter le mal mêlé à un tel venin, il est contraint de les chasser tous les deux par le vomissement. Or, cet archée est une intelligence et puissance de Dieu, qui connaît bien le dommage que ce venin apporterait, s'il restait dans notre corps. C'est pourquoi la Divinité, qui prend soin de notre vie, ne permet pas qu'il y fasse séjour; au contraire, elle chasse cet incarné, et avec lui la maladie qui y avait pris son siége. »

« Notre antimoine a pris naissance du soufre pur et vierge; nous avons en lui la plus noble créature que Dieu ait mise au jour après l'âme raisonnable; or, il est nu comme un petit enfant; Dieu est son protecteur, et celui qui n'en fait pas de cas en paiera bien la folle enchère, faute d'un bon médicament. » Tout le livre est écrit dans ce style exagéré et mystique, que nous retrouverons dans les ouvrages du dix-septième siècle.

Dans son Traité des médicamens, en 1575, Joseph Duchesnes (*Quercetanus*) consacre un chapitre à l'antimoine. « Les médicamens antimoniaux, dit-il, sont en usage, non-seulement dans le traitement des maladies externes, mais encore dans celui des maladies internes: on doit employer la teinture d'antimoine. Elle purifie le sang et les humeurs vicieuses, sans évacuations manifestes, *sed sola pravorum humorum correctione.* » Il le signale néanmoins comme dangereux lorsqu'il est administré par des mains inhabiles et inexpérimentées, à cause de son âcreté et de sa faculté purgative irritante par haut et par bas avec une grande perturbation ; toutes les maladies ne pouvant être guéries par des purgations violentes, mais par celles convenables. Il signale les propriétés sudorifiques des fleurs d'antimoine et les conseille dans le traitement des fièvres intermittentes.

Rembertus Dodonœus, dans son ouvrage imprimé en 1585 et ayant pour titre : *Medicinalium observationum exempla rara*, conseille contre la dyspnée la poudre du *crocus metallorum* macérée dans du vin de Malvoisie, sans entrer dans aucun détail sur les causes et la nature de la dyspnée, et sans donner aucune lumière qui puisse diriger dans l'emploi du remède.

Dans son traité *De Scorbutico*, imprimé à Francfort, en 1600, Reusnerius s'étend davantage sur les propriétés très-efficaces du vin antimonié contre le scorbut. C'était comme vomitif qu'il l'employait, et nullement en gargarisme, comme on aurait pu le supposer. Il préparait ses malades avant de l'administrer, et avait grand soin de ne pas attendre qu'ils fussent exténués ou énervés pour le leur faire prendre. Il recommande aussi de s'en abstenir lorsque les poumons sont malades.

Angelo Sala, *Anatomia antimonii*, etc., 1616, assure que les anciens, Dioscoride, Pline, Galien, manquaient des connaissances chimiques nécessaires, n'ont pu avoir sur ce métal que des notions très-incomplètes. Aussi, ne se hasardèrent-ils pas à l'administrer à l'intérieur, et se contentèrent-ils de ses applications topiques. C'est à Paracelse, Mathiole, Crollius, qu'on doit son introduction dans la thérapeutique comme médicament vomitif et purgatif. L'antimoine diaphorétique, le verre d'antimoine, le vin antimonié, étaient les préparations dont on faisait usage. Ces diverses préparations, qui font la base de nombreuses formules que cet auteur donne, étaient employées pour provoquer des évacuations alvines, plus rarement le vomissement.

Elles n'avaient rien de bien fixe dans leur composition et les doses auxquelles on les administrait ; aussi, leurs effets étaient-ils très-variables, et la confiance en leurs vertus très-douteuse.

Cornachinus, professeur à Pise, dans un mémoire intitulé : *Methodus in pulverem*, et imprimé en 1620, donne la préparation d'une poudre inventée par Dudley, comte de Warwick, avec laquelle ce seigneur avait opéré des cures merveilleuses en Italie. Cette poudre était composée de scamonée, d'antimoine diaphorétique et de tartre. Les grands effets qu'elle produisait devaient bientôt conduire les chimistes à examiner la combinaison de l'antimoine avec le tartre, et de cet examen devait naître la découverte du tartre stibié. Il est probable que le mémoire de Cornachinus ait donné lieu à la préparation de Mynsich. Quoi qu'il en soit, ce fut en 1631 qu'Adrien de Mynsich, médecin du duc de Mecklenbourg, découvrit le tartre stibié et fit connaître sa préparation dans son ouvrage intitulé : *Thesaurus et armamentarium medico-chimicum.* Voici son mode de préparation : ℞ *acidi tartari sublitissimi pulverisati, croci metallorum absinthiaci ana* ℥ *ij. bene permisce, in phiolam immitte, et aq. benedict. nostræ serpilli* ℔ *ij affunde, optimè tectum et obligatum tribus aut quatuor diebus in arena calidè positum, sœpius move, ut acidum tartari perfecti solvatur. Posteà ita cali-*

dum per manicam filtra juxta artem ut crocus metallorum, à solutionè benè separatus, in illâ remaneat. Solutionem verò, quœ clarificata pertransit in locum frigidum ad crystallandum transfer. Tum crystallos hosce tartari impregnatos exime, siccatosque et pulverisatos ad usum repone.

Il y a loin sans doute de cette préparation de l'émétique à celle que M. Baruel nous a donnée dans ses annotations à la traduction du dictionnaire de chimie de Klaproth et Wolf, année 1808, et que l'on peut consulter pour tout ce qui concerne l'histoire et les propriétés chimiques de ce sel, les opérations successives qu'on doit lui faire éprouver pour l'obtenir à son degré le plus parfait de pureté et les nombreuses substances par lesquelles il est décomposé. Mais Mynsich n'en a pas moins le mérite de la découverte, quoique les bornes étroites de ses connaissances chimiques ne lui permissent pas de la perfectionner. Après avoir énuméré un grand nombre de maladies au traitement desquelles son nouveau remède convenait, Mynsich se hâta de signaler celles où l'on doit s'en abstenir. La dose de trois à six grains était celle à laquelle il l'administrait pour les tempéramens les plus forts, *cum vehiculis appropriatis duabus vel tribus horis ante et post pastum, vel tempore necessitatis.* Le temps et l'expérience ont justifié une partie des espérances de cet auteur original, et ont placé sa découverte au rang des plus importantes pour la thérapeutique, et des plus utiles à l'humanité.

A cette époque, les mille voix de la presse périodique ne transportaient pas en quelques jours, comme au temps où nous vivons, d'un bout de l'Europe à l'autre, la nouvelle des découvertes scientifiques. Celle de Mynsich resta long-temps inconnue, autant qu'il est permis de le croire par le silence que gardent sur ce point tous les auteurs qui prirent part à la grande querelle que l'usage des préparations antimoniales excita dans le monde médical vers le milieu du xviie siècle.

Cependant la Faculté de médecine, toujours en garde contre les innovations qu'elle croyait dangereuses, avait obtenu, à diverses époques, la confirmation de l'arrêt du parlement de 1566. En 1607 elle en fit l'application contre Paul Reméaulme, médecin de Blois, qui lui fut renvoyé par le parlement. Il fut condamné et contraint à faire protestation de ne plus mettre en usage certaines drogues, et notamment l'antimoine, contenus dans son livre d'observations, et de se conformer dans leur emploi aux formules approuvées par les docteurs de la Faculté de Paris. En 1609, contre Pierre Paulmier, de Coutances, en Normandie, qui avait donné l'année précédente son *Lapis philosophicus,* livre dans lequel il attaque la Faculté avec une grande hardiesse; il fut rayé du catalogue des docteurs régens et

privé de tous ses émolumens et honneurs de l'é-
cole, pour avoir approuvé les remèdes d'un chimiste *quercetan*, s'il ne venait à résipiscence, ce
qu'il fit en renonçant à l'antimoine et autres drogues chimiques, et en faisant serment de rejeter
toutes sortes de nouveautés et de se renfermer
dans les doctrines d'Hippocrate et de Galien,
dans les écrits desquels on croyait alors que la
science était achevée. Elle se relâcha néanmoins
de sa sévérité en admettant le vin antimonié et
autres préparations antimoniales dans son antidotaire de 1638, à l'exemple des Facultés de Co-
logne, d'Allemagne, d'Italie, de Hollande et
d'Angleterre, qui les avaient admises dans leurs
pharmacopées long-temps avant cette époque.

En 1647 parut à Venise un petit volume de
Carlo Lancillotti, sous le titre de *Guida alla
chimica data in luce da Carlo Lancillotti, medico
chimico e citadino Modonese.*

Cet ouvrage indique les préparations antimoniales connues, à l'exception de celle de Mynsich
qu'il ne signale pas ; il n'en était cependant pas
très-éloigné, puisqu'il cite la poudre cornachine,
l'antimoine diaphorétique, le soufre doré d'antimoine, comme des remèdes merveilleux pour pu-
rifier le sang et guérir une foule d'infirmités, à
la dose d'un demi-scrupule. Cet ouvrage ne présente aucun autre intérêt sous le rapport médical.

4

Orthodoxe, ou l'Abus de l'antimoine, dialogue très - nécessaire pour détromper ceux qui donnent ou prennent le vin et poudre émétique; par Claude Germain, docteur régent de la Faculté de Paris, 1652.

Dédicace, avertissement au lecteur, approbation des docteurs, louanges à l'auteur, en prose et en vers, servent d'introduction à cet ouvrage, écrit sous forme de dialogue entre trois adversaires de l'antimoine. Son but est de prouver que ce violent vomitif est dangereux dans les fièvres continues, et qu'il n'est pas même nécessaire dans les fièvres intermittentes. Les violens vomitifs évacuent non-seulement ce qui est contenu dans la cavité de l'estomac, mais tirent des parties voisines les bonnes comme les mauvaises humeurs, ce qui occasione de fâcheux accidens et met la vie en grand péril. Il ne condamne pas les vomitifs légers; mais les grandes difficultés que présente leur administration, même pour les plus habiles médecins, doivent rendre très-circonspect sur leur usage. Les enfans et les vieillards ne sont pas capables de les supporter. On sait qu'Hippocrate provoquait le vomissement avec l'ellébore dans les inflammations des poumons. Germain, par respect pour cette grande autorité, n'exclut pas le vomissement dans ce cas, provoqué même avec l'antimoine; mais il veut qu'on observe bien le temps, qu'on saisisse bien l'indication, et que le malade soit sans fièvre et bien préparé. Toutes ces précautions, dictées par la crainte qu'inspirait le remède, devaient être indiquées par ce praticien sage et timoré; mais nous verrons que des praticiens non moins éclairés et plus hardis n'en ont guère tenu compte, et ont eu à s'en féliciter.

Germain, médecin tout-à-fait hippocratique, se résume en disant que le vomissement n'est point utile pour l'entretien de la santé, et qu'il est plus expédient de dissiper les superfluités par l'abstinence; qu'on a eu raison d'abolir l'usage de l'ellébore dans le traitement des fièvres continues, et qu'on aurait grand tort de lui substituer celui de l'antimoine, beaucoup plus énergique et partant plus nuisible par ses effets.

Il le rejette également du traitement des fièvres intermittentes, dont la plupart se terminent d'elles-mêmes au septième ou neuvième accès. Il faudrait être privé de sens, selon lui, pour employer un remède aussi actif contre une maladie aussi légère. Bien des démentis ont été donnés à cette opinion exclusive de Germain. Il est peu de praticiens qui n'aient été à même de constater les bons effets obtenus des vomitifs, dans le traitement de certaines fièvres intermittentes se développant dans certaines localités. Quant à la bénignité de ces fièvres, elle n'est pas toujours aussi grande que cet auteur le prétend, et dans bien des circonstances, on aurait à se repentir d'en avoir abandonné la guérison à la nature, lorsque l'art se trouve armé contre elles de moyens thérapeutiques d'une grande puissance.

Parut en 1653 l'*Antimoine justifié* et l'*Antimoine triomphant* d'Eusèbe Renaudot, conseiller médecin du roi, docteur régent de la Faculté de Paris.

En tête du livre de Renaudot, cent cinquante-un docteurs régens de la Faculté de Paris signent une déclaration par laquelle ils reconnaissent les éminentes qualités et propriétés médicales de l'antimoine, et déclarent qu'il n'est chargé d'aucune malignité vénéneuse, pourvu qu'il soit employé avec prudence et discrétion.

A l'état cru, dit Renaudot, il est très-profitable pour les obstructions d'entrailles et du mésentère. La poudre émétique et le vin antimonié, employés comme vomitifs et purgatifs, sont préférables à tous les autres émétiques qui fatiguent beaucoup en produisant peu d'effet, tandis que les préparations antimoniales déterminent toujours de grands effets, après de fortes secousses il est vrai, mais suivies d'un calme proportionné après que l'orage est calmé; leurs succès sont dus à leur violence. En preuve de l'innocuité de l'antimoine il cite le fait suivant : trois meuniers vidèrent une bouteille de quarte (deux pintes) de vin émétique qu'ils avaient dérobée chez l'apothicaire de l'Hôtel-Dieu; ils en furent quittes pour des vomissemens réitérés dans la journée, et dès le lendemain ils reprirent leurs travaux habituels, ne se sentant plus rien de leur indisposition de la veille.

Quant à son triomphe, il lui est justement acquis par les services éminens qu'il rend aux malades. L'auteur le considère comme une panacée universelle, et donne sur ses admirables propriétés mille explications que nous nous garderons bien de rapporter. Nous signalerons cependant quelques-unes de ses idées, sur la manière d'agir de ce médicament. Il ne borne point ses effets, dit-il, à l'estomac; les esprits émétiques pénétrant dans les veines mésaraïques, les replis des intestins, le pancréas, les parties caves du foie, dans la rate et les autres organes encore plus éloignés du ventricule, provoquent l'expulsion des humeurs qu'ils contiennent, par l'évacuation, la révulsion et la dérivation.

On doit l'employer au début des fievres, rarement à leur époque d'intensité, jamais à leur déclin. Dans tous les cas, on ne doit y avoir recours qu'après avoir pratiqué la saignée, et après l'inefficacité constatée des purgatifs benins. On s'en abstiendra dans les fièvres ardentes. Très-salutaire dans les fièvres intermittentes dont les accès sont séparés par de longs intervalles, dans le rhumatisme, la goutte, les catarrhes; les goutteux doivent l'employer au printemps comme préservatif, dans les convulsions, le tétanos et l'épilepsie lorsqu'elle a son siége primitif dans l'estomac et qu'elle reconnaît pour cause un embarras de ce viscère. On ne peut s'empêcher de reconnaître la justesse de la plupart de ces conseils. Il n'en est pas de même de celui qu'il donne de s'en abstenir dans les inflammations de poitrine. Ses craintes sur ce point n'ont pas été justifiées par l'expérience.

Renaudot a le grand tort dans cet ouvrage de s'être laissé emporter par son enthousiasme pour l'antimoine, de manière à l'administrer avec peu de discernement dans la plupart des maladies, et particulièrement dans celles qu'Hippocrate combattait par les purgatifs et les vomitifs, tels que l'ellébore, auquel il propose de substituer dans tous les cas le vin et les poudres antimoniés. Cet ouvrage, plein de longueurs et de répétitions, infesté de toutes les explications humorales du temps, fournit peu de lumières sur l'emploi judicieux du tartre stibié. Il ne devait pas, d'autre part, attirer sur son auteur les persécutions et les injures grossières dont ses antagonistes l'accablèrent.

Au nombre de ses adversaires figurent : 1° Jean Merlet, écuyer, docteur régent de la Faculté de Paris, qui dans ses remarques sur le livre de l'antimoine de Renaudot, publiées en 1654, lui adressa force injures, comme si de grossières personnalités pouvaient être de quelque utilité à la solution de la question. Il ne reconnaît à l'antimoine que des propriétés vénéneuses, quelqu'habiles que soient les mains qui l'administrent. Il fait perdre à tout médecin qui s'en sert le titre de bon et judicieux praticien.

2° Jacques Perreau qui, dans son *Rabat-joie de l'antimoine* ou *examen de l'antimoine triomphant du sieur E. Renaudot*, imprimé en 1655, nie la plupart des assertions de celui-ci. Il considère l'antimoine comme un poison et comme empoisonneurs ceux qui en conseillent l'usage. Un de ses confrères trouva, à l'ouverture du corps de trois malades qui avaient pris de l'antimoine, l'estomac et les intestins tout ulcérés. Il ne manqua pas d'attribuer au remède la mort de ces individus, sans tenir compte de la maladie contre laquelle on l'administrait. L'étimologie du mot antimoine serait, d'après Perreau, tirée de l'anecdote suivante extraite d'un manuscrit allemand : un moine d'Allemagne, qui se mêlait de chercher la pierre philosophale, fit une préparation d'antimoine, avec laquelle il purgea d'abord des pourceaux qui devinrent gros et gras. Voulant ensuite en purger les moines de son couvent, il réussit si mal, qu'ils en moururent tous, d'où on le considéra comme l'ennemi des moines, comme un véritable *anti-moine*. Ce manuscrit peut être de Basile Valentin, qui a dit que pour engraisser les pourceaux, il fallait commencer par les purger avec l'antimoine.

Le mauvais quatrain suivant donne une idée de l'urbanité observée dans ces discussions scientifiques, à cette époque de l'art :

> Celuy qui triomphait estait accompagné
> Du bourreau qui venait derrière;
> Renaudot de même manière
> Doit suivre l'antimoine en triomphe mené.

Suivent plusieurs pièces de vers écrites dans le même goût et le même style.

Cette absence de toute politesse et de toute philosophie, dans la polémique que souleva l'usage des préparations antimoniales, se remarque surtout dans les lettres écrites, depuis 1645 jusqu'à 1661, par l'érudit et spirituel Gui Patin. Ce grand ennemi des apothicaires et des chimistes ne laisse passer aucune occasion de leur faire la guerre, et de flétrir du nom de charlatan ceux qui donnent de l'antimoine. « Quelques-uns des nôtres s'en échappent, dit-il, mais ils en sont haïs et méprisés, et voudraient bien que ce fût à recommencer (1). Notre Faculté n'a jamais reconnu *vinum emeticum* de l'antidotaire; l'antimoine condamné par le parlement est demeuré poison, et il l'est bien réellement pour tous ceux

(1) Ce fut sous son décarnat, en 1651, que la Faculté rendit un décret contre Gueneau, Beda et Cornuti, qui se laissaient emporter à l'antimoine. *(Commentaire des doyens.)*

qu'il a tués ; le nombre en est plus grand que de ceux tués par le roi de Suède en Allemagne. Aux docteurs dogmatiques seuls il appartient de s'en servir, quoique Nicolas P'iètre ait dit de lui : *Indomita illa stibii malignitas nullá arte potest castigari.* »

Gui Patin, devenu doyen de la Faculté, fit tous ses efforts auprès du premier président Lamoignon pour faire revivre l'arrèt de 1566. Il mourut avec le regret de n'avoir pu y parvenir. Comment eût-il pu obtenir un si déplorable succès ! Valot avait déterminé ses vieux collègues de la cour à donner l'émétique à Louis XIV à peine adolescent, et le jeune prince, qui était depuis long-temps malade à Calais, fut redevable de sa guérison à l'efficacité du remède déjà connu sous le nom de tartre stibié, et que le malin et obstiné Patin affectait d'appeler tartre stygié, prétendant qu'il était aussi à craindre que les eaux du Styx des rives duquel il devait être parvenu. Patin passa sa vie à épier et à recueillir les faits propres à justifier son aveugle passion ; c'est ce qu'il appelait le martyrologe de l'antimoine. (Percy, *Rapp. à l'Inst. sur le Mémoire de M. Magendie*, 1813.)

Guénaut, grand partisan de l'antimoine, le faisait prendre dans presque toutes les maladies. Il prétendait qu'il n'y avait que trois bons remèdes, la saignée, les petits grains, qui sont des pilules pour faire dormir, et le vin émétique, seule préparation antimoniale usitée ; et Gui Patin, dont il est le sujet particulier des sarcasmes, ne manque pas d'attribuer au remède toutes les morts qui survenaient pendant son administration ; il avait dressé un martyrologue de tous ceux qui succombaient en ayant pris. « On ne veut plus en entendre parler dans les familles, écrivait-il, tant ce funeste poison est si heureusement décrié ; la résistance forte et généreuse des gens de bien n'y a pas peu contribué. »

On croirait à voir cette opposition forte et soutenue pendant plus de seize ans, par un homme éclairé, qu'il condamnait le remède d'après sa propre expérience ; mais il n'en est pas ainsi. Il déclare, dans sa lettre 409, qu'il n'en a jamais administré à ses malades dans la crainte de mettre leur vie dans des risques si dangereux ; et voilà comme un des écrivains les plus distingués de l'époque, un professeur de la Faculté de Médecine et qui en fut le doyen, entendait les intérêts de la science et de l'humanité.

Le *thesaurus Rhulandinus*, *editio tertia* 1680, est un livre où les maladies sont classées par régions ; celles de la tête, de la poitrine et du ventre, puis les maladies générales comme les fièvres, les maladies des articulations et les maladies externes.

L'*aqua benedicta*, non pas celle du formulaire de l'hôpital de la Charité de Paris, composée de six grains de tartre stibié dissous dans huit onces d'eau distillée et qu'on administre en deux doses dans le traitement de la colique métallique des peintres, mais bien la préparation d'antimoine suivante était le remède de Ruland :

Prenez : Safran des métaux. . . . . Une once.
         Canelle. . . . . Une demi-once.
         Eau de chardon bénit. . . . . Une pinte.

Faites macérer pendant deux ou trois jours : coulez la liqueur.

La dose était d'une demi-once à deux onces.

Il employait aussi parfois le vin émétique. Il rapporte une foule d'observations, où les maladies sont simplement nommées ou très-brièvement décrites, dans lesquelles il affirme avoir obtenu constamment les meilleurs effets de son *aqua benedicta*. Ce sont surtout les maladies de poitrine, le catarrhe, la pneumonie, la pleurésie, la pleuro-pneumonie, l'asthme, qu'il traitait avec un plein succès, le plus souvent sans saignée préalable, *per hanc solam panaceam*. Cette exagération dans les termes est propre sans doute à rendre suspecte la véracité de cet auteur ; on tire néanmoins de sa pratique la preuve de l'innocuité de l'antimoine dans un grand nombre de maladies où l'on aurait craint d'en faire usage, et celle de son efficacité contre beaucoup d'autres du traitement desquelles on l'avait entièrement banni. Sous ce rapport, il est bon à consulter.

Dans sa dissertation sur l'antimoine, imprimée en 1682, Lamy, docteur de la Faculté de Paris, en se déclarant son partisan, commence à donner l'exemple d'une discussion décente et riche d'observations vraiment médicales. Dans une préface très-piquante, dirigée contre Blondel qui avait intenté un procès devant le Parlement, à ceux de ses confrères qui cherchaient à reculer les bornes de l'art par des innovations dans la thérapeuque et par l'emploi des préparations antimoniales, Lamy combat victorieusement cet adversaire de l'antimoine. Il ne fait pas ressortir avec moins d'avantage le ridicule des assertions de Blondel, qui prétendait qu'en abandonnant la doctrine d'Hipcrate et de Galien, pour suivre des nouveautés inutiles et périlleuses, on arriverait bientôt à ne plus trouver de médecins capables d'exercer leur profession. Il fait remarquer avec beaucoup de raison sur l'utilité du vomissement, que beaucoup de malades, par une sorte d'instinct, lorsqu'ils éprouvent des envies de vomir, des maux de cœur, de la perte d'appétit, de l'aversion pour les alimens, pensent qu'ils seraient soulagés s'ils avaient vomi ce qui les incommode. L'événement prouve, dans la plupart, que leur pressentiment est véritable; car s'ils viennent à vomir, soit naturellement, soit par l'émétique, ils se trouvent aussitôt soulagés et quelquefois guéris. (*Diss. sur l'antimoine*, p. 65.) » L'émétique fait vomir et aller à la selle sans ulcérer l'estomac ni les intestins, sans exciter une fermentation dans le sang. Son action évacuante est plutôt finie que celle du séné, de la manne et de la scammonée, quoiqu'elle soit plus violente à cause du vomissement qu'elle excite. Pendant son action, le malade est fatigué par l'effort qu'il fait en vomissant; mais il ne l'est pas davantage qu'il le serait, s'il avait vomi naturellement et sans remède. Ces fatigues peuvent être prévenues et empêchées en emplissant toujours d'eau tiède le ventricule du malade; et quand même on ne ferait rien pour les adoucir, elles seraient de peu de durée, puisque le vomissement cesse pour l'ordinaire après trois ou quatre heures. Il est rare que l'émétique excite la soif, il ne produit pas d'agitation dans le pouls; nous verrons plus loin qu'il le ralentit notablement. Quand son action cesse, le malade est plus tranquille, il se trouve mieux dès le jour même; ce serait à tort qu'on lui attribuerait la mort qui survient quelquefois après son administration. On pourrait en dire autant, et avec d'aussi bonnes raison, d'un bouillon, de l'eau de casse ou de toute autre substance aussi innocente. Toutes les histoires des méchans effets de l'antimoine sont fausses et malicieusement inventées, puisqu'il agit maintenant comme aux temps passés, et qu'on ne voit point à présent les fâcheuses suites qu'on lui attribuait par malice et par ignorance. » (Lamy, p. 152 et suivantes.)

On voit, par l'ouvrage de Lamy, qu'en avançant vers le dix-huitième siècle, on commençait à avoir des idées plus saines sur l'action de l'émétique, et à donner des explications plus satisfaisantes sur ses effets et sur sa manière d'agir. Aussi, cet auteur semble-t-il clore la discussion, souvent scandaleuse, qui pendant plus d'un siècle avait agité le monde médical sans utilité pour l'art de guérir et parfois même à son grand détriment, et mérite-t-il à cet égard, et sous le rapport des progrès réels qu'il signale, une mention particulière.

En 1707, Leméry (Nicolas), docteur en médecine, publia un traité complet sur l'antimoine. Il s'occupe de ce métal plutôt en naturaliste et en chimiste que comme médecin. Il laisse peu à désirer sur tout ce qui était alors connu de ses propriétés physiques, de ses combinaisons avec d'autres substances minérales, des travaux auxquels les alchimistes s'étaient livrés à son sujet, et des rêveries que leur imagination préoccupée avait enfantées. Leméry fait justice de toutes les extravagances paracelsiques. Il le croit sans action à l'état cru ; mais ainsi administré, il peut devenir vomitif ou purgatif en se combinant avec les acides de l'estomac et des intestins, effet que l'on produit, d'ailleurs, en donnant à ceux qui viennent d'en prendre des boissons acides. Ce qui doit détourner de le donner à l'état de crudité, c'est qu'une quantité plus ou moins considérable peut être retenue dans l'estomac et les intestins, s'y combiner avec des acides, et y acquérir des propriétés vomitives ou purgatives dont on ne peut graduer la puissance ni calculer les effets. La pilule perpétuelle, qui était un bol d'antimoine cru, qu'on faisait avaler aux malades, et qui, dans son passage par le canal digestif, sollicitait un sécrétion muqueuse plus abondante, acquérait cette faculté en se combinant avec les acides de ce canal et en passant ainsi à l'état d'oxide ou sel antimonial ; rendue avec les excrémens, elle pouvait servir indéfiniment au même usage.

Ce traité, qui peut servir beaucoup à l'histoire de l'antimoine, offre peu d'intérêt sous le rapport des avantages que la thérapeutique peut tirer de ce métal et de ses diverses préparations, qui sont d'ailleurs exposées avec beaucoup de soin par l'auteur.

Nous pourrions faire encore l'analyse des ouvrages que les auteurs ont consacrés à l'étude des propriétés chimiques et médicales de l'antimoine et du tartre stibié ; mais ces ouvrages spé-

ciaux deviennent de plus en plus rares en avançant vers notre époque, l'intérêt qu'ils offrent
sous ce rapport va en décroissant, et nous crain-
drions de tomber dans la prolixité en continuant
à présenter, comme nous l'avons fait jusque-là,
un examen trop minutieux de leur contenu.
D'ailleurs, en faisant connaître l'usage que quelques praticiens célèbres du dix-huitième siècle et
du dix-neuvième siècle ont fait du tartre stibié,
nous continuerons son histoire thérapeutique
qui doit seule désormais nous occuper. Ce n'est
pas que nous ayons regret de nous être beaucoup étendu sur des particularités touchant l'antimoine, qui sont d'un faible intérêt pour la thérapeutique. Nous avons pensé qu'en réunissant
les opinions diverses et éparses sur les vertus
d'un médicament qui a joué un si grand rôle et
qui paraît destiné de nos jours à de nouveaux
triomphes, nous ferions une chose utile à l'art
de guérir, en même temps que nous exposerions
aux yeux de nos lecteurs le tableau piquant des
controverses auxquelles son introduction dans
la thérapeutique donna lieu, et des persécutions
que des autorités de toute espèce lui firent
éprouver, tableau qui peut leur offrir quelque
intérêt.

Avant de nous livrer à l'étude des propriétés
thérapeutiques du tartre stibié, nous devons
nous assurer de la bonne composition du re-

mède, s'il n'est point altéré par les liquides ou par les substances molles ou solides avec lesquels on l'unit, s'il parvient enfin dans les organes dans son état d'intégrité chimique. Nous signalerons celles de ces substances qui le décomposent et qui neutralisent ses effets, et celles qui, tout en lui faisant éprouver une véritable décomposition , ne lui enlèvent pas néanmoins d'une manière notable ses propriétés vomitives ou purgatives.

Il convient aussi, avant d'examiner ses propriétés thérapeutiques, de bien déterminer son mode d'action sur les organes sains; en d'autres termes, d'expérimenter sur les animaux et sur l'homme même, autant qu'il est permis de le faire sans compromettre sa santé, pour pouvoir en faire une application utile à l'homme malade. Il ne faut pas, toutefois, admettre une similitude parfaite dans les manières d'agir d'un médicament sur des organes sains et sur des organes auxquels l'état maladif imprime des modifications importantes dans l'exercice de leurs propriétés vitales. La déduction d'une analogie rigoureuse serait ici fautive, sous plus d'un rapport. Les expériences sur les animaux, propres à constater les effets de tout remède nouveau ou de tout remède connu dont on se propose d'élever les doses d'une manière insolite, doivent sans doute précéder son administration à l'homme malade ; mais il ne faut pas oublier que ces expériences peuvent être des guides très-infidèles, dont on doit se servir avec défiance pour arriver à une expérimentation bien plus décisive, celle qui se fait au lit des malades.

DES PROPRIÉTÉS CHIMIQUES DU TARTRE STIBIÉ.

Il n'est pas de notre objet de faire un examen étendu des travaux exécutés par des chimistes modernes sur le tartre stibié; nous devons nous borner à indiquer la préparation de ce sel qui est le plus en usage; nous devons aussi rechercher avec plus de soin quelles sont les substances qui, mises en contact avec lui, le décomposent, et si ces décompositions exercent une action bien marquée sur ses propriétés physiologiques et thérapeutiques.

Les chimistes modernes, et parmi eux M. Guibourt, dans l'article *Antimoine* du *Dictionnaire de médecine et de chirurgie pratique*, donne, d'après Berzélius, la composition suivante du tartre stibié, comme la meilleure et celle dont on fait généralement usage en médecine :

Acide tartarique. 53, 20
Oxide d'antimoine. 27, 10
Potasse. 12, 53
Eau. 7, 17
————————
100, 00

Le tartrate antimonié de potasse (tartre stibié émétique), ainsi formé, est un médicament énergique, d'un fréquent usage et d'une facile décomposition. M. Guéranger (*Journal de chimie méd.*, tom. iv, pag. 368-412) a établi, 1º que le tartre stibié qu'on fait bouillir dans l'eau commune perd une partie de ses propriétés vomitives ; 2º que cet effet a lieu, parce qu'une partie du tartre stibié est décomposée par les sels contenus dans cette eau ; 3º qu'alors l'oxide d'antimoine, mis à nu, se précipite sur-le-champ ; 4º que l'eau commune dans laquelle le tartre stibié a bouilli, contient encore du sel en dissolution, mais en quantité très-petite ; 5º que les sous-carbonates de chaux et de magnésie, tels qu'ils existent dans une eau potable, ont la propriété de décomposer le tartre stibié et de précipiter de l'oxide d'antimoine, en s'emparant de l'acide tartarique qui lui était combiné, et de former, avec le tartrate de potasse restant, un sel double assez soluble pour rester dissous ; 6º que toutes les eaux de source, contenant toujours une plus ou moins

5*

grande quantité de carbonate terreux, doivent aussi toujours décomposer une plus ou moins grande quantité d'émétique; 7° que, lorsque l'eau a bouilli pendant dix minutes, elle contient encore une assez grande quantité de sous-carbonate de magnésie en solution pour produire le même effet; 8° que les hydrochlorates, le sulfate de chaux et la matière extractive contenus dans une eau potable, sont sans effet; 9° enfin que les médecins doivent administrer le tartre stibié dans de l'eau distillée, lorsqu'ils veulent apprécier rigoureusement ses effets à une dose déterminée.

Ces résultats des recherches de M. Guéranger sont utiles à connaître pour éviter de priver le tartre stibié d'une partie de ses propriétés, en ne le soumettant pas à une ébullition prolongée, tout-à-fait inutile à sa solution complète. M. Guéranger a remarqué que l'eau commune à 40° ne le décompose pas sur-le-champ. Il a mis trois grains de tartre stibié dans 6 onces d'eau à 40°, au bout d'une demi-heure l'eau s'est troublée; elle est devenue laiteuse au bout d'une heure : d'où il conclut qu'en administrant l'émétique en trois doses, à une demi-heure de distance les unes des autres, la première contient l'émétique pur; dans la seconde, une petite quantité est déjà décomposée, et cette décomposition est bien plus grande dans la troisième. Il conviendrait dès-lors de faire dissoudre séparément chaque dose du sel au moment même de son administration, ce qu'il est facile de faire dans tous les cas.

Nous ne contestons pas la réalité de cette décomposition; nous croyons seulement qu'elle ne s'opère peut-être pas aussi aisément que le dit M. Guéranger, ou que, si elle a lieu, elle ne nuit pas d'une manière bien notable à l'action du remède. Nous en trouvons la preuve dans ce qui se pratique dans les ménages et dans les campagnes, où l'on fait prendre l'émétique dans l'eau commune, ce qui ne l'empêche pas d'agir avec sûreté et énergie. On doit cependant tenir compte des observations de M. Guéranger, lorsqu'on se propose de faire des expériences rigoureuses, sans leur donner dans la pratique une trop grande importance.

M. Barruel, dans son Mémoire cité, page 334, signale beaucoup de végétaux, et parmi eux, ceux qui contiennent des principes astringens, le quinquina, le cachou, le tanin, comme très-propres à décomposer le tartre stibié. Le principe astringent se combine avec l'oxide d'antimoine qu'il rend insoluble, et il se forme de la crême de tartre. Nysten avait observé que le petit-lait préparé avec de la présure, ou de la crême de tartre, produisait le même effet. Les mêmes remarques sont faites par MM. Thénard (*Chimie élémentaire*, 5e éd. , t. III, p. 690), et Orfila (*Elémens de chimie, appliqués à la médecine et aux arts*, 5e éd., t. II, p. 92-95). Ce dernier chimiste, après avoir rappelé les expériences de M. Guéranger, indique un grand nombre de substances qui décomposent, d'une manière plus ou moins complète, le tartre stibié. La potasse, l'eau de chaux, le sous-carbonate de soude, les hydro-sulfates solubles, l'*infusum* aqueux, alcoolique ou éthéré de noix de galle, ont cette propriété; les sucs des plantes, les décoctions extractives des bois, des racines, des écorces amères et astringentes la partagent également, d'où il suit qu'on ne doit jamais l'administrer avec ces sortes de décoctions. Les infusions de noix de galle et de quinquina sont les remèdes les plus efficaces pour décomposer l'émétique dans le canal digestif et pour l'empêcher d'exercer une action délétère. M. Orfila reconnaît d'ailleurs , comme nous, *que l'action de plusieurs médicamens est loin d'être la même chez l'homme sain et chez celui qui est atteint de telle ou telle autre maladie.*

Cette facile décomposition du tartre stibié opérée par toutes les décoctions ou infusions et l'eau commune elle-même, qui lui servent de véhicule , devrait rendre son administration beaucoup plus incertaine qu'on ne le pense, et éloignerait de son emploi beaucoup de praticiens, par la difficulté où ils seraient souvent de se procurer l'eau distillée, qui paraît seule lui conserver toutes ses propriétés. Mais Laennec et M. Rayer ont heureusement remarqué que si le quinquina et les infusions végétales variées, dans lesquelles on fait prendre l'émétique, le décomposent plus ou moins, les combinaisons nouvelles qui résultent de cette décomposition paraissent avoir absolument les mêmes propriétés que le tartre stibié. En effet, on peut faire vomir avec un ou deux grains d'émétique dans une pinte de bouillon aux herbes, de décoction de tamarins, et même de décoction forte de quinquina. Deux grains de tartre stibié dans une pinte de limonade provoquent de même le vomissement, bien qu'il doive y avoir aussi décomposition.

Nous pouvons invoquer le témoignage de notre expérience à l'appui des assertions de Laennec et de M. Rayer. Dans les cas nombreux où nous avons fait usage du tartre stibié à haute dose, nous l'avons administré dans une infusion aromatique où toute la quantité de sel à prendre dans les vingt-quatre heures était dissoute à la fois, par conséquent les dernières cuillerées du remède devaient avoir subi la décomposition indiquée, et nous n'avons pas cependant remarqué que ces dernières doses fussent ni moins éner-giques, ni d'un effet thérapeutique moins sûr que les premières. Voulant toutefois éviter la décomposition, nous avons fait prendre le tartre stibié par doses fractionnées, le sel étant dissous dans une cuillerée d'eau ordinaire tiède ou d'infusion aromatique, auprès du lit des malades, au moment même de son ingestion dans l'estomac, et nous avons obtenu constamment des effets en tout semblables à ceux produits par les potions où il séjournait un certain temps.

L'opium, associé au tartre stibié, modifie ses propriétés sans le décomposer; d'autres substances sont dans le même cas.

Ses effets sont encore très-variables, suivant qu'il est administré à faibles ou à hautes doses, étendu dans une grande quantité de véhicules, ou concentré dans peu de liquide ou uni au sucre et à la gomme, ou à quelque poudre inerte et donné sous forme de pilules, de pastilles ou de poudre; ils varient encore suivant les intervalles qui séparent les doses, étant beaucoup plus prompts et beaucoup plus énergiques lorsque es intervalles sont plus rapprochés; ils présentent enfin des différences très-grandes, selon les idiosyncrasies, et s'il est administré à un homme sain ou à un homme malade, et suivant le nature, le degré d'intensité et la période de la maladie dont il est affecté. Il est impossible de présenter un tableau général de toutes ces diversités d'action. Les observations particulières qui seront rapportées par la suite et les réflexions qu'elles suggèreront, les feront suffisamment connaître.

DES EFFETS DU TARTRE STIBIÉ SUR LES ANIMAUX ET L'HOMME SAIN.

M. Magendie présenta à l'Institut, en 1813, un premier mémoire sur le vomissement, et un second mémoire sur l'influence de l'émétique sur l'homme et sur les animaux. Ces mémoires, qui donnèrent lieu à des rapports fort remarquables de Percy, firent sensation dans le monde médical. Cet habile expérimentateur, par des expériences multipliées sur des chiens et des chats, et son rapporteur, d'illustre mémoire, par le raisonnement, prouvèrent que le tartre stibié, injecté dans les veines ou introduit dans l'estomac, au lieu d'agir directement sur ce viscère pour produire le vomissement comme on le croyait généralement, déterminait ce phénomène en excitant la contraction convulsive du diaphragme et des muscles abdominaux. Percy regardant comme prouvé que le premier mobile de tous les mouvemens, qui produisent le vomissement, a sa source dans le siége même de la puissance nerveuse, il est évident pour lui qu'un vomitif ne peut produire son effet, qu'en réagissant de l'estomac sur cet endroit du siége de la puissance nerveuse où réside le principe des contractions du diaphragme et des muscles abdominaux. La section des nerfs diaphragmatiques, en suspendant le vomissement et le rendant désormais impossible, fortifie cette opinion de Percy, qui se demande par quelle voie un vomitif, introduit dans l'estomac, peut affecter le siége de la puissance nerveuse d'une manière spécifiquement propre au vomissement; est-ce en irritant les nerfs de l'estomac? ou bien est-il absorbé et transporté par le torrent de la circulation? Il pourrait se faire que l'un et l'autre de ces modes de transmission eût lieu suivant les circonstances. Les expériences de M. Magendie sont favorables à ces deux hypothèses.

« C'est une idée généralement répandue dans le monde, *dit-il*, que l'émétique est une substance très-dangereuse. Souvent on rencontre des malades qui, par ce motif, refusent formellement d'en prendre, même en lavage ; des familles entières sont persuadées que son emploi a toujours des suites fâcheuses, et chaque année on entend raconter la fin tragique de personnes mortes, assure-t-on, pour avoir pris de l'émétique. »

On peut dissiper aisément ces frayeurs paniques en rapportant quelques-uns des nombreux exemples, renfermés dans les fastes de l'art, de personnes qui ont pris des doses énormes de tartre stibié sans périr, et même le plus souvent sans avoir éprouvé des accidens graves. Morgagni, dans la cinquante-neuvièmes lettre de son ouvrage *de sedibus et causis Morborum*, dit qu'un homme prit par mégarde deux gros de tartre stibié au lieu de deux gros de crême de tartre; il en fut quitte pour des vomissemens répétés et quelques douleurs dans la région de l'estomac, comme il arrive à quelques personnes après l'ingestion de ce remède, même à doses très-minimes. La fille d'un épicier de la rue Saint-Martin, à Paris, avala six gros de tartre stibié. Lebreton, appelé environ une demi-heure après, lui fit prendre un grand verre d'huile; elle vomit presque aussitôt; le vomissement s'arrêta peu de temps après, et cette fille n'éprouva aucun autre accident. Il est peu de praticien, dans les grandes villes surtout, qui n'ait été témoin de faits à peu près semblables, qui n'ait vu des individus prendre par inadvertance, et plus souvent encore dans l'intention coupable de se détruire, quinze, vingt, vingt-cinq, trente grains et plus de ce sel, sans atteindre le but qu'ils se proposent.

Nous avons vu, il y a quelques années, une demoiselle de dix-sept ans qui, dans un accès de
désespoir, avala vingt-quatre grains de tartre stibié. Elle éprouva des contractions violentes du
diaphagme et des muscles abdominaux ; elle
eut peu de vomissemens, mais des selles assez
fréquentes. Elle conserva pendant quelques jours
du dévoiement et une très-grande sensibilité des
parois du ventre après lesquels sa santé se rétablit parfaitement sans qu'elle ait ressenti depuis aucun effet consécutif de cette tentative in-
sensée. Un autre, observé par M. Serres, prit
vingt-sept grains d'émétique. Il n'eut point de
vomissemens, mais des selles nombreuses provoquées sans doute en partie par une forte décoction de quinquina qu'on lui fit avaler (1), laquelle aurait changé la propriété vomitive de
l'émétique en propriété purgative.

Mais c'était peu que des observations dues au
hasard ou à l'intention vinssent rassurer les es-

______

(1) On ne doit pas s'autoriser de ces exemples pour faire
du tartre stibié un dangereux abus. Nous les avons cités seulement en réponse aux diatribes dont ce moyen thérapeutique, très-puissant, est journellement le sujet, lors même
que, par son emploi méthodique et bien ordonné, il rend
les plus grands services, et se trouve tout-à-fait innocent
des faits qu'on lui impute.

prits craintifs contre les effets de ce médicament ; il fallait encore, par des expériences directes sur les animaux, rechercher quel était son mode d'action, jusques à quelles doses on pouvait le porter sans nuire, et par quelles voies il convenait de l'introduire dans l'économie. C'est à la recherche de ce triple problême que M. Magendie s'est livré dans les mémoires cités, et, il faut en convenir, il a approché aussi près que possible de sa solution. Voici un aperçu de ses expériences :

Huit grains de tartre stibié, dissous dans trois onces d'eau, furent injectés dans la veine jugulaire d'un chien adulte de taille moyenne. Bientôt survinrent des vomissemens et des déjections alvines répétés ; l'animal fut pris de difficulté de respirer, d'inquiétude, d'incertitude dans ses attitudes, de légers tremblemens, d'une sécrétion plus abondante de salive ; son pouls devint fréquent, irrégulier, intermittent. Ces symptômes acquirent plus d'intensité, et il succomba au bout de deux heures. On l'ouvrit, et on trouva la muqueuse gastro-intestinale rouge et injectée dans toute son étendue, plus particulièrement dans sa portion duodénale et rectale. Le poumon était violacé ; il n'était plus crépitant, et son tissu était gorgé de sang ; il présentait plusieurs points d'hépatisation et de splénification.

Si la dose du tartre stibié était de douze à dix-huit grains au lieu de huit, M. Magendie voyait les mêmes accidens survenir, mais avec beaucoup plus de véhémence; et la mort avait lieu au bout d'une demi-heure.

Les animaux ne périssaient au contraire qu'après vingt-quatre heures, si le liquide injecté ne contenait que quatre grains du sel; ils vivaient deux ou trois jours, s'il n'en contenait que deux grains. Un seul grain, dans la plupart des cas, ne déterminait pas d'accidens; mais si l'injection d'un grain était répétée, le lendemain l'animal périssait instantanément. Le poumon, dans ce cas, présentait peu d'altérations; elles étaient bien plus marquées sur l'estomac et le duodénum. Le foie, dans ces expériences, n'a pas paru à l'abri de l'action du tartre stibié, mais M. Magendie n'a que des doutes à cet égard.

Les mêmes doses de tartre stibié, introduites dans l'estomac, l'œsophage ayant été ensuite lié pour empêcher le vomissement, produisirent les mêmes phénomènes; seulement ils se développèrent avec plus de lenteur.

Il agissait encore de même si, mis en contact avec le tissu cellulaire ou retenu dans une anse d'intestin au moyen de deux ligatures, il pénétrait par voie d'absorption dans la circulation et dans les organes.

Des expériences de M. Magendie et de beaucoup d'autres que nous n'avons pas cru devoir rapporter pour éviter les longueurs et les répétitions, parce qu'elles sont d'un intérêt purement physiologique, il résulte : 1° qu'un homme ou un animal sain pourra prendre sans danger une dose très-forte d'émétique, pourvu qu'il vomisse promptement après l'avoir pris, et qu'en vomissant, il rejette à très-peu près tout le sel qu'il avait avalé ; dans le cas contraire, c'est-à-dire si l'homme ou l'animal qui a pris l'émétique en grande quantité ne vomit pas, ou vomit sans rejeter la plus grande partie de l'émétique avalé, il pourra en résulter des accidens graves, et la mort : dans ce dernier cas, on aurait encore un semblable résultat, quand bien même la quantité d'émétique ne serait pas très-considérable ; 2° qu'il peut être administré, à la dose d'un gros, à des chiens adultes et de taille moyenne sans produire de mauvais effets ; 3° que plus les animaux sont jeunes, plus ils sont impressionnables par cette substance ; 4° que lorsqu'on dépasse la dose d'un gros on est sûr de voir survenir des accidens fâcheux ; 5° que la durée des vomissemens et des déjections alvines est en rapport avec la susceptibilité nerveuse de l'animal qui l'avale ; 6° qu'il n'est dangereux que lorsqu'il n'est pas rejetté ; 7° que plus les vomissemens sont fréquens, et moins ce médicament, pris à forte dose, exerce d'action délétère ; 8° que plus il est concentré, plus il agit avec violence ; 9° que ses effets sont variables sur des animaux qui sont dans les mêmes circonstances, ce qui s'explique par l'idiosyncrasie; 10° que l'émétique injecté dans les veines, ou mis en contact avec les surfaces absorbantes, telles que les anses d'intestin, le tissu cellulaire et le tissu propre des organes, détermine des vomissemens et des déjections alvines, comme lorsqu'on l'introduit directement dans les organes digestifs; que la mort arrive au bout d'un temps variable, et que les cadavres offrent toujours les mêmes altérations; 11° que ces altérations consistent dans une inflammation plus ou moins étendue de la membrane muqueuse digestive et du tissu pulmonaire, en prenant, dans ce dernier cas, pour les traces d'une véritable inflammation, des altérations qui pourraient bien n'être que des effets purement cadavériques ou dépendant des anomalies observées dans les fonctions respiratoires pendant les expériences; 12° enfin, que dans le cas où l'émétique cause la mort, cet effet est dû à l'absorption du sel et à son transport dans la circulation, plutôt qu'à une *action directe* exercée sur l'estomac.

Nous verrons, plus tard, en faisant l'exposition des propriétés thérapeutiques de ce médicament, que la plupart des assertions de M. Magendie sont vraies, et que quelques autres ne sont pas confirmées par l'expérience. Déjà M. Rayer, qui a répété les expériences de notre savant confrère, en opérant, il est vrai, sur des lapins chez lesquels le vomissement n'a pas lieu, a remarqué *l'absence de toute lésion des poumons*, ce qui est une différence essentielle à noter. Il n'a pas trouvé non plus de trace d'inflammation de l'estomac et de l'intestin, après avoir fait périr ses lapins par une quantité d'émétique suffisante introduite par absorption ; d'où il conclut que l'émétique, à haute dose, peut tuer rapidement par le seul effet de son introduction dans le sang, *sans laisser de traces appréciables de son action*, circonstance, dit-il, qui n'avait pas été signalée, et qui ne doit pas être oubliée ni du thérapeutiste, ni du médecin légiste. Il a de plus observé que l'émétique à haute dose, introduit dans l'intestin, détermine une inflammation de sa membrane muqueuse, qui peut être accompagnée d'un dépôt de sang considérable à sa surface, et qu'il produit d'autant moins le vomissement qu'il est administré à plus haute dose.

En résumé, ces expériences nous apprennent que le tartre stibié, introduit dans les voies digestives ou mis en contact avec le tissu cellulaire, est transporté dans la circulation par l'absorption ; qu'il exerce une action spéciale sur les poumons, et dont la thérapeutique peut tirer le plus grand parti, sur les tuniques digestives, et en général sur les membranes muqueuses et séreuses, action qu'il n'importe pas moins de con-

naître, et vraisemblablement sur un grand nombre d'organes où elle est encore peu appréciée ou
même tout-à-fait ignorée.

DE L'EMPOI DU TARTRE STIBIÉ DANS LES MALADIES.

Ce médicament énergique, dont l'introduction
dans la thérapeutique fut si lente et si difficile,
est devenu, depuis le siècle dernier, d'un usage
si fréquent, qu'on trouve à peine une maladie
contre laquelle il n'ait été employé. Son étude
médicale exigerait l'étude préalable de toutes les
maladies au traitement desquelles il s'applique;
mais un pareil travail excéderait les bornes que
nous nous sommes prescrites, et que la loi du
concours nous a imposées : nous devons d'ailleurs
supposer l'histoire des maladies connues, et nous
n'avons à nous occuper que de celle du tartre
stibié. Que si nous nous permettons parfois
quelques excursions dans le domaine de la pathologie générale, ce sera pour exposer nos idées
sur quelques questions encore indécises, ou
pour mieux faire ressortir les propriétés et la
manière d'agir du remède qui nous occupe.

Nous avons déjà signalé les difficultés qu'il y
a à établir sur des bases invariables les propriétés thérapeutiques des substances médicamenteuses. Les données que l'on possède à cet égard

permettent seulement, dans beaucoup de cas, à l'observateur scrupuleux de former des conjectures plus ou moins probables. Mais lorsque des faits bien constatés sont assez nombreux pour entraîner sa conviction, il ne doit pas hésiter à reconnaître des propriétés que ces mêmes faits, qui parlent plus haut que les raisonnemens, lui révèlent. Dans l'examen que nous allons faire des maladies des organes et des appareils organiques, qui ont été ou qui sont combattues par le tartre stibié, nous nous attacherons à bien constater les effets produits par ce médicament, sans chercher trop à en donner des explications, le plus souvent problématiques. Nous pourrons rapporter quelques-unes de celles qui sont le plus en vogue, mais sans chercher à les discuter, dans la crainte d'ajouter de nouvelles obscurités à celles qui enveloppent un tel sujet, et de substituer à une théorie insuffisante une théorie qui n'aurait ni plus de valeur ni plus de durée.

Sans ajouter une grande importance à la distribution plus ou moins méthodique des maladies dans un ouvrage essentiellement pratique, nous avons dû adopter celle qui nous a paru présenter plus d'avantage pour l'exposition et l'intelligence des faits ; sous ce rapport, leur classification par appareils organiques nous a semblé mériter la préférence que nous lui avons donnée.

Nous commencerons par les maladies de l'appareil digestif.

____

DE L'EMPLOI DU TARTRE STIBIÉ DANS LES MALADIES DES ORGANES DIGESTIFS.

Angine gutturale.

Sous cette dénomination, nous comprenons non seulement l'inflammation des amygdales, mais celle des piliers et du voile du palais, de la partie supérieure du pharynx et de toutes celles qui forment l'enceinte qui constitue l'isthme du gosier. Ces inflammations cèdent ordinairement au repos, au régime et aux moyens antiphlogistiques. Cependant il n'est pas rare de les voir, l'amygdalite surtout, marcher vers la suppuration ou l'induration, terminaison qui nécessite d'autres moyens de traitement.

Dans son Mémoire sur les effets de la saignée (*Archives générales de Méd.*, t. xviii, p. 333), M. Louis conclut, de nombreuses observations recueillies avec soin, que la saignée locale ou générale, copieuse et répétée, ou modérée et rare, n'a pas exercé une influence marquée sur la marche et la durée des angines gutturales, soumises à son observation. Nous rendons pleine justice au talent observateur de cet habile praticien ; mais nous ne saurions partager toutes ses idées sur les bornes étroites qu'il assigne à l'utilité de la saignée dans les inflammations en général, et en particulier dans celle qui nous occupe. Nous croyons à leur puissance sur les inflammations légères, et à leur grande utilité, à leur nécessité même, dans les maladies inflammatoires graves, ce qu'il reconnaît d'ailleurs lui-même d'une manière formelle.

L'angine tonsillaire, dans laquelle se résume l'inflammation secondaire ou concomitante des parties environnantes, (car nous sommes loin d'adopter, sous les rapports de la pratique, les distinctions minutieuses que certains auteurs, Boerhaave entr'autres dans ses aphorismes, ont établies, suivant que l'inflammation avait son siége dans tels ou tels muscles du larynx ou dans les parois de la glotte, dans les muscles propres à élever l'os hyoïde et le larynx, dans le pharynx, sur la luette ou le voile du palais); l'angine tonsillaire, disons-nous, résiste quelquefois aux moyens antiphlogistiques énergiques et disparaît comme par enchantement sous l'influence du tartre stibié.

Première Observation. — Une femme de chambre, jeune et bien constituée, fut prise d'une angine tonsillaire, dont les progrès furent assez lents pendant les deux premiers jours ; dès le troisième jour, les douleurs et le gonflement de l'amygdale gauche prirent un accroissement rapide et considérable ; les douleurs s'étendaient à l'oreille et à tout le côté gauche de la tête, la bouche s'entr'ouvrait avec la plus grande difficulté, et on distinguait la rougeur intense des piliers et du voile du palais et la tuméfaction de l'amygdale. Saignée du bras le matin, et le soir vingt sangsues sur le point correspondant à l'amygdale.

Le lendemain les mêmes symptômes existent avec plus d'intensité. Le pouls n'a rien perdu de sa force ni de sa fréquence, la bouche peut à peine s'entr'ouvrir, l'agitation est grande : trois grains de tartre stibié dans trois verres d'eau tiède, à prendre à vingt minutes de distance les uns des autres. Ils provoquent des vomissemens fréquens et plusieurs selles. Je trouve à ma visite du matin la malade levée et se croyant guérie. Il n'existait plus en effet ni gonflement à l'amygdale, ni rougeur au voile du palais, ni douleur, ni gêne pour avaler. Je crus à l'évacuation d'un abcès provoqué par le vomissement; mais je ne trouvai aucune trace de pus dans les matières vomies, non plus que dans les crachats d'un blanc mat, nullement teints de sang ou de matière purulente. L'examen le plus attentif ne me fit découvrir aucune ouverture sur l'amygdale par où le pus aurait dû s'échapper; elle était d'ailleurs à peu près rentrée dans ses limites naturelles. Toute expectoration de salive et de mucosités avait cessé; dès cet instant la guérison fut assurée.

Je dus admettre, dans ce cas, la résolution prompte et complète d'une tumeur inflammatoire qui, deux jours plus tard, n'aurait pas manqué de s'abcéder ; cette résolution, je ne pus l'attribuer qu'à l'action du tartre stibié ; et, quelqu'extraordinaire qu'elle puisse paraître par la rapidité avec laquelle elle s'opéra, elle n'en sera pas moins constante aux yeux des praticiens, qui savent avec quelle promptitude on voit quelquefois disparaître des tumeurs de ce genre et plus anciennes et plus volumineuses.

2ᵉ *Obs. Angine tonsillaire, guérie par le tartre stibié.* — Marie-Anne Reser, brodeuse, âgée de 25 ans, accusait cinq jours de maladie lorsqu'elle fut admise à l'hôpital de la Pitié, service de M. Andral. A son entrée, douleurs de gorge, gêne de la déglutition, toux nauséeuse, inappétence, nausées, l'amygdale droite est rouge et tuméfiée ; le pharynx présente lui-même de la rougeur. — Tartre stibié, 2 grains ; vomissement abondant, sept à huit selles sans coliques.

Le lendemain, le malaise général est dissipé ; les membres sont moins lourds, selon l'expression de la malade ; l'amygdale droite est toujours un peu tuméfiée. Cette femme éprouve un sentiment de bien-être qu'elle n'avait pas la veille. La bouche n'est plus mauvaise ; le ventre est souple et indolent ; le pouls à 75 ; la chaleur de la peau naturelle. Elle quitta l'hôpital au bout de deux jours, parfaitement guérie. (*Lanc.*, tom. v, n° 59.)

3ᵉ *Obs.*—Madame S...., âgée de 36 ans, me fit appeler au sixième jour d'un gonflement inflammatoire qu'elle avait du côté gauche de l'arrière-bouche, et qui exerçait sur le larynx une pression telle, que la respiration sifflante s'exécutait avec la plus grande difficulté. Cette tumeur s'était développée graduellement, s'accompagnant dans le principe de douleurs sourdes dans la région de l'amygdale et de gêne dans la déglutition, qui étaient devenues excessives depuis la veille. Vingt sangsues furent apposées immédiatement au col ; le sang coula avec abondance par leurs piqûres sans aucune amélioration ; les symptômes s'aggravaient et la suffocation était imminente. J'abaissai la mâchoire avec le manche d'une cuiller, et je fis avaler deux cuillerées d'une solution de quatre grains de tartre stibié dans quatre onces d'eau ; une pareille dose fut administrée de la même manière un quart-d'heure après. Celle-ci détermina un effort violent de vomissement, et la malade rendit avec le liquide avalé une énorme quantité de sanie purulente. Sa respiration se rétablit aussitôt ; elle recouvra la voix et la parole, et le premier usage qu'elle en fit, fut de proclamer sa guérison.

4ᵉ *Obs.*—Je retrouve dans mes notes l'observation d'un homme de moyen âge qui fut transporté à l'hôpital Saint-Louis en 1813. Il était affecté depuis plusieurs jours d'une double amygdalite, qui lui occasionait une impossibilité presque absolue d'avaler, et beaucoup de gêne pour respirer. Il entra le soir à l'hôpital, et le lendemain matin, au moment de la visite, en ouvrant les rideaux de son lit, on le trouva mort. On vit à l'ouverture du cadavre qu'une quantité considérable de pus phlegmoneux oblitérait complètement le larynx et la trachée-artère, et qu'il provenait de la rupture qui s'était faite pendant la nuit de l'abcès de l'amygdale droite. La muqueuse laryngo-trachéale ne présentait aucune trace de lésion. Le malade périt donc suffoqué. Cette terminaison funeste eut cela de pénible, qu'on aurait pu la prévenir si on avait fait prendre un vomitif au malade au moment de son entrée. Quelque difficulté qu'on eût éprouvée à le lui faire parvenir dans l'estomac, on aurait dû le tenter, et on y aurait probablement réussi.

Ce fait malheureux, dont le souvenir ne s'est point effacé de ma mémoire, me tient toujours en garde contre un tel danger dans les cas d'abcès dans les amygdales. Si je ne peux pas en faire l'ouverture avec l'instrument tranchant, ce qui arrive souvent à cause de la difficulté d'ouvrir suffisamment la bouche du malade à cette époque, j'en provoque la rupture par le vomissement, même répété s'il est nécessaire, et je fais exercer une surveillance active sur le malade jusqu'à ce qu'il soit débarrassé de son abcès.

Les recueils de médecine pratique fourmillent d'observations, qui établissent l'utilité du tartre stibié dans l'angine tonsillaire, ou pour faire avorter quelquefois l'inflammation, comme dans ma première observation, soit en déterminant une révulsion sur les organes digestifs, soit en modifiant leurs propriétés vitales, soit en les débarrassant des produits trop abondans ou altérés de leurs organes sécréteurs propres ou de ceux qui concourent aussi à l'exécution de leurs fonctions; ou bien pour provoquer la rupture de l'abcès lorsque l'amygdalite s'est terminée par suppuration.

Angine couenneuse.

Cette inflammation diffère essentiellement de la précédente. Elle n'est point bornée au tissu propre de la glande; elle occupe la membrane muqueuse qui la revêt, s'étend aux parties de cette membrane qui tapissent la bouche, l'isthme du gosier, les fosses nasales, le pharynx et même l'estomac et les intestins, et se manifeste sur tous ces points par des signes particuliers qui la distinguent. Le plus saillant, celui qui la caractérise, c'est la formation sur les amygdales de petits points blancs, isolés d'abord, mais se rapprochant bientôt, et formant par leur réunion des plaques membraniformes, qui recouvrent la muqueuse digestive dans une plus ou moins grande étendue. Cette membrane, en acquérant de l'épaisseur et de la densité, en s'étendant à l'ouverture et dans l'intérieur du conduit aérien, gêne la respiration et rend la suffocation imminente lorsque l'isthme du gosier est déjà en partie occupé par les amygdales tuméfiées. Parvenue à ce point, la maladie peut difficilement être combattue avec succès par les antiphlogistiques et les révulsifs cutanés. Le jalap administré à la dose d'un gros ou un gros et demi dans un verre d'eau, à une période moins avancée de la maladie, procura de nombreuses guérisons entre les mains du docteur Menon, dans l'épidémie d'angine couenneuse qui régna en Touraine pendant l'année 1829, et qui fut le sujet d'une polémique animée entre les médecins distingués qui pratiquent dans le département d'Indre-et-Loire et dont la plupart des travaux sont consignés dans le bulletin de la Société de médecine de Tours. Dans les cas les plus graves, M. Menon remplaçait le jalap par la potion suivante :

Prenez : Eau commune. . . . . Six onces.
       Séné. . . . . Une once.
       Tartre stibié. . . . . Six grains.
       Sirop de chicorée. . . . . . Deux onces.

Cette potion, donnée d'heure en heure par

cuillerée, provoquait des évacuations abondantes, et les malades étaient promptement soulagés et guéris. M. Menon ne pratiquait aucune saignée et se contentait d'appliquer un sinapisme sur la partie antérieure du col et supérieure de la poitrine. (*Journ. univers. des Sciences médic.*, t. 39.)

On ne peut qu'applaudir à une pratique qui guérit promptement et dans la presque totalité des cas, même les plus graves, tout en partageant les doutes de l'auteur sur l'efficacité des spécifiques employés dans la même maladie par des médecins distingués, et M. Bretonneau entre autres, nous ne proscrivons pas comme lui les saignées générales et surtout les saignées locales, nous les croyons fort utiles ; mais, dès que nous reconnaissons leur insuffisance, nous avons recours aux révulsifs qu'il propose, au tartre stibié surtout, qui, dans les vomissemens qu'il provoque, entraîne au dehors ces fausses membranes peu adhérentes à la muqueuse, ces glaires épaisses et filantes qui tapissent et obstruent la partie supérieure du conduit digestif et aérien. Nous préférons, en pareil cas, imiter la conduite du docteur Regnault qui (*même Journal*, tom. 40, p. 105) rapporte l'observation de M. le prince de N......, lequel ayant été pris d'une angine violente, l'arrière-bouche étant parsemée d'aphthes gangréneuses, brunes, la voix étant faible et basse, la déglutition presqu'impossible, et le pouls plein,

(93)

dur et accéléré, il lui fit appliquer soixante sangsues au col, et lui fit prendre le soir trois grains
d'émétique qui déterminèrent des vomissemens
copieux. Peu de jours après le prince fut complètement rétabli. M. Regnault distingua très-
heureusement dans ce cas une gangrène par excès
d'inflammation de celle bien différente qui s'offrit, pour la première fois, en 1610 à 1620, à
l'observation des médecins ; qui régna épidémiquement en France, depuis l'année 1647 jusqu'à
l'année 1651 ; faisant les plus grands ravages en
Angleterre et en Italie, et qui donna lieu à de
bons ouvrages, parmi lesquels se distingue celui
de Jean Fothergill. Cet auteur recommande, pour
la première fois, la méthode stimulante et for-
tifiante, et blâme l'abus des remèdes évacuans
et antiphlogistiques. (Sprengel, *Hist. de la médecine*, t. 5, p. 539.) Je n'ai pas été dans le cas
de faire usage du tartre stibié dans l'angine gan-
gréneuse, qui ne s'est jamais présentée à mon
observation. Si une épidémie semblable à celle
décrite par Fothergill reparaissait, je ne doute
pas qu'on ne retirât de bons effets de ce médicament, dans la seconde et troisième période de
la maladie, pour détacher et expulser les escarres
gangréneuses qui recouvrent les amygdales et
les parties environnantes, et qui, par leur séjour prolongé sur les ulcérations qu'elles ca-
chent, deviennent un foyer permanent d'infec-

tion. Là devrait se borner, je pense, son emploi thérapeutique.

MALADIES DE L'ŒSOPHAGE.

Le tartre stibié doit être rarement employé dans les inflammations aiguë et chronique de l'œsophage. Cette dernière produit parfois, par sa durée et l'épaississement ou l'hypertrophie de la muqueuse, le rétrécissement graduel de ce canal, contre lequel l'art reste le plus souvent impuissant. Il n'en est pas de même lorsque l'oblitération de ce conduit dépend d'un corps étranger, développé ou arrêté dans un point quelconque de sa cavité. Le médecin doit tenter tous les moyens pour en débarrasser le malade. Le plus convenable, et en général le plus efficace, est celui qui consiste à précipiter dans l'estomac le corps étranger retenu dans l'œsophage, ou à le retirer au dehors par la bouche, avec un instrument approprié. Mais on n'y parvient pas toujours, et l'on doit alors chercher à sauver les jours du malade gravement compromis, par l'opération de l'œsophagotomie, qui a été plutôt conseillée que pratiquée, ou par le développement d'une force expulsive énergique qu'on obtient au moyen du tartre stibié.

Parmi les corps étrangers, il en est qui occasionent des accidens graves, et sans diminuer le diamètre du canal œsophagien, ni l'oblitérer,

je veux parler des sangsues qui peuvent être
avalées, et se fixer sur les parois de l'œsophage.
Il en résulte des hémorrhagies, des tiraillemens
dans l'arrière-bouche, une dysphagie, quelquefois le délire, le hoquet, des convulsions, et
même la mort qu'on a vu survenir dans plusieurs
cas. Les médecins de la plus haute antiquité
avaient fait mention de l'introduction des sangsues dans le pharynx et l'œsophage, et en avaient
signalé le danger. De nos jours, M. Larrey, dans
sa relation de la campagne d'Egypte, dit que
nos soldats se jetaient à plat-ventre sur les bords
des petits lacs remplis d'eau douce, mais bour-
beuse, qu'on rencontre de distance en distance
dans les déserts de la Lybie; ils buvaient avec
avidité, sans songer au nouvel ennemi qui les
attendait, et qui produisait bientôt après de
cruels ravages. MM. Double, Grandchamp et
Duval ont lu, à la Société de médecine, plusieurs observations très-curieuses sur l'introduction des sangsues dans les voies digestives.
(*Journ. génér. de médec.*, tom. xxv et xxvi.)

Si les sangsues n'ont pas pénétré trop avant
dans le canal et qu'on puisse les apercevoir, il
faut se hâter de les saisir avec les doigts ou avec
des pinces, et d'en faire l'extraction; mais si elles
sont hors de la portée de la vue, on devra chercher à les faire périr, en conseillant au malade
de se gargariser et d'avaler lentement une solu-

tion de sel de cuisine (hydrochlorate de soude).
Ce sel aurait, en outre, l'avantage de modérer
l'hémorragie. Enfin, dans le cas où les accidens
continueraient, on devrait, par l'émétique, provoquer le vomissement, qui ne manquerait pas
d'entraîner les sangsues au dehors. Ce médicament a été employé avec un plein succès dans
plusieurs cas de cette nature, où les sangsues
étaient restées dans l'œsophage ou avaient pénétré dans l'estomac.

Le vomissement est la seule ressource qui
reste, lorsque des corps étrangers sont tellement
engagés dans l'œsophage qu'on ne peut ni les
extraire par le gosier, ni les faire parvenir dans
l'estomac, et qu'on ne veut pas pratiquer l'œsophagotomie, ni abandonner à la nature le soin
de leur expulsion. Il faut alors le provoquer par
l'administration du tartre stibié, toutes les fois
que son introduction dans l'estomac est possible.
Malheureusement il n'en est pas toujours ainsi:
on conçoit qu'un corps volumineux puisse bou-
cher complètement le conduit œsophagien et
empêcher tout liquide de passer au-delà de l'obstacle. C'est ce qui a quelquefois lieu, et alors les
boissons prises sont rejetées par les contractions
des parties supérieures de l'œsophage, par un
véritable vomissement œsophagien. Cependant
la compression, exercée par le corps étranger sur
la trachée-artère, peut rendre la suffocation im-

minente et occasioner au cerveau une stase de sang rapidement mortelle. Ce cas extrême met le médecin dans un grand embarras, dans une extrême perplexité. Il ne peut ni retirer, ni précipiter le corps étranger dans l'estomac ; il ne sait ou n'ose pratiquer l'œsophagotomie ; il tente vainement de provoquer le vomissement par les voies ordinaires, la solution stibiée ne peut franchir l'obstacle : un seul moyen, et que je regarde comme un moyen extrême, lui reste à tenter, c'est l'injection d'une solution de tartre stibié dans les veines.

Les expériences de M. Magendie (*Mémoire sur le vomissement*, 1813), sur ce mode d'introduction de l'émétique dans l'économie, sont, il faut l'avouer, bien peu encourageantes. Ce physiologiste a vu périr, au bout de deux heures, des chiens robustes et de moyenne taille, dans la veine jugulaire desquels il avait injecté une solution de huit grains de tartre stibié dans trois onces d'eau. Il a aussi constaté que cette injection provoquait le vomissement en moins de deux minutes. Voilà donc le moyen trouvé d'obtenir, presque instantanément, l'effet désiré, dans les cas d'obstruction complète de l'œsophage par un corps étranger. Reste à décider si la prudence permet d'en faire usage, même dans les cas en apparence désespérés. Si quelques faits heureux pouvaient suffire pour décider une question de

7

cette importance, celle-ci serait résolue d'une manière affirmative. Voici ces faits :

Un soldat avala un morceau de tendon de bœuf, qui resta fixé au milieu de l'œsophage ; le malade fut attaqué sur-le-champ d'anxiétés, de convulsions, et tomba à terre. Le chirurgien essaya de faire descendre ce corps étranger dans l'estomac avec le poussoir de baleine, mais ce fut en vain ; et comme vraisemblablement il employa quelque violence, les accidens devinrent plus graves qu'auparavaut ; les convulsions étaient continues, le ventre était tuméfié, la face, les mains et les pieds devinrent froids, la voix très-faible et rauque ; une sueur froide couvrit tout le corps, le pouls était très-petit et très-lent. M. Kohler, appelé dans ces circonstances, ne pouvant faire passer un vomitif par la bouche, se décida à injecter dans une veine une solution de tartre stibié. Des expériences répétées, faites sur des animaux par Liebérkühn et Loseke, lui avaient appris que les injections des émétiques et des purgatifs, dans les veines, agissaient de la même manière que lorsqu'ils étaient introduits dans l'estomac ; l'auteur ouvrit une veine du bras, et y injecta une solution de dix grains de tartre émétique ; le malade fut bien couvert dans son lit ; au bout d'une demi-heure, il survint un vomissement violent, par lequel le morceau de tendon fut rejeté à huit pieds de distance, et les accidens cessèrent. (*Bibliothèque du Nord*, tom. I.)

Un homme âgé de 60 ans mangea du bœuf à son souper; et comme il lui manquait des dents, il ne put le mâcher convenablement; un morceau de ce bœuf s'arrêta dans le gosier; on essaya en vain de le faire descendre dans l'estomac, en le poussant avec une plume. M. Knopff, chirurgien, ayant été appelé, trouva le malade dans une situation déplorable, pouvant à peine respirer, ayant la face vultueuse et bleuâtre, et sur le point d'étouffer. Après avoir employé tous les moyens imaginables, le chirurgien se rappelant les bons effets que le docteur Schmuchker avait obtenus, en pareil cas, de l'injection de l'émétique dans les veines, et voyant qu'il n'y avait pas de temps à perdre, se décida à essayer de ce moyen; il fit dissoudre quatre grains de tartrate de potasse antimonié dans une demi-once d'eau tiède, et il l'injecta dans la veine médiane du bras droit, à l'aide d'une petite seringue armée d'un long tube. L'injection fut faite lentement; la température de la liqueur injectée était à peu près celle du sang; une minute après l'opération, le malade commença à s'agiter, et bientôt après il vomit une grande quantité de matières pituiteuses; il rendit en même temps le morceau de bœuf, qui était de la grosseur d'un œuf ordinaire; et dès cet instant il fut sauvé. (*Journal général de médecine*, t. XXXII.)

Ce n'est pas sans intention que ces deux observations ont été rapprochées l'une de l'autre. On voit que dans la première dix grains de tartre stibié ont été injectés dans les veines, et que le vomissement n'a eu lieu qu'une demi-heure après l'injection; tandis que dans la seconde quatre grains injectés de la même manière ont fait vomir l'individu presque instantanément. Je trouve, dans cette différence d'action, une première preuve de ce qui sera démontré par la suite; savoir que les propriétés vomitives du tartre stibié sont en raison inverse de l'élévation de ses doses; bien entendu que j'en excepte les doses trop minimes, les doses homéopathiques, qui sont de nul effet dans la plupart des cas. Je tire encore de ces deux faits cette leçon utile, que par une injection de dix grains on compromettait gratuitement, dans le premier cas, les jours du malade (huit grains ont fait périr, en peu d'heures, les chiens vigoureux de M. Magendie), et on obtenait des effets plus lents et moins certains que par une dose de quatre grains, qui n'expose à aucun danger et fait vomir avec la plus grande promptitude et toute l'énergie désirable. Il ne fallait pas moins que ce résultat favorable de la seconde observation pour me décider à admettre ce mode d'administration du tartre

stibié, que j'aurais sans cela entièrement rejeté
par des raisons qu'il n'est pas nécessaire de développer. C'est la conduite de M. Knopff que
j'imiterais et que je conseillerais d'imiter, dans le
cas où le pharynx et l'œsophage seraient obstrués
par un corps étranger, qu'aucun moyen n'aurait
pu extraire ou fairé glisser dans l'estomac.

MALADIES DE L'ESTOMAC ET DES INTESTINS.

Ingestion de corps étrangers. Empoisonnement.

Ces viscères, où s'élaborent les matériaux de
la vie, peuvent être le siége d'une foule de maladies, que le plan de cet ouvrage ne permet pas
de décrire. Je me bornerai à l'indication de celles
qui réclament, sous quelque rapport, l'emploi
du tartre stibié. Pour faire suite à l'article précédent, je commencerai par l'introduction dans
l'estomac des corps étrangers. Il en est d'inertes
et qui nuisent par leur insolubilité et par leurs
bords tranchans, ou leur surface anguleuse, ou
leurs pointes acérées, tels que des balles de
plomb, des billes de marbre, des pièces de mon-
naie, des lames de métal, des couteaux, des épin-
gles, des aiguilles, et une foule d'autres corps
dont les annales de l'art font mention. Contre
de tels agens de trouble, le vomissement serait plus nuisible qu'utile ; il ferait remonter
difficilement par l'œsophage des corps ronds et

pesans, qui ont une tendance bien plus naturelle à s'échapper par l'ouverture du pylore; et par les contractions qu'il déterminerait, il ferait pénétrer dans les parois de l'estomac les pointes, les aspérités de ceux qui en présentent, ce qui rendrait leur expulsion impossible et pourrait donner lieu à des accidens graves. Il faut laisser à la nature le soin de s'en débarrasser, ce qu'elle fait ordinairement après un temps plus ou moins long et avec un bonheur quelquefois inespéré.

Mais ce ne sont pas toujours des corps inertes et qui agissent mécaniquement, qui sont introduits dans l'estomac; le plus souvent ce sont des substances, délétères dont l'action corrosive ou antipathique à nos organes menace la vie du plus grand danger, et quelquefois d'une extinction totale et prompte. Ces substances sont connues sous le nom de poisons, et l'effet qui résulte de leur ingestion dans nos viscères est désigné sous celui d'empoisonnement.

Quel que soit le poison dont la déglutition ait eu lieu, la première indication qui se présente est d'en provoquer la sortie de l'estomac, s'il en est temps encore, par le vomissement. C'est la marche tracée par la nature qui, par des vomissemens spontanés ou des efforts quelquefois impuissans, se délivre ou cherche à se délivrer de l'ennemi qui l'opprime. Le médecin doit suivre cette marche; il doit imiter ce que l'instinct

de la conservation inhérent à l'organisation , lui
indique si bien de faire; il doit provoquer le
vomissement par tous les moyens qui sont à sa
disposition et par ceux qui sont le plus appro-
priés à chaque genre d'empoisonnement et qui
lui paraissent devoir atteindre plus promptement le but. Le tartre stibié mérite d'être placé
en première ligne de ces moyens; il sera donné
à doses moyennes, étendu dans une grande quantité de véhicule; un grain, par exemple, par
verre d'eau tiède, répété de quart-d'heure en
quart-d'heure, jusqu'à effet. On soutiendra le
vomissement; on le rendra et plus abondant et
plus répété en continuant l'administration du sel
à plus faible dose, un demi-grain, un quart de
grain par verre d'eau tiède, qui suffit quelquefois seule pour produire cet effet, lorsque la première impulsion a été donnée. Contre l'émétique
lui-même, dont la trop forte dose empêche le
vomissement, l'eau tiède prise abondamment,
ou l'huile, comme fit Lebreton, dans l'observation citée, ou tout autre liquide gras et dégoû-
tant, qui aurait l'avantage d'envelopper le poison,
seraient les moyens les plus sûrs d'en provoquer
l'expulsion et partant les meilleurs antidotes,
auxquels on accorde généralement peu de confiance aujourd'hui, convaincu comme on l'est que
les combinaisons chimiques ne s'opèrent pas dans
les organes digestifs avec la même exactitude

que dans les laboratoires de chimie. Mieux vaut d'ailleurs, si on est appelé à temps et qu'on soit persuadé que la substance vénéneuse est encore indécomposée en totalité ou en partie, en provoquer l'expulsion, que de perdre un temps précieux à chercher à la neutraliser.

Le soulagement que les malades éprouvent à la suite des vomissemens amenés par la nature, dans le cas d'empoisonnement par des substances vénéneuses et narcotiques, lors même que leur absorption a eu lieu, conduit à penser que l'émétique est encore très-favorable par l'excitation générale qu'il détermine et les modifications qu'il imprime à la sensibilité en particulier.

Indigestion.

Elle prend sa source dans la mauvaise disposition des organes digestifs, dans des qualités absolument ou relativement délétères des alimens, dans leur ingestion trop considérable, et dans une foule de circonstances accidentelles qui viennent troubler les fonctions digestives au moment où elles s'exécutent. Toutes ces causes agissant en définitive sur l'estomac ou les intestins, ou sur quelqu'un des organes accessoires de l'appareil digestif, l'indigestion qu'elles provoquent doit être considérée comme un résultat et ne saurait constituer une maladie particulière. Quoi qu'il en soit, le trouble qu'elle porte dans l'économie, les accidens graves auxquels elle peut donner lieu, font un devoir, dans quelques circonstances, d'y remédier sans délai. Nous ne pouvons nous occuper ici que de l'indigestion provenant d'une cause quelconque qui agit passagèrement sur les organes digestifs, et non pas de ces mauvaises digestions, symptômes constans des maladies organiques de l'estomac ou des intestins, ou de tout autre viscère, lesquelles réclament un traitement tout différent. L'indigestion produite par de mauvais alimens, ou par des alimens de bonne qualité pris en trop grande quantité, ou dont la digestion aura été troublée par une cause éloignée, guérit le plus souvent par le repos, la diète, les boissons délayantes et le vomissement spontané. Mais il arrive quelquefois que le vomissement ne s'effectue pas, ou peut s'effectuer le malade étant isolé et privé de connaissance, comme dans l'ivresse, certaines affections cérébrales, et occasioner la suffocation par le passage des matières vomies dans les voies aériennes. Pour faire disparaître des symptômes quelquefois alarmans, il importe de débarrasser promptement l'estomac des alimens qu'il contient. C'est surtout chez les ivrognes, où le vomissement est rendu plus difficile par la diminution de l'influx cérébral sur l'estomac, que le tartre stibié doit être administré. Ce sel tient le premier rang parmi les moyens employés contre des indigestions de ce genre, où deux ou trois grains fondus dans un ou deux verres d'eau tiède procurent en peu de temps des vomisse-mens, qui soulagent instantanément et redonnent à l'estomac une nouvelle activité. Certains gastronomes mettent à profit cette propriété de l'émétique, pour se donner la faculté de multiplier leurs plaisirs dégoûtans. Les observations d'indigestion sont trop nombreuses et se reproduisent trop fréquemment pour que je croie nécessaire d'en citer des exemples, et de m'étendre sur les divers moyens mis en usage pour combattre les accidens qu'elle entraîne. Il convient, avant tout de provoquer le vomissement ; l'estomac devenu libre, reste à traiter, et par tout autre moyen que l'émétique, les lésions antérieures ou consécutives à l'indigestion, pour l'empêcher de se reproduire d'une part, et faire cesser de l'autre les désordres auxquels elle a donné naissance.

Embarras des premières voies.

On entend par embarras des premières voies, un amas plus ou moins considérable de matières morbides dans une certaine étendue du tube digestif. Cet état précède, accompagne ou suit un grand nombre de maladies. On peut dire qu'il existe dans la plupart à un degré plus ou moins prononcé. Il se montre souvent seul, sans fièvre, s'accompagnant seulement de quelques symptô-

mes généraux qui dénotent le trouble des fonctions digestives. Il existe dans l'estomac ou dans
les intestins, et prend le nom d'embarras gastrique, ou d'embarras intestinal ; et celui d'embarras gastro-intestinal, lorsqu'il a son siége en
même temps dans l'estomac et les intestins.

Quelle que soit la nature des matières sécrétées, bilieuses ou muqueuses, qui par leur trop
grande abondance, ou par les qualités délétères
qu'elles peuvent acquérir, entravent les fonctions
digestives, qu'elles soient précédées ou non d'une
altération quelconque des organes digestifs, dès
qu'elles constituent un état maladif ou qu'elles
aggravent la maladie dont elles dépendent, elles
doivent être expulsées par l'émétique à dose vomitive, ou à dose purgative si on veut agir seulement sur les intestins; si toutefois la nature des
maladies concomitentes n'en contre-indique pas
l'usage.

L'embarras gastrique est une maladie légère
qui se dissipe le plus ordinairement d'une manière spontanée ; mais il acquiert une grande importance, même comme symptôme, dans certaines épidémies, et on ne saurait se dispenser de
lui donner alors une attention toute particulière.
L'épidémie de Lausanne, observée par Tissot en
1755 ; celle de Tecklembourg, en 1766, décrite
par Finke ; les pleuro-péripneumonies bilieuses
qui régnèrent à Vienne en 1776, et que Stoll traita

avec tant de succès par l'émétique, démontrent l'importance du rôle que l'embarras gastrique joue sous certaines constitutions atmosphériques, et l'influence qu'il exerce, lors même qu'il n'est que symptômatique, sur la marche et la durée des maladies qui se développent dans le cours de ces épidémies. Cette vérité, bientôt reconnue par les grands praticiens que je viens de citer, décida leur thérapeutique. Les vomitifs, qu'ils employèrent avec un grand discernement, produisirent les effets les plus salutaires. Leur omission rendait interminables des fièvres, des phlegmasies, dont la terminaison semblait être subordonnée aux évacuations abondantes provoquées par le tartre stibié. Je reviendrai ailleurs sur cette pratique si remarquable de Stoll.

De l'embarras gastrique et intestinal aux fièvres bilieuses et muqueuses, il n'y a pas loin ; celles-ci étant caractérisées par les mêmes symptômes plus prononcés, et les phénomènes circulatoires qui viennent s'y joindre et qui n'appartiennent pas au premier. La question de savoir si l'embarras gastrique peut, dans certains cas, être considéré comme une maladie particulière, tandis que dans la majorité des cas il n'est que symptômatique d'une affection gastro-intestinale, ne me paraît pas encore décidée. On voit des embarras gastriques se prolonger indéfiniment sans fièvre, et contre lesquels l'émétique a un grand avantage;

il en est d'autres, au contraire, qui s'aggravent par l'action de ce médicament, et ne tardent pas à se convertir en fièvre bilieuse. La distinction des cas où il peut être administré, de ceux où il serait nuisible, importe donc beaucoup à faire.

Jusqu'à l'époque de la doctrine physiologique, l'administration des vomitifs dans les embarras gastriques et les fièvres bilieuses ne faisait point une question : elle avait été résolue affirmativement par Hippocrate, et depuis lui jusqu'à Pinel inclusivement, par les praticiens les plus distingués, tels que Rivière, Tissot, Stoll, *ratio medendi;* FINKE, *de Morb. bil. anomal.* Quelque soin que ces praticiens mettent à recommander de préparer les malades, avant de leur donner un vomitif, par la saignée, le traitement anti-phlogistique et les délayans, quand ils sont dans l'âge viril, pléthoriques, soumis déjà à un régime échauffant, et quand il règne des maladies inflammatoires, on ne peut s'empêcher de reconnaître qu'ils ont quelquefois abusé de ce remède, et qu'ils se sont souvent écartés de leurs propres préceptes; mais cet abus, qui d'ailleurs était légitimé par les constitutions épidémiques régnantes, ne devait pas, alors que des constitutions atmosphériques probablement différentes en ont fait sentir les inconvéniens, faire proscrire l'émétique, comme l'ont fait les médecins de l'école physiologique.

Deux des élèves les plus distingués de cette école, M. C. Roche, dans sa *Réfutation des Objections faites à la nouvelle doctrine des fièvres*, Paris, 1821, in-8, p. 108 et suiv.; et M. Boisseau, dans sa *Pyréthologie physiologique*, p. 125 et suiv., *de la fièvre bilieuse ou gastrique*, restreignent tellement l'usage de l'émétique dans le traitement de l'embarras gastrique et des fièvres bilieuses, que le petit nombre de circonstances où il peut être administré équivaut à une proscription. Ces écrivains habiles, imbus de l'idée que ces maladies ne sont autres que des irritations de la muqueuse digestive, lesquelles passent à l'état fébrile par leur accroissement; persuadés d'ailleurs que l'émétique est un irritant direct, capable d'occasioner cette sur-excitation et d'opérer cette conversion d'état, tenant peu compte de la présence dans les voies digestives des produits sécrétés, dont ils proclament l'innocuité, rejettent l'émétique dans la plupart des cas, et lui préfèrent les anti-phlogistiques.

Ces principes sont en opposition formelle avec ceux professés par l'antiquité. Je les ai partagés en sortant de l'école, et, comme MM. C. Roche et Boisseau, j'ai combattu, avec les sangsues à l'épigastre, la diète et les boissons délayantes, les fièvres bilieuses, qu'on m'avait enseigné n'être autres que des phlegmasies gastriques. J'ai obtenu par cette méthode de nombreux succès, mais il

s'est présenté souvent à mon observation des cas
où elle n'était plus applicable. Chez les individus,
par exemple, qui avaient contracté l'habitude des
émétiques, d'une constitution molle et peu irritable, et dont la langue était en partie ou en totalité couverte d'un enduit jaune muqueux peu adhérent, sans rougeur sur ses bords, dont l'haleine
était fétide, qui étaient tourmentés par des rapports acides ou amers, ou par des diarrhées
bilieuses, qui avaient l'habitude de se gorger d'alimens grossiers et indigestes, qui éprouvaient une
répugnance pour les alimens, de l'inappétence,
dont l'estomac, habituellement distendu par des
gaz, était peu ou point douloureux à la pression;
chez de tels malades, que la fièvre existât ou non,
le meilleur remède a toujours été le vomitif. Je
m'en abstiens, comme M. Boisseau (p. 146), lorsque j'observe seulement la rougeur des bords et de
la pointe de la langue, la blancheur du centre de
cet organe, l'inappétence, des aigreurs, une répugnance marquée pour le vin, de la pesanteur
et même de la douleur à l'épigastre, et point d'autres symptômes; cette irritation légère de l'estomac, ainsi caractérisée, cède à la diète et aux
boissons adoucissantes.

Je conviens, avec le même nosographe (p. 158),
que rien ne justifie l'administration du vomitif dès
le début de la fièvre bilieuse, si la peau est chaude
et âcre, le pouls fréquent et dur, la langue sèche

et la soif intense. Je me décide à l'employer seulement alors que des boissons délayantes et abondantes, des saignées quelquefois générales, plus souvent locales, ont fait cesser l'éréthisme, et qu'un état saburral des premières voies se manifeste ; l'émétique est alors d'une utilité incontestable : il fait bientôt reprendre à la langue son aspect normal ; il hâte l'époque de la cessation de la fièvre et le retour de l'appétit et des forces digestives. Sa dose est de deux à trois grains dans trois verres d'eau ; de cette manière, il procure des vomissemens faciles et répétés, qui ne laissent après eux qu'un peu de fatigue pendant quelques heures, et un état de bien-être qui se soutient et est suivi de la guérison, lorsque le remède a été donné à propos.

J'ai dit qu'on devait s'abstenir du tartre stibié dans l'irritation gastrique essentielle, dans cette irritation qui est à elle seule toute la maladie : mais si elle n'est que secondaire, si elle existe en même temps qu'une inflammation d'un organe éloigné, une pneumonie, par exemple, est-elle toujours un empêchement absolu à l'administration du tartre stibié ? Je ne le pense pas ; la pratique de Laennec a prouvé le contraire ; plusieurs de mes observations sur l'emploi du tartre stibié à haute dose me font me ranger à l'opinion de ce grand observateur. C'est après avoir vu la langue, de sèche, noirâtre et fendillée

qu'elle était, devenir humide, lisse et blanche,
après l'administration du tartre stibié à haute
dose dans des cas de pneumonies graves, après
avoir constaté l'intégrité de la muqueuse digestive, malgré l'ingestion pendant la vie de fortes
doses d'émétique, que Laennec avait été conduit
à penser que ce sel n'enflammait pas les voies
digestives. J'ai plusieurs faits semblables à rapporter, et je ne peux me les expliquer que par le
caractère symptômatique de l'affection gastrique
qui compliquait l'inflammation bien plus grave
des poumons. Les vomissemens obtenus d'ailleurs
dans ces cas sollicitaient une abondante sécrétion
muqueuse qui lubréfiait toutes ces surfaces dessé-
chées, et la langue restait, les jours suivans, humide, molle et blanche; ce qui n'aurait pas eu
lieu, je pense, si le remède eût été administré
dans un cas de gastrite franche et essentielle.

En me résumant, je dirai qu'il faut revenir à
la pratique des anciens qui administraient le
tartre stibié contre les embarras des premières
voies et les fièvres bilieuses, avec la précaution
de préparer convenablement les malades, sans
négliger les remarques judicieuses que les médecins physiologistes ont faites sur la nature intime de ces maladies, qu'ils ne distinguent pas
des phlegmasies du canal alimentaire. Leur opinion sur ce point de doctrine, quoique peut-être
erronée ou exagérée, est faite pour rendre plus

circonspect qu'on ne l'a été, et plus attentif à bien saisir l'indication dans l'emploi du remède ; cette circonspection peut néanmoins être mise de côté, jusqu'à un certain point, lorsqu'on donne le tartre stibié pour combattre une maladie qui n'a point son siége dans les voies digestives, attendu qu'alors ce sel peut être administré à fortes doses long-temps prolongées, sans exercer une action délétère sur la muqueuse digestive, comme on pourrait être porté à le croire.

Il est de précepte de s'abstenir de l'émétique dans les inflammations de l'estomac et des intestins. Cependant on voit, dans le Mémoire de Laennec, que ce praticien, dans les cas de rhumatisme et de pneumonie où il voulait employer le tartre stibié à haute dose, n'était point arrêté par la rougeur de la langue, une douleur très-marquée et augmentant par la pression dans l'épigastre et dans toute autre partie du ventre, une diarrhée abondante avec ténesme ; et il affirme qu'il a vu disparaître ces symptômes, sous l'influence du tartre stibié, aussi rapidement que ceux de la maladie principale. Les observations de M. Rayer n'ont confirmé celles de Laennec que chez les *malades qui n'avaient pas de douleur à l'épigastre*, et chez lesquels la rougeur de la langue était due certainement à l'inflammation du poumon ; chez les autres, au contraire, il a vu constamment la langue devenir plus rouge

et plus sèche; ce qui lui fait penser que ce remède est contre-indiqué dans les inflammations
aiguës de l'estomac et des intestins. Mes observations confirment celles de Laennec sur ce point,
c'est-à-dire que j'ai vu comme lui, la langue devenir pâle et s'humecter chez des pneumoniques
auxquels j'ai administré, à son exemple, le tartre
stibié à haute dose; ce que je crois devoir expliquer, comme le fait M. Rayer, en attribuant la
sécheresse et la rougeur de la langue à l'inflammation du poumon, en la considérant comme purement symptômatique d'une lésion éloignée, et
non pas comme l'expression d'une lésion essentielle de l'estomac; car alors je penserais qu'il
serait nuisible, et qu'il ne devrait pas être administré.

Le tartre stibié n'a pas joué un rôle si important dans l'embarras intestinal qui précède et
accompagne les fièvres dites *muqueuses* des anciens, et que M. Broussais et ses élèves ont rangé
dans les phlegmasies de la muqueuse des intestins. Cependant il a été conseillé par les premiers
à faibles doses, rendues purgatives par l'addition
des sels neutres, ce qui constitue les éméto-
cathartiques; et les seconds, médecins physiologistes, l'ont proscrit avec moins de chaleur dans
ces maladies, à doses purgatives, qu'ils ne l'ont fait
dans l'embarras gastrique, lorsqu'il est administré à doses vomitives dans le traitement des fièvres

8*

bilieuses, qu'ils considèrent comme des gastrites.

Tout en rejetant la théorie tout-à-fait humorale de Stoll, de Selle et de J.-P. Frank, Pinel en a admis les conséquences; il veut que l'on recoure à l'émétique dès le début des fièvres muqueuses, pour remédier à l'atonie de l'estomac, aux nausées et au vomissement (*Nos. phil.*, t. 1, p. 121). A l'exemple de Rœderer et Wagler, *de Morbo mucoso*, Gœttingue, 1743, il conseille de répéter l'emploi de ce médicament à faible dose, agissant comme purgatif, pour écarter tout obstacle à la marche de la nature, c'est-à-dire un long séjour de matières irritantes sur la muqueuse intestinale. Notre solidiste déterminé fait ici une petite concession à l'humorisme, et peut-être n'est-ce pas à tort; car, tout en considérant ces sécrétions comme des effets de l'irritation préalable de la muqueuse intestinale, on ne saurait nier que par leur présence elles ne retardent le retour normal des fonctions de cette membrane. L'expérience prouve d'ailleurs que leur expulsion, par des purgatifs convenables, administrés en temps utile, hâte la guérison, précédée de la disparition successive des symptômes caractéristiques de l'embarras intestinal. L'important ici, comme dans les fièvres bilieuses, est d'agir à propos, en donnant l'émétique, soit comme vomitif, soit en lavage, lorsque l'irritation est peu prononcée, lorsqu'elle a été en partie ou en totalité éteinte par les boissons délayantes, la diète et le repos, et qu'elle semble remplacée par un état atonique de la muqueuse. Cette médication exige donc beaucoup d'attention et de discernement de la part de celui qui l'emploie. Je ne doute pas qu'elle ne puisse alors rendre de grands services, et que ce ne soit à tort, qu'on voudrait la proscrire.

Les fièvres intermittentes diffèrent-elles des fièvres continues par le type seulement, ou reconnaissent-elles une étiologie toute autre? L'illustre auteur de la *Nosographie philosophique*, et plus récemment M. Boisseau, ont résolu la question dans le premier sens. Pinel, sans égard pour le type, rallia les fièvres intermittentes aux fièvres continues, en faisant rentrer les premières dans les ordres qu'il avait créés pour les secondes. M. Boisseau, partageant l'opinion de Pinel, voit une identité parfaite dans ces fièvres, moins le type; il les considère comme l'expression d'un état phlegmatique de la muqueuse gastro-intestinale dans la plupart des cas, et quelquefois de tout autre organe ou appareil organique, avec le caractère intermittent. Mais c'est tourner la difficulté sans la résoudre, car il restera toujours à savoir en quoi consiste cette différence, qui naît de l'intermittence en opposition avec la continuité des phénomènes morbides; différence tellement importante, qu'elle en établit une absolue dans le choix des agens thérapeutiques.

S'il m'était permis d'émettre une opinion après les savans nosologistes que je viens de citer, je dirais qu'en identifiaut, sous le rapport étiologique, les fièvres continues et les intermittentes, comme ils l'ont fait, on méconnaît le caractère essentiel qui les diffèrencie, et qui se retrouve dans la marche de presque toutes les maladies nerveuses, je veux parler de l'intermittence. Ce phénomène, inexplicable dans son essence, s'observe dans la plupart des maladies qui ont leur siége dans le système nerveux, comme dans les fièvres intermittentes; il cède souvent au même traitement que les fièvres intermittentes; il établit entre elles et les maladies nerveuses un point de contact qui me paraît décisif. Ainsi, sans rejeter le caractère inflammatoire des lésions organiques qui constituent les fièvres intermittentes, je crois que ces lésions portent primitivement sur le système nerveux dans les fièvres intermittentes, ce qui en décide le type; et qu'en s'étendant aux autres systèmes organiques, elles tendent à convertir ce type intermittent en type continu, et la névrose en phlegmasie.

Quoi qu'il en soit de la nature de ces maladies, sur lesquelles je viens d'émettre une opinion sans conséquence, et que j'abandonne volontiers si on la croit peu susceptible d'être soutenue victorieusement, l'essentiel est de s'entendre sur le traitement qui leur convient. Ce traitement n'est pas aussi simple qu'on pourrait le croire, en voyant la facilité avec laquelle elles cèdent dans la plupart des cas à l'administration du quinquina ou de ses extraits. La saignée, indispensable dans quelques circonstances pour assurer l'efficacité des autres moyens, suffit quelquefois pour amener la guérison. La médecine expectante est souvent suivie du même résultat. Le tartre stibié a paru indispensable à quelques praticiens et dans des cas donnés, soit comme moyen curatif, soit comme moyen propre à faciliter, à assurer l'efficacité d'autres médicamens reconnus plus puissans que lui. Le choix à faire parmi ces divers moyens et beaucoup d'autres, qui ont eu leur titre à la célébrité, n'exige pas peu de discernement de la part du médecin. Je n'ai à m'occuper que d'un seul, du tartre stibié.

Les Anciens, très-divisés sur l'utilité de l'émétique dans les fièvres continues, étaient d'accord sur son emploi dans les fièvres intermittentes. Les modernes ont singulièrement restreint le nombre des cas où il convient, et quelques-uns l'ont complètement rejeté. La pratique des médecins anglais lui est généralement favorable. On lit dans le *Traité des fièvres intermittentes et rémittentes,* par A. P. Wilson-Philip, traduction du docteur Létu, Paris, 1819, pag. 142 : « Le moyen le plus assuré d'amener l'accès du chaud,

(et ce médecin pense qu'il faut le hâter le plus possible) est l'action d'un émétique. Si la maladie est grave, on devrait le donner aussitôt après la formation de l'accès du froid, si on ne l'a donné auparavant ; car nous verrons que par ce moyen on prévient quelquefois l'accès du froid. L'antimoine tartarisé est le meilleur émétique, et nous devrions l'administrer à assez larges doses. » Et, ailleurs, pag. 215 : « C'est une opinion générale que si l'estomac et les intestins sont chargés, ils doivent être débarrassés à ce période par le moyen d'un émétique ou d'un cathartique ; peu de médicamens élèvent plus puissamment la transpiration que les émétiques, et c'est à cela que l'on doit attribuer, en partie, leurs effets pour prévenir le paroxysme des fièvres intermittentes. Ils semblent, au reste, agir en produisant une forte impression sur le système nerveux. »

Le docteur Thomson (*Essais et Observations médicales d'Edimbourg*, vol. IV), partage la manière de voir de Wilson-Philip.

Les médecins français, qui pratiquent dans certaines localités où les fièvres intermittentes sont endémiques, recommandent tous l'émétique à certaines époques de ces maladies. Parmi eux, un médecin physiologiste, M. le docteur P. Frédéric Nepple, de Montluel, département de l'Ain, dans son *Essai sur les fièvres rémit-*

*tentes et intermittentes des pays marécageux
tempérés*, présente, pag. 172, le tartre stibié
comme le remède le plus sûr et le plus efficace
pour faire disparaître l'embarras gastrique, qui
précède ou accompagne les fièvres intermittentes
des pays marécageux tempérés ou froids. L'émétique est surtout indiqué, dès le début, dans la
classe du bas peuple, dont les organes gastriques
sont doués d'une irritabilité beaucoup plus ob-
tuse que chez les individus d'une classe supérieure. Ces conseils sont ceux donnés par notre
Pinel, par les médecins de tous les temps, de
tous les pays, et par les médecins de l'école physiologique eux-mêmes, qui sont placés convenablement pour observer un grand nombre de ces
maladies.

Le docteur Marryat, de Bristol, dit, dans la
dernière édition de son *Traité de thérapeutique*,
publié en 1790, sur l'administration du tartre
stibié dans le traitement des fièvres, que l'usage
des poudres suivantes arrête rapidement une
fièvre inflammatoire.

Prenez : Tartre émétique. . . . . . Cinq grains.
   Sucre blanc ou nitre. . . . Une drachme.
Mêlez et triturez dans un mortier de verre, et divisez en
six prises.

On administre une prise toutes les trois heures,
nonobstant les nausées qui peuvent être le résultat de la première. Si le médicament déter-

mine de la diarrhée, il faut en continuer l'usage, car la diarrhée se termine bientôt. Si le remède est pris sans accident, comme il arrive le plus communément, on porte la dose à sept grains pour les six doses suivantes.

« Je dois rétracter ici, dit l'auteur, ce que j'ai avancé dans une précédente édition de mon ouvrage, savoir que l'on ne peut pas compter sur les bons effets de cet excellent remède, tant qu'il ne se manifeste ni indispositions ni vomissemens. J'ai en effet vu depuis plusieurs cas, dans lesquels on a administré toutes les trois heures la dose de dix grains, divisée en six prises, sans qu'il soit survenu le plus léger dérangement, soit par les nausées, soit par les selles, par les sueurs ou par les urines; j'ai vu cela arriver chez des malades atteints d'un délire continu et sans rémission depuis plus d'une semaine, avec soubresauts des tendons et toutes les apparences d'une mort prochaine; le rétablissement ne s'en est pas moins bien effectué sans aucun autre remède que des lavemens.» (*Clinique*, tom. v, n° 8, pag. 51.; note due à M. Gendrin.)

M. Peysson a proposé et employé la méthode de traitement suivante contre les fièvres intermittentes, comme ayant une action plus prompte et plus sûre que le quinquina :

Prenez : Tartre stibié. . . . . Un grain.
  Faites dissoudre dans
      Eau distillée. . . . . Huit onces.
Ajoutez : Sirop diacode. . . . . Une once.
      Gomme arabique. . . . . . . Demi-gros.
      Eau de fleurs d'oranger. . . Demi-once.

Il donne cette potion de deux manières : 1° si c'est une fièvre ordinaire, si le malade est fort et peut se passer d'alimens solides, M. Peysson fait prendre, entre les accès, une cuillerée de la potion, la première heure; deux, la seconde; trois, la troisième, et ainsi de suite jusqu'au repas. On la suspend alors pour la reprendre deux heures après, en recommençant par une cuillerée, et en augmentant de nouveau par degré; 2° en général, M. Peysson préfère la donner comme les autres potions, en ayant soin de ne pas augmenter par degré le nombre des cuillerées. Il diminue insensiblement l'intervalle qu'on laisse entr'elles, jusqu'à ce que le malade en prenne une cuillerée tous les quart-d'heures, ou au moins toutes les demi-heures, et il n'en cesse entièrement l'usage que pendant la violence des paroxysmes et durant le sommeil. Si on avait à traiter une fièvre quarte, comme le temps de l'apyrexie est très-long, on commencerait par en donner une cuillerée, toutes les deux ou trois heures, et on multiplierait la dose, que l'on pourrait aussi augmenter un peu à mesure qu'on approcherait des accès. Enfin, à moins de contre-indications, il faut en faire prendre autant que faire se peut, sans produire d'effets sensibles. Si elle venait à provoquer le vomissement, des nausées ou la diarrhée, il faudrait aussitôt en diminuer les doses et les éloigner davantage; avec ces précautions, ce médicament n'est jamais dangereux, et tous les malades le supportent très-bien. L'énergie de cette potion est telle, dit M. Peysson, *que les moindres doses suffisent pour amender tous les symptómes fébriles.* Elle n'agit pas seulement sur les accès futurs, souvent même elle dissipe les malaises que les malades éprouvent pendant l'apyrexie. Cependant, je dois prévenir, ajoute-t-il, qu'elle arrête rarement les accès tout à coup; elle en diminue insensiblement la violence, et les fait enfin cesser quelquefois au premier, mais plus souvent au second ou au troisième paroxysme. Voilà pourquoi les fièvres supprimées par ce remède ne *rechutent jamais*, pourvu qu'on en continue l'usage pendant quelques jours après leur guérison, sauf à en diminuer et à en éloigner successivement les doses. L'émétique ainsi administré serait dangereux dans une fièvre intermittente, compliquée de gastrite ou de gastro-entérite. Le premier effet de la potion serait de produire des nausées, ce qui devrait de suite en faire suspendre l'emploi.

M. Peysson a recommandé ailleurs, comme

préférables à la potion stibiée, des frictions faites avec une pommade émétisée, moins active que celle d'Auterieth ; la voici :

Prenez : Tartre stibié. . . . . . Vingt-trois grains.
Faites dissoudre dans eau distillée, q. s., puis incorporez dans
    Axonge fraîche. . . . Une once.
Divisez en vingt-quatre doses.

Chaque dose de cette pommade sert à faire une friction ; et il en faut faire jusqu'à quatre et même cinq dans l'apyrexie des fièvres intermittentes. Le ventre, les cuisses, le rachis, les bras sont les endroits du corps qu'on choisit pour ces frictions ; chaque fois on change le lieu d'élection, pour *éviter la formation des petites pustules.* On doit frotter jusqu'à ce que la graisse ait entièrement disparu. En général, une demi-once de cette pommade suffit pour la guérison des fièvres intermittentes ordinaires.

Le traitement de M. Peysson mériterait, dans bien des circonstances, la préférence sur ceux généralement employés, si ses effets étaient aussi certains que son auteur l'annonce. Mais ses expériences, répétées par M. Rayer, ont convaincu ce praticien que les propositions de notre confrère étaient beaucoup trop générales, et que le sulfate de quinine était encore le moyen le plus sûr.

Les occasions de traiter des fièvres intermittentes endémiques, et qui reconnaissent pour

cause dés émanations miasmatiques , se ren-
contrent rarement à Paris. Aussi n'ai-je pas été
souvent dans le cas d'administrer le tartre stibié
dans ce genre de maladies. Ces fièvres tenant en
général à des causes légères, se développant
au printemps, chez des sujets jeunes et irrita-
bles et dans des conditions hygiéniques tout-
à-fait différentes de celles dans lesquelles vivent
les habitans des pays marécageux, je les vois
disparaître aisément sous l'influence du régime,
des moyens antiphlogistiques et de la saignée;
et pour peu qu'elles menacent de se prolonger,
sous celle de quelques doses de sulfate de quinine.

Je préfère donc renvoyer aux ouvrages nombreux, produits d'une observation directe sur
cette matière , pour ce qui concerne l'emploi du
tartre stibié, que de citer les faits trop peu con-
cluans de ma pratique. J'ajouterai toutefois que
j'ai vu quelques fièvres intermittentes rebelles
au quinquina, céder à l'émétique ; que ce dernier remède doit précéder dans quelques circonstances, pour la détermination desquelles
je renvoie à ce que j'ai dit à l'article *Embarras
gastrique et intestinal*, l'administration du premier; qu'il n'agit pas seulement comme va-
cuant de l'estomac et des intestins, dans la cura-
tion des fièvres intermittentes ; mais qu'il les fait
quelquefois disparaître par les sueurs copieuses

ou par la perturbation générale qu'il détermine, et qu'il peut être cité avantageusement parmi les moyens empiriques qui sont applicables en grand nombre au traitement de ces maladies, lorsque les moyens rationnels ont échoué.

Les travaux modernes des médecins physiologistes ont rendu très-difficile la distinction à établir entre les altérations de l'estomac, qui constituent l'embarras gastrique, la fièvre bilieuse et la gastrite; on peut même dire que, selon eux, cette distinction n'existe pas, et que ces trois états ne sont que des nuances de la même maladie, l'inflammation de la membrane muqueuse de l'estomac.

Nous avons vu que dans l'état bilieux sans fièvre, qui constitue l'embarras gastrique, et dans certaines périodes de la fièvre bilieuse, l'émétique pouvait être administré avec beaucoup d'avantage. Nous pensons, avec tous les bons praticiens, qu'il doit être banni du traitement de la gastrite proprement dite, dont il devrait aggraver les symptômes par son contact immédiat avec une surface enflammée et la sur-excitation qu'il y déterminerait.

Mais lorsque l'inflammation s'éloigne de l'estomac, lorsqu'elle a son siége dans le canal intestinal, soit qu'elle prenne le nom d'entérite ou de dyssenterie, selon qu'elle occupe telle ou telle

portion du tube digestif, elle peut quelquefois
être combattue avec efficacité par le tartre stibié.
On peut avancer, en thèse générale, que les bons
effets de ce remède sont d'autant plus marqués
que l'inflammation s'éloigne davantage de l'orifice pylorique de l'estomac, et qu'elle a été préa-
lablement atténuée par les saignées générales ou
locales et les autres moyens antiphlogistiques
applicables à l'espèce. L'entérite, ainsi dégagée
de ses symptômes inflammatoires les plus véhémens, se présentant sous l'apparence de l'embarras intestinal, est heureusement modifiée par
l'émétique donné à dose vomitive, et quelquefois à plus faible dose en lavage. Il m'a été très-
utile, et il m'a paru avoir décidé la guérison,
dans quelques cas d'entérite chronique, chez des
enfans notamment, appliqué à l'extérieur en
friction sur les parois abdominales. Je pourrais
citer plusieurs observations d'enfans atteints
d'entérite chronique, qui avait résisté pendant
long-temps au traitement antiphlogistique le
plus méthodique et qui a cédé promptement
aux pustules nombreuses, aux ulcérations profondes et étendues, produites sur la peau du
ventre par des frictions répétées deux ou trois
fois par jour, avec la pommade stibiée d'Au-
teurieth.

Cette méthode de traitement, sur laquelle je
reviendrai ailleurs, m'a souvent réussi dans la

gastrite chronique et la gastralgie. J'ai retiré souvent aussi, dans ce cas, de bons effets de l'application et du séjour prolongé sur l'épigastre d'un emplâtre de poix de Bourgogne saupoudré de tartre stibié, à la dose d'un demi-gros ou d'un gros. L'incorporation, dans cet emplâtre, d'une certaine quantité d'extrait d'opium, ou de quelques grains d'acétate ou d'hydrochlorate de morphine, m'a semblé très-propre à calmer les douleurs gastralgiques ou entéralgiques et j'y ai souvent recours.

Dyssenterie.

Cette maladie ne paraît différer de l'entérite que parce qu'elle a son siége dans les gros intestins, le colon, le cœcum et le rectum. Comme l'entérite, elle peut s'étendre à toutes les membranes du tube intestinal; elle peut se borner au rectum ou envahir une portion plus ou moins étendue des gros intestins. Elle a le caractère essentiellement inflammatoire, et dans quelques circonstances elle peut être épidémique et contagieuse (Pringle, Coste, M. Desgenettes, et la plupart des auteurs qui l'ont observée dans les armées).

« L'inflammation de la membrane muqueuse, qui tapisse le gros intestin, se présente sous deux formes différentes; tantôt elle est superficielle, tantôt elle est profonde. Dans le premier cas, elle

constitue l'*entérite érithémateuse* des auteurs;
dans le second, elle a reçu le nom de dyssenterie. Ces deux affections diffèrent sous les rapports des symptômes, du siége, du pronostic et
du traitement. Le signe pathognomonique de
l'inflammation de la muqueuse du gros intestin,
c'est la diarrhée. Mais la nature des évacuations
diffère dans les deux cas. Dans l'entérite érythémateuse, les évacuations sont glaireuses; à une
certaine époque de la maladie, le mucus sécrété
a l'aspect puriforme; les matières sécrétées contiennent parfois des stries de sang; mais on ne
rencontre jamais des lambeaux de fausses membranes, des espèces de hachures, et leur évacuation n'est jamais accompagnée d'épreintes,
de ténesme. Dans l'entérite superficielle aiguë,
la fièvre est quelquefois intense; il y a quelquefois du délire, des convulsions; mais on n'observe
jamais cette altération profonde des traits de la
face, ces yeux caves, cette teinte blafarde, qui
appartiennent à la dyssenterie. Il est rare que la
phlegmasie superficielle des gros intestins se termine promptement par la mort. Dans l'entérite
profonde, au contraire, au bout de trois à quatre
jours, on observe quelquefois cette fâcheuse
terminaison. » (*Lancette*, t. v, n° 37.)

J'ai rapporté cette citation parce qu'elle m'a
paru jeter quelque jour sur le siége et la nature
de la dyssenterie qui, il faut en convenir, est as-

sez difficile à distinguer de l'entérite. L'une et l'autre sont une inflammation des intestins, qui ne présente de différence réelle que par le point différent qu'elle occupe dans le canal digestif.

Il est bien d'autres lésions de la muqueuse intestinale qui ont fixé, dans ces derniers temps, l'attention des observateurs. Je veux parler des altérations des glandes de Payer et de Brunner, auxquelles M. Bretonneau a donné le nom de *dothinentérite*. Mais n'ayant point expérimenté le tartre stibié dans ce genre de maladies, et ne sachant pas qu'il ait été souvent mis en usage dans leur traitement, je m'abstiendrai d'en parler. Je reviens à la dyssenterie. Cette maladie a donné lieu aux discussions les plus animées sur sa nature et sur son traitement. Il est seulement de mon objet de rechercher les opinions émises sur l'action de l'émétique et sur l'utilité de son emploi dans le traitement de la dyssenterie.

J'ai dit plus haut qu'il devait être proscrit dans la gastrite, que l'usage devait en être restreint à quelques cas très-rares d'entérite, caractérisée par peu d'inflammation et par l'abondance des produits sécrétés; j'ajoute qu'on peut l'étendre davantage dans la dyssenterie, en admettant que, par cette dénomination, on veuille désigner plus spécialement l'inflammation d'une portion plus ou moins considérable de la partie inférieure du canal intestinal.

Quelques auteurs conseillent de donner l'émétique dès le début de la dyssenterie, lorsqu'elle s'accompagne des signes propres à l'embarras gastrique ou intestinal. La marche de la maladie est alors avantageusement modifiée par le vomitif, qui provoque la sortie d'une quantité plus ou moins considérable de bile ou de matières muqueuses, et détermine, il faut le dire, une révulsion utile à la peau en y provoquant des sueurs, et sur l'estomac lui-même éloigné du siége de la maladie et n'y participant que faiblement et d'une manière sympathique. On y reviendrait si les mêmes indications persistaient ou se reproduisaient dans le cours de la maladie, sans négliger toutefois l'usage des antiphlogistiques, qui occupent le premier rang parmi les agens thérapeutiques de la dyssenterie.

Les médecins physiologistes et M. C. Roche, leur éloquent interprète, dans l'article *Colite* du *Dictionnaire de Médecine et de Chirurgie pratiques*, à toutes les époques de la maladie, rejettent de son traitement les vomitifs et les purgatifs drastiques, dont nous avons vu que les praticiens d'avant l'ère physiologique préconisaient les avantages. Ceux-ci s'appuyaient sur leurs idées théoriques, et sur l'expérience que de nombreuses et désastreuses épidémies les avaient mis à même d'acquérir. Les premiers invoquent aussi les principes sur lesquels se fonde la nouvelle doctrine et raisonnent conséquemment à ces principes ; mais leur expérience n'a pas encore reçu la sanction du temps et celle des circonstances épidémiques où les anciens se sont trouvés. Dans la persuasion où je suis que le génie épidémique fait naître des indications qui n'existent pas dans les cas de maladies sporadiques, il me paraît difficile de décider si les anciens avaient tort d'administrer des vomitifs dans les épidémies de dyssenterie, où ils prétendent l'avoir fait avec un grand succès. Il me semble plus sage de penser que des hommes comme Sydenham, Degner, Pringle, Huxham, Zimmermann, Pinel et autres également célèbres, avaient eu de bonnes raisons pour en agir ainsi, et que si les mêmes circonstances où ils se sont trouvés se représentaient, on n'aurait sans doute rien de mieux à faire que d'imiter leur conduite et de suivre la marche qu'ils ont tracée.

Mais hors ces temps d'épidémie, qui pouvaient seuls justifier l'abus que ces grands praticiens semblaient faire des vomitifs et des purgatifs dans le traitement de la dyssenterie, on ne saurait conseiller l'usage de pareils moyens dans une maladie aussi évidemment inflammatoire, et qui a son siége dans les tissus mêmes où l'action irritante de ce médicament s'exerce. Cette pratique est trop opposée à nos idées modernes sur la nature de cette maladie et sur l'action immédiate des médicamens de cette classe, pour qu'elle puisse être adoptée de nos jours, où l'absence de ces épidémies meurtrières permet de se tenir dans la ligne de la médecine rationnelle. On pourrait cependant demander quelques exceptions à cette loi de proscription de l'émétique, rendue par les médecins physiologistes, en faveur de quelques cas particuliers de dyssenterie que j'ai signalés plus haut, et qui s'accompagnent d'un état saburral très-marqué des premières voies, l'expérience ayant prouvé qu'il est, dans ce cas, d'une utilité incontestable.

Colique de plomb.

On a longuement disserté sur le siége et la nature de cette maladie. Ce qu'on sait de plus positif à cet égard, c'est que Astruc, Dehaen, M. Merat et M. Andral en font une maladie : le premier, de la moelle épinière; le second, du grand sympathique; M. Merat, des filets nerveux qui se distribuent dans la membrane musculaire des intestins; et M. Andral, une névrose dans laquelle paraissent être particulièrement lésés le prolongement rachidien et les plexus abdominaux du grand sympathique (*Cliniq. médic.*, 1re éd., tom. ɪv, p. 5o6). Ces opinions ne diffèrent que sur le plus ou le moins d'étendue de la maladie quant à son siége, et elles s'accordent sur le système organique essentiellement lésé. Elle reconnaît pour cause l'action du plomb sur l'économie animale, soit que ce métal y pénètre par voie d'absorption, ce qui est le plus ordinaire, ou directement par les voies digestives, à l'état simple ou combiné avec diverses autres substances.

Son traitement a beaucoup varié, et souvent dans l'intention de s'affranchir de celui tout empirique, qui est généralement adopté et connu sous le nom de *traitement de la Charité*. Ce traitement ayant une grande célébrité et les préparations antimoniales jouant le rôle principal dans les élémens dont il se compose, je crois devoir le transcrire ici, tel qu'il est rapporté à l'article *Colique* du *Dictionnaire de Médecine et de Chirurgie pratiques*, sorti de la plume de M. Bouillaud, et tel que je l'ai vu administrer moi-même à la Charité.

Le premier jour : lavement purgatif des peintres (*enema pictorum purgans*) composé ainsi qu'il suit :

Prenez : Feuilles de séné. . . . . Quatre gros.
Faites bouillir dans une livre d'eau, et ajoutez à la décoction :
Sulfate de soude. . . . . Quatre gros.
Vin émétique. . . . . Quatre onces.

Dans la journée, on donne de l'eau de casse noire avec les grains (*aqua cassiæ cum granis*), dont la recette est celle-ci :

Prenez : Eau de casse simple. . . . . .   Deux livres.
       Sel d'epsom. . . . .   Une once.
       Emétique. . . . .   Trois grains.

Quelquefois on ajoute, si la maladie est forte :

       Sirop de nerprun. . . . . .   Une once.
       Ou confection hamech. . .   Deux gros.

Le soir, à cinq heures, on fait prendre un lavement anodin (*enema pictorum anodynum*), préparé de la manière suivante :

   Prenez : Huile de noix. . . . .   Quatre onces.
       Vin rouge. . . . .   Douze onces.

A huit heures, on donne un gros et demi de thériaque, dans laquelle on incorpore ordinairement un grain et demi d'opium, ou seulement un gros de thériaque et un grain d'opium.

Le deuxième jour du traitement, on prescrit, le matin, l'eau dite bénite (*aqua benedicta*), ainsi composée :

   Prenez : Tartre stibié. . . . .   Six grains.
       Eau tiède. . . . .   Huit onces.
A prendre en deux fois à une heure de distance.

Quand les vomissemens ont eu lieu, le malade, pendant le reste du jour, est mis à l'usage de la boisson suivante (*tisana sudorifera*) :

   Prenez : Gayac. . . . . ⎫
       Squine. . . . . ⎬ De chaque,
       Salsepareille. . . . . ⎭ une once.
Faites bouillir pendant une heure dans
       Eau commune. . . . .   Trois livres.

Réduisez à deux, et ajoutez :

Sassafras.	Une once.
Réglisse.	Quatre gros.

Faites bouillir légèrement, et passez.

Le soir, à cinq heures, le lavement anodin ; et à huit heures, la thériaque avec l'opium, comme le premier jour.

Le troisième jour, on administre la tisane sudorifique laxative (*tisana sudorifera laxans*) qui suit :

Prenez : Tisane sudorifique simple. .	Deux livres.
Séné.	Une once.

Faites un peu bouillir, et passez.

A prendre en quatre fois dans la matinée.

Dans la journée, la tisane sudorifique simple ; le soir, à quatre heures, le lavement purgatif des peintres, et deux heures plus tard le lavement anodin ; enfin, à huit heures, la thériaque avec l'opium (*theriaca cum opio*).

Le quatrième jour, vient le purgatif des peintres (*purgans pictorum*), dont voici la formule :

Prenez : Infusion de séné. . . . . . . Six onces.

(Elle se fait avec deux gros de séné, qu'on fait bouillir dans huit onces d'eau, jusqu'à réduction à six onces.)

Sel de Glauber.	Demi-once.
Jalap en poudre.	Un gros.
Sirop de nerprun.	Une once.

On favorise l'action du purgatif par l'usage de la tisane sudorifique ; à cinq heures et à huit heures du soir, on se comporte comme le premier et le second jour.

Le cinquième jour, la tisane sudorifique laxative; le soir, à quatre heures, le lavement purgatif; à six, le lavement anodin, et à huit, la thériaque avec l'opium.

Ordinairement les malades sont guéris après la seconde médecine. S'il en était autrement, c'est-à-dire si les coliques persistaient encore, on réitère le purgatif, une, deux ou trois fois de plus, en observant d'ailleurs la même conduite que les quatrième et sixième jours; dans les jours intercalaires, on se comportera comme les troisième et cinquième jours.

Ce traitement, qui est suivi généralement à la lettre, subit quelquefois des modifications.

Desbois de Rochefort employait quelquefois des purgatifs doux et huileux, si les drastiques ne provoquaient pas d'évacuations. On est quelquefois obligé de revenir à plusieurs fois au vomitif, et de doubler et même de tripler la dose de l'émétique (Desbois de Rochefort en a donné jusqu'à dix-huit grains en une seule dose, sans accidens).

Ce monstrueux assemblage pharmaceutique a inspiré à plusieurs médecins le désir de le simplifier. M. Fouquier, M. Merat lui-même, son plus chaud partisan, ont fait à cet égard quelques tentatives qui leur parurent d'abord infructueuses;

j'ai été témoin de la nécessité où l'on est souvent de l'administrer avec toute sa rigueur, et
d'y revenir lorsqu'on s'est écarté de la marche
tracée. M. Fouquier pense néanmoins qu'on peut
s'écarter de l'ancien traitement de la Charité;
que des purgatifs doux méritent la préférence,
lorsque l'absorption des molécules saturnines
prédispose les organes aux inflammations; ce
professeur assure qu'il obtient par cette substi-
tution des effets aussi sûrs et aussi constans.

M. Merat, de son côté, rapporte l'observation
d'un malade chez lequel il dut se borner à l'emploi seul de l'émétique. La dose de ce médicament, tant en boissons qu'en lavemens, fut
portée à quatre-vingts grains en huit jours, et la
guérison fut obtenue par ce seul moyen. M. Merat se demande si on ne pourrait pas substituer
ce traitement à l'autre dans tous les cas de coliques
métalliques. Le grand usage qu'on a fait, dans
ces derniers temps, du tartre stibié à haute dose,
et les succès remarquables qu'il a procurés dans
plusieurs maladies, font entrevoir la possibilité de
répondre d'une manière satisfaisante à cette question : sa solution affirmative serait d'ailleurs d'une
assez grande importance pour engager les thérapeutistes à la chercher.

M. Gendrin, médecin à l'Hôtel-Dieu de Paris,
vient de communiquer à l'Institut une série
d'expériences, desquelles il résulterait que le

sulfate acide d'alumine et de potasse, à la dose d'un à trois gros par jour en dissolution, guérit constamment la colique de plomb, et qu'il l'arrête dès son début ; d'où il a été conduit à remplacer ce sel par l'acide sulfurique, à la dose d'un gros à un gros et demi par jour dans trois livres d'eau, et il annonce avoir obtenu des guérisons tout aussi promptes. L'auteur propose cette limonade comme moyen préservatif.

M. Ranque, médecin de l'hôpital d'Orléans, propose entre autres moyens curatifs de la colique métallique, de couvrir tout le ventre du malade avec un emplâtre saupoudré du mélange suivant :

Camphre. . . . . ⎱	De chaque,
Tartre stibié. . . . . ⎰	un demi-gros.
Fleurs du soufre	Une demi-once.

Il a fait connaître cette méthode dans un Mémoire lu à l'Institut et publié dans le tome VII des *Archives générales de Médecine*, où il dit que plus de trois cents observations déposent en sa faveur.

Du Choléra-morbus.

Le même M. Ranque, dans vingt observations de choléra-morbus, qu'il assimile au choléra de l'Inde, dit avoir obtenu des guérisons promptes par l'application sur le ventre d'un

épithème à peu près semblable, à cette différence
près que celui qui est employé contre le choléra
contient un gros et demi de tartre stibié, tandis
que nous n'en trouvons qu'un demi-gros dans
le premier. (*Voir* le Mémoire de ce médecin,
et les n°ˢ 2 et 7 du tome v de *la Lancette française*.)

M. Ranque a pu obtenir, sans doute, les bons
effets qu'il signale de l'application de son emplâtre sur l'abdomen des individus atteints du
choléra sporadique; mais vouloir assimiler cette
maladie au choléra asiatique, c'était établir
une comparaison entre deux termes dont l'un
était alors inconnu. Aussi je ne doute pas que
ce praticien ne reconnût l'insuffisance de son
moyen, aujourd'hui qu'une bien cruelle expérience nous a fait apprécier la gravité du choléra asiatique. Comme il se jouerait, dans sa
marche rapide, de la lenteur du moyen proposé
par le médecin d'Orléans, et du peu d'énergie de
son action médicatrice! Que si l'on jugeait néanmoins utile de l'employer, ce devrait être comme
moyen accessoire, et dans le cas où l'on ne croirait pas plus convenable de conserver libres les
parois abdominales, pour faire sur elles, en
temps utile, des applications thérapeutiques
d'une puissance plus grande et mieux constatée;
ou bien dans la convalescence, contre quelques
points douloureux des viscères abdominaux qui

résisteraient aux saignées locales et aux préparations narcotiques.

Si j'ose m'engager ici dans une polémique où
tant d'écrivains viennent tout récemment de montrer leur savoir et de faire briller leur imagination, c'est que, placé comme la plupart d'entre
eux au milieu d'un vaste foyer d'infection, j'ai
pu voir, observer et calculer la marche de ce
fléau, le plus grand et le plus étendu qui ait jamais frappé l'espèce humaine, sans être plus
avancé, je l'avoue, dans la connaissance de
sa nature intime, qui comprend sa cause première, essentielle, et le mode spécial d'action de
cette cause sur l'organisme. L'ignorance où nous
sommes sur ce point de départ de la maladie a
dû accréditer et faire proscrire les méthodes
de traitement les plus opposées. Le froid calcul
des chiffres a été invoqué en faveur de chacune
d'elles; mais ce calcul étant fait par l'inventeur
ou le propagateur de tel ou tel traitement, il ne
saurait être que l'expression d'une opinion inté-
ressée ou erronée; toujours fautif d'ailleurs sous
le rapport des temps, des lieux et des circonstances, il ne peut servir de guide; il n'est bon
tout au plus à consulter qu'à titre de renseigne-
ment. Aussi voyons-nous les succès et les revers
se balancer, non en raison de telle ou telle méthode thérapeutique suivie, mais bien d'après
l'époque de l'épidémie, les localités où elle a

éclaté, et les mille circonstances variables dépen-
dantes ou non de ces localités, le génie épidémique se jouant le plus souvent des efforts de
l'art dirigés avec le plus de méthode et d'énergie,
et marquant ses victimes avec une imperturba-
ble assurance. On conçoit les grandes difficultés
que présente le traitement d'une maladie aussi
grave et si promptement mortelle que, comme
on l'a dit au début de l'épidémie, elle commence
par la mort. Vouloir lui opposer une méthode
unique de traitement, serait supposer que l'on
connaît son étiologie, ce qui, malheureusement,
est encore une découverte à faire; l'empirisme
raisonné, fondé aujourd'hui sur une longue et
malheureuse expérience, enseigne le choix à
faire dans les agens thérapeutiques, et ces agens
sont aussi nombreux que les phases diverses de
la maladie. Si à son début les saignées générales
et locales, les boissons adoucissantes, calmantes
et stupéfiantes, la glace prise à l'intérieur par
fragmens, les lavemens narcotiques, les applications émollientes, tous les moyens antiphlogistiques, en un mot, sont les plus convenables;
bientôt à des symptômes nouveaux qui apparaissent, à des symptômes tout-à-fait insolites, il
faut opposer des remèdes spéciaux. Le nombre
en est grand; car chacun a cru devoir payer son
tribut à l'humanité, en faisant connaître ceux qui
avaient paru lui procurer les succès les plus avé-

rés. Les vomitifs ne pouvaient pas être oubliés dans cette nomenclature : aussi ont-ils joué un rôle plus important qu'ils ne l'auraient fait si les idées physiologiques sur la nature intime de la maladie avaient prévalu, et les voyons-nous fréquemment employés dans les pays étrangers, où la doctrine de l'irritation a fait peu de prosélytes, et par les médecins de Vienne notamment.

Je ne me propose pas de réunir ici tout ce que la presse a fait connaître sur l'utilité ou les inconvéniens des vomitifs. Ce serait un travail complet et trop long à faire. Je me bornerai à signaler quelques faits de la pratique des médecins français et de la mienne propre, qui m'ont semblé prouver les avantages qu'on peut retirer de cette classe de médicamens lorsqu'ils sont administrés en temps opportun.

Un grand nombre des médecins des hôpitaux de Paris ont employé les vomitifs dans le traitement du choléra. Ils ont presque tous donné la préférence à l'ipécacuanha sur le tartre stibié, sans toutefois rejeter totalement ce dernier émétique. Cette préférence est fondée sur les propriétés astringentes, autant que vomitives, qu'on a cru reconnaître à la poudre d'ipécacuanha, depuis son introduction dans la thérapeutique, et sur les grands succès qu'elle avait obtenus dans les épidémies de dyssenteries observées dans le

dernier siècle et contre les divers flux abdominaux. Si l'ipécacuanha a la propriété de modérer, d'arrêter ces sécrétions exagérées, il devait trouver justement son application dans une
maladie où des pertes insolites et énormes portent une atteinte grave et profonde à l'économie.

Deux époques de la maladie ont paru favorables à son administration : la période d'invasion,
période phlegmorrhagique (*Guedren tranzac.
med.*, avril et mai 1832), et la période cyanique
commençante; il est aussi quelques circonstances
de la convalescence où ce moyen peut être employé avec beaucoup d'avantage.

Les émétiques ont été donnés dans la période
d'invasion avec utilité, pour combattre l'état saburral qui se remarque souvent alors et qui a
précédé, dans beaucoup de cas, l'apparition des
symptômes cholériques, et pour faire cesser l'a-
norexie, les envies de vomir, les vomituritions et
la diarrhée, qui tourmentent beaucoup les malades. On a vu souvent l'ipécacuanha ou le tartre
stibié, administrés à doses vomitives dans ces circonstances, faire disparaître promptement ces
symptômes de l'embarras gastro-intestinal, et
prévenir le développement du choléra dont ils
sont fréquemment les prodromes. Les principes
d'après lesquels on se dirige ici ne sont autres
que ceux que j'ai indiqués comme devant servir

10

de règle de conduite à l'article *Embarras gastrique et intestinal;* j'y renvoie.

Mais lorsque la maladie est confirmée, lorsque
des évacuations caractéristiques par haut et par
bas, que rien n'arrête, menacent de jeter le malade en peu d'heures dans un froid glacial et dans
une prostration mortelle, il importe de retenir
la vie qui s'écoule par le tube intestinal, comme
disent quelques cholériques, en arrêtant ou en
modérant ce flux excessif et à nul autre compa-
rable. L'ipécacuanha administré alors à doses fractionnées est un excellent moyen ; soit qu'il agisse
comme astringent ou en modifiant les propriétés
sécrétoires de la muqueuse digestive, on ne tarde
pas après son ingestion à voir les selles et même
les vomissemens se ralentir et les matières excrétées, de claires et séreuses qu'elles étaient, devenir jaunes, verdâtres et prendre la consistance des
purées de pois ou de haricots. Je l'ai souvent donné
par prises de cinq grains dans une cuillerée d'eau
sucrée, renouvellées toutes les cinq ou dix minutes, jusqu'à concurrence d'un scrupule, d'un
demi-gros ou d'un gros, sans être arrêté pas les
vomissemens, qui semblent quelquefois, au premier abord, prendre plus d'intensité. Ils ne tardent pas à se modérer, et les matières vomies à
changer de nature. L'influence du remède est
bien plus marquée sur les évacuations alvines,
qui prennent promptement l'aspect des flux diar-

rhéiques ordinaires et ne sont pas supprimées trop promptement, comme il arrive lorsqu'on cherche à les arrêter par l'opium et les prépara- tions opiacées, qui ont en outre le grave inconvé- nient d'agir défavorablement sur le cerveau.

La période cyanique est marquée par les phé- nomènes les plus caractéristiques du choléra épidémique. Le ralentissement progressif de la circulation artérielle, sa suspension totale dans les artères éloignées du cœur bien long-temps avant la mort et sans que celle-ci en soit la con- séquence inévitable, la stase d'un sang noir, gluant, épais et sans fluidité dans le réseau ca- pillaire et dans le système veineux, qui donne à la peau une teinte bleuâtre plus ou moins foncée, sont les caractères de l'épidémie régnante qui étonnent le plus l'imagination et la confondent. On se demande quelle est cette puissance délé- tère, cet agent méphitique, atmosphérique ou autre, qui porte ainsi son influence meurtrière sur l'innervation en général et sur l'organe cen- tral de la circulation en particulier. Cet inconnu, comme le principe de tous les phénomènes phy- siques, échappe à nos moyens d'analyse. Il livre seulement à notre étude et à notre observation ses horribles résultats ; il nous laisse les compa- rer et les juger, avec la faculté néanmoins d'en tirer pour la pratique des inductions précieuses.

On a avancé que les pertes énormes de séro-

sité, qui avaient lieu par les vomissemens et surtout par les évacuations alvines, étaient une des
causes principales de l'épaississement du sang,
qui se trouvait ainsi privé de son principe de
fluidité. Sans méconnaître la puissance de cette
cause, je ne pense pas qu'on doive lui accorder une très - grande part dans la production
de la cyanose; car lors même que cette soustraction de la sérosité du sang expliquerait sa
coagulation dans les vaisseaux, elle ne rendrait
pas compte de son défaut d'oxigénation, de l'affaiblissement et de l'anéantissement de la faculté
contractile du cœur. Il faut chercher ailleurs la
source de ce grand phénomène morbide; il faut
remonter au principe même de l'épidémie, qui
agit mystérieusement sur l'innervation, et par
suite trouble, entrave et suspend quelques-unes
des fonctions organiques qui lui sont subordon-
nées. J'ai vu d'ailleurs plusieurs cas de choléra,
dans la récrudescence du mois de juillet surtout,
dans lesquels le ralentissement et la suspension
de la circulation artérielle et veineuse et la cyanose la plus complète avaient eu lieu, sans que
les malades eussent éprouvé aucune évacuation,
ni selles, ni vomissemens. Ils avaient succombé
à des douleurs atroces dans les membres, dans
le ventre, et dans tout l'appareil nerveux spinal
et ganglionnaire; et chez eux, comme chez ceux
qui avaient eu des évacuations excessives, le froid

glacial de la langue et des parties extérieures du corps, la suspension du pouls et la cyanose la plus prononcée s'étaient fait remarquer.

Quoi qu'il en soit de la cause première de cet étonnant phénomène, il importe de le combattre par des moyens énergiques, son apparition étant toujours un signe grave et d'un fâcheux présage. Lorsque la circulation se fait encore dans les artères et dans les veines, et dans le réseau vasculaire cutané, les émissions sanguines générales et locales sont encore indiquées et doivent être tentées, lors même que la circulation conserverait très-peu d'énergie ; la plupart des cholériques que j'ai vu guérir avaient été saignés au début des accidens phlegmorrhagiques, ou dans la période cyanique commençante. Mais si le sang ne coule plus par l'ouverture pratiquée à la veine, et par les morsures des sangsues, ou si, après une émission sanguine, le pouls ne se relève pas, et si, le mal faisant des progrès, la période asphyxique devient imminente, il convient d'administrer un vomitif pour rompre le spasme des muscles de l'appareil respiratoire, et chercher à ranimer, par une forte secousse, la circulation et la vie prêtes à s'éteindre. Ce moyen peut aussi modifier, comme je l'ai déjà dit, les sécrétions anormales de la muqueuse gastro-intestinale, qui, dans cette période comme dans la précédente, contribuent si puissamment à épuiser les forces du malade.

Il est enfin dans la convalescence quelques circonstances qui nécessitent l'emploi des vomitifs; ce sont celles où l'embarras gastrique persiste ou se manifeste et entretient les organes digestifs dans un état de langueur qui retarde les progrès de la convalescence, et lorsqu'il ne s'accompagne pas des symptômes inflammatoires de la réaction, il cède très-bien à quelques prises d'ipécacuanha ou à un ou deux grains de tartre stibié.

Voici quelques observations qui viennent à l'appui de ces diverses assertions ; quelques-unes sont prises dans les recueils périodiques de l'époque de l'épidémie ; ma pratique m'a fourni les autres.

M. le docteur Lesage, de Sèvres, près Paris, a fait un grand usage du tartre stibié dans le traitement du choléra, qui a sévi avec une grande intensité dans cette commune. Ses observations ont été insérées dans les n°ˢ 31, 42 et 52 du t. vi de la *Lancette française*, d'où je les extrais. « Si je puis démontrer au public, dit M. Lesage, ce que j'ai avancé sur l'emploi du tartre stibié et sur ses succès dans le choléra, si des faits heureux pris dans ma pratique viennent à l'appui de mes assertions et en démontrent la vérité, il doit peu importer sans doute que ce soit la lettre

du maréchal Maison , dans laquelle cet ambassa-
deur recommande l'usage des émétiques, comme
ayant le mieux réussi à Vienne dans cette maladie, ou bien que j'aie été déterminé par l'opinion du père de la médecine et des anciens médecins qui font la même recommandation, ou
bien encore par mon opinion particulière sur les
bons effets du tartre stibié en général; ce qui est
avéré et constant pour moi, c'est que depuis plus
de vingt ans, j'emploie avec le plus grand avantage ce remède dans une foule de cas dispa-
rates. » Partant de cette confiance dans le tartre
stibié, fondée sur le fréquent usage qu'il en a
fait pendant vingt années d'une pratique étendue, M. Lesage n'a point hésité d'en faire l'application au traitement du choléra. Voici les résultats qu'il en a obtenus et qui sont consignés dans
les numéros cités de la *Lancette*.

Aussitôt qu'il était appelé chez un malade
tourmenté par de violentes coliques, des douleurs dans les lombes, des crampes avec la rétraction des doigts, des mains et des pieds, une sueur
froide générale avec prostration absolue des forces, la face hippocratique, le ralentissement du
pouls et du cœur, une forte tendance à la congestion cérébrale, le froid des extrémités, de la face, la
lividité des membres, M. Lesage commençait par
faire réchauffer les membres en les enveloppant
de laine, et le corps avec un double rang de

bouteilles remplies d'eau bouillante, placées depuis les aisselles jusqu'aux pieds, ayant soin de les faire envelopper de linges ; il faisait frictionner sous les couvertures avec un liniment ammoniacal camphré, et administrait aussitôt à l'intérieur, chez les adultes, l'émétique à la dose de *deux grains dans un verre d'eau tiède*, souvent avec addition de *deux onces de sirop de roses pâles*, et le plus souvent *sans ce sirop*. Cette potion était prise en une seule dose. Lorsqu'il se proposait de remplir une indication pressante, souvent il prescrivait de prendre les deux grains dans un verre d'eau sucrée simplement et sans sirop, ou de partager ce verre en trois prises à prendre chacune à un quart-d'heure de distance. Il variait convenablement la dose chez les enfans selon l'âge et les forces des sujets.

L'effet de ce médicament a été le même chez tous. D'abord, il a fait cesser de suite les crampes, les douleurs de ventre et les autres mauvais symptômes, et aidé par une boisson abondante, soit le vomissement et les selles ensemble, soit l'un ou l'autre séparément, ont été facilités ; le résultat a été constamment suivi des succès les plus prononcés. Cette médication ranimait encore la circulation, la chaleur renaissait, le pouls reprenait de la vigueur et se développait ; en un mot, elle contribuait à établir ce qu'on nomme réaction. Cette première indication remplie, M. Lesage faisait continuer une boisson émétisée, à la dose d'un grain par pinte de boisson ; et enfin, il terminait la maladie, lorsque le dévoiement continuait, par l'usage d'une légère eau de riz. (*Lanc.*, n° 31, t. vɪ.)

Je rapporte ici en extrait quelques-unes des observations de ce praticien. Elles paraissent concluantes en faveur du tartre stibié dans le choléra.

5e *Obs.* — La femme Callot, âgée de trente-neuf ans, fut prise des symptômes les plus graves du choléra, à la suite de l'administration de vingt-quatre grains d'ipécacuanha ; savoir : froid glacial des extrémités, de la face et du corps en général, crampes avec rétraction des doigts, cyanose, yeux cernés d'un cercle noirâtre, urines supprimées, voix cholérique, selles et vomissemens d'une abondance effrayante, prostration générale, somnolence ; c'est dans ce moment que M. Lesage fut appelé. Malgré l'insuccès de l'ipécacuanha, il prescrivit : *tartre stibié, deux grains dans un verre d'eau tiède, en trois doses à prendre de quart-d'heure en quart-d'heure.* L'effet fut prompt ; au lieu d'augmenter les évacuations, il les modéra au contraire, la réaction s'établit, mais il y avait toujours une tendance prononcée à la somnolence ; *vésicatoires aux cuisses, continuation de l'émétique en lavage, un grain dans une pinte de lin* quide, à prendre un verre toutes les demi-heures, la somnolence augmente, mais avec la diminution de tous autres symptômes; *nouveaux vésicatoires aux jambes, toujours boisson émétisée.* Le troisième jour l'émétique est supprimé, les urines se rétablissent, et tous les symptômes cholériques disparaissent rapidement (1).

6e *Obs.* — Une demoiselle, âgée de vingt-quatre ans, sujette à des attaques de nerfs fréquentes, après un dévoiement de trois jours, fut prise, le 11 avril au soir, de vomissemens et de crampes avec des douleurs de ventre insupportables, de cyanose, de froid général, de suppression des urines, les yeux étant cernés par un cercle noirâtre, la voix éteinte, la figure décomposée, le pouls petit, profond, presque nul et la prostration extrême. *Cataplasmes sur le ventre, frictions aux extrémités, emploi des bouteilles, et de suite à l'intérieur tartre stibié, deux grains dans un verre d'eau tiède;* et ici, qu'on le remarque bien, *en une seule dose,* voulant obtenir un prompt résultat. A peine l'émétique est-il parvenu dans l'estomac, que tous les symptômes alarmans cessent; continuation de *la boisson*

______

(1) Si M. Lesage eût eu, dans la saignée, plus de confiance qu'il ne lui en accorde dans le cours de ses observations, elle eût bien certainement secondé, dans cette circonstance, les bons effets du tartre stibié.

émétisée trois jours de suite, et la guérison a été complète.

7e *Obs.* — Un petit garçon, âgé de neuf ans, cacochyme, et d'une mauvaise santé habituelle, fut pris, le 5 mai, d'un choléra violent, marqué par un état algide général, prononcé au bout du nez, aux pommettes et aux extrémités, prostation générale, crampes, coliques, cyanose, vomissemens et selles floconneuses, blanchâtres, sentiment de strangulation, urines supprimées. *Un grain d'émétique* est donné tout de suite en une dose, dans un verre d'eau; vomissemens abondans, et sortie de douze lombrics par le vomissement. A partir de ce moment, mieux sensible, cessation de tous les symptômes alarmans; cependant quelques vomissemens çà et là, toujours diarrhée; *continuation de l'émétique*, mais en lavage; sortie de nouveaux vers. Depuis ce moment jusqu'au 10, l'enfant n'a pas cessé d'aller mieux, et la guérison a été prompte.

M. Lesage a administré également le tartre stibié, avec un plein succès, à des enfans de deux ans et demi, et trois ans et demi, atteints violemment du choléra, à la dose d'un grain dans un verre d'eau, pris par cuillerée toutes les cinq minutes. Je crois inutile de reproduire les observations qu'il en rapporte, parce qu'elles sont comme celles que je viens de citer, fort incomplètes, et n'en diffèrent en rien sous le rapport de la symptômatologie.

Dans une lettre remarquable (*Transact. méd.*, tom. VIII, pag. 126), M. Gérard, médecin à Étain (Meuse), affirme avoir retiré de très-bons effets des émétiques dans le traitement du choléra. « J'ai traité, dit-il, plus de cent malades par les vomitifs ; je n'en ai perdu que quinze ; la plupart étaient des vieillards ou des personnes affaiblies par des maladies antérieures ; de plus, les conditions se sont trouvées les plus défavorables, car, en général, ces malades étaient des gens du peuple, qu'il fallait traiter à domicile, où les soins et le régime étaient fort négligés. »

Ce praticien, contagioniste décidé et anti-phlébotomiste, déterminé par l'aphorisme du père de la médecine, *vomitus vomitu curatur*, par la pratique des médecins du siècle dernier, qui s'étaient bien trouvés de l'émétique administré au début des fièvres *typhodes putrides*, et par la remarque qu'il avait faite que le pouls, qui avait faibli ou disparu à la suite des saignées un peu fortes, se relevait promptement pendant les efforts du vomissement qui ont souvent lieu à leur suite, a cru pouvoir se servir du vomissement pour exciter la sueur et contrarier le mouvement péristaltique des intestins. Il a employé tantôt l'ipécacuanha, tantôt le tartre stibié ; il les a souvent mêlés ; et s'il a préféré l'ipécacuanha, c'est à cause de la promptitude de son action, n'ayant pas observé de différence notable quant aux effets thérapeutiques.

Il a été tellement satisfait des bons effets de ce moyen, en comparaison des autres, qu'il l'a employé dans tous les cas qui se sont présentés, sans distinction d'âge, de sexe et de tempérament ; pensant que, puisque les malades étaient menacés des mêmes accidens, ils devaient se trouver dans des circonstances pareilles, et qu'il convenait de remédier chez tous au plus urgent, c'est-à-dire, de prévenir la cessation du pouls ou de ranimer le cœur, s'il avait cessé de battre. Il ne tarda pas à s'apercevoir qu'une seule dose d'ipécacuanha ne suffisait pas dans les cas très-graves, qu'il fallait quelquefois en donner une seconde et même une troisième, lorsque le pouls, qui s'était bien relevé, commençait à retomber. Il soutenait l'effet produit par l'ipécacuanha avec le sulfate de quinine, qu'il donnait en potion, uni à l'acide sulfurique. Il cessait ce genre de remèdes dès que la réaction lui paraissait bien assurée, et il combattait par les antiphlogistiques les inflammations qui pouvaient survenir. Il termine en déclarant que, quoiqu'il ait administré des vomitifs à tous ses malades, on ne doit pas en inférer qu'il considère ce moyen comme le seul bon et efficace ; il prétend seulement soutenir qu'il est excellent, tout en convenant qu'il en est d'autres qui tendent au même but.

Je bornerai là mes citations pour me livrer à l'examen de quelques-uns des faits que j'ai observés et que je rapporterai avec détail.

8ᵉ *Obs.* — M. Pamard, âgé de quarante-cinq ans, actif et irritable, ayant éprouvé depuis quelques jours de légers dérangemens dans les fonctions digestives, et des contrariétés assez vives, dans la nuit du 13 au 14 juillet, qui le firent se lever et se promener long-temps dans sa chambre, fut pris à six heures du matin, le 14, de vomissemens et de selles répétées de matières claires et tout-à-fait cholériques. Je le vis à neuf heures, et déjà la dépression des traits de la figure, le refroidissement de la peau et de la langue, l'altération de la voix, la gêne de la respiration et la petitesse du pouls, annonçaient une atteinte profonde portée sur les centres nerveux et circulatoire. Je prescrivis *vingt sangsues à l'anus, lavemens avec le diascordium, glace par fragmens roulés dans du sucre, sinapismes aux pieds.* A onze heures, aggravation des symptômes, et de plus cyanose prononcée, froid général, petitesse extrême du pouls, il est parfois imperceptible aux radiales. *Saignée* du bras; le sang noir, épais, gluant, coule avec la plus grande difficulté; ce n'est qu'après un quart-d'heure de patience que j'en obtiens six onces environ. A trois heures de l'après-midi, aucun amendement;

les accidens ont marché avec la même intensité;
le malade, couvert d'une sueur froide, ayant la
voix éteinte, dit qu'il étouffe et demande de
l'air; il est violet et froid, et tourmenté par une
soif inextinguible. Les vomissemens ont cessé
néanmoins depuis l'administration de la glace,
et les selles se sont ralenties. M. le docteur Gendrin est appelé en consultation. L'état du malade
nous paraît à peu près désespéré; et dans l'intention de provoquer une forte secousse qui ranime
la circulation, nous prescrivons l'ipécacuanha
par prises de cinq grains, de cinq en cinq minutes. Les quatre premières déterminent des
efforts considérables de vomissemens, les cinq
suivantes ne produisent aucun effet. Sur les dix
heures du soir, une amélioration sensible dans
l'état du malade se fait remarquer; le pouls est
un peu relevé, il est sensible aux poignets et très-
fréquent; le froid est moins glacial, la peau moins
ridée; la circulation veineuse paraît se rétablir.
Ce mieux se maintient pendant la nuit, et le lendemain M. Pamard paraît être hors d'affaire. La
réaction s'établit en effet avec lenteur et régularité, la maladie marche vers une terminaison
heureuse, qui n'est retardée que par le retour
momentané des vomissemens et de quelques
selles bilieuses, qui cèdent à l'application d'un
vésicatoire à l'épigastre et à une saignée du bras,
pratiquée le cinquième jour, pour remédier à de

l'oppression et au développement et à l'accéléra-
tion du pouls. Les urines, qui avaient été totalement supprimées, commencèrent à couler le
quatrième jour. La santé de M. Pamard s'est rétablie progressivement : elle était parfaite au bout
de quinze jours.

9ᵉ *Obs.* — Madame Tremet, âgée de soixante
et quelques années, avait donné des soins à une
dame de Saint-Denis, de ses amies, laquelle venait de succomber au choléra-morbus. Dans la
nuit qui suivit la mort de cette dame, madame
Tremet avait été prise de cette horrible maladie,
et s'était fait transporter le matin à Paris dans une
bonne voiture. Je la vis à onze heures; elle présentait tous les symptômes du choléra ; vomissemens, selles cholériques perpétuelles, yeux excavés, refroidissement des membres, teinte bleue
de la peau, crampes intolérables, langue blanche
et froide, soif ardente, petitesse extrême du pouls,
voix éteinte, inquiétude grave sur sa position
qu'elle connaissait parfaitement.

Je fais poser vingt sangsues à l'épigastre, et
vingt autres, deux heures après, autour de l'ombilic, où il existait de vives douleurs, et couvrir
tout le ventre de cataplasmes de farine de lin
très-chauds; les pieds sont enveloppés dans des
sinapismes, les jambes, dans des flanelles souvent réchauffées; des lavemens de pavot et d'a-

midon sont administrés; on donne la glace à l'intérieur.

A quatre heures de l'après-midi, le sang a coulé très-peu par les piqûres des sangsues; les symtômes graves persistent, la cyanose se prononce davantage; le pouls est imperceptible aux artères des bras; la respiration est suspirieuse; les progrès du mal sont rapides. Je prescris : *ipécacuanha, trente grains, à prendre en six doses, de dix en dix minutes, dans une cuillerée d'eau sucrée.* Après la troisième prise, les matières vomies sont bilieuses, et bientôt les selles diminuent et changent de nature. De séreuses et blanches qu'elles étaient, elles deviennent jaunes et prennent la consistance de la purée de pois; les forces se relèvent; le froid est moins vif et la circulation artérielle et veineuse reprend de l'activité. Trois vomissemens ont encore lieu après les trois dernières prises, et deux selles seulement dans le courant de la nuit. Le lendemain, au matin, tout cet appareil formidable de symptômes a en partie disparu; la cyanose s'efface, le pouls se relève, la voix se fait entendre, la réaction se prononce fortement et rend, deux jours plus tard, la saignée nécessaire pour combattre des douleurs abdominales très-vives et une force extrême du pouls. Ces accidens résistèrent néanmoins à la saignée et furent calmés très-promptement par l'application de la glace sur le tronc cœ-

liaque, dont les battemens incommodaient beaucoup la malade, et par quelques doses de sirop diacode dans de l'eau de laitue et de fleurs d'oranger.

10e *Obs.*— Le même jour où j'avais vu madame
Tremet, je fus appelé chez M. L...., âgé de
soixante-six ans, débilité par une pneumonie des
plus graves qu'il avait éprouvée l'hiver dernier,
et dont la résolution complète s'était fait attendre
plusieurs mois, et surtout par l'habitude de l'ivro-
gnerie, que ni sa longue maladie, ni les craintes
de l'épidémie, ni mes conseils réitérés n'avaient
pu corriger.

Il avait été pris du choléra dans la nuit du
19 juillet. Les symptômes étaient à peu près les
mêmes que chez la malade précédente ; le traitement fut semblable; seulement au lieu de poser
des sangsues, je pratiquai une saignée au bras,
de six onces. Vingt grains d'ipécacuanha furent
administrés en quatre doses; ils provoquèrent
deux vomissemens dans la nuit; les selles con-
tinuèrent avec la même abondance et la même
fluidité, malgré les lavemens opiacés, le diascordium et les révulsifs externes de toute espèce.
M. L.... mourut dans la matinée du 20, voyant
couler sa vie par les intestins, comme il le disait
lui-même. Ici l'ipécacuanha ne me parut exercer
aucune influence sur la nature des évacuations
et sur la marche de la maladie.

On me demandera pourquoi j'ai donné la préférence à l'ipécacuanha sur le tartre stibié, dans les trois observations que je viens de rapporter. Il me serait difficile, je l'avoue, d'en présenter de bonnes raisons, dans la persuasion où j'étais que les effets du tartre stibié seraient tout aussi salutaires que ceux produits par l'ipécacuanha. J'ai imité sur ce point la pratique des médecins nationaux et étrangers, qui ont généralement employé l'ipécacuanha de préférence à tout autre vomitif, et peut-être ai-je cédé aux idées théoriques que nous nous sommes faites sur la manière particulière d'agir de ce médicament dans les flux abdominaux. J'avais aussi quelque crainte d'encourir le blâme, si le résultat n'était pas heureux, pour avoir fait usage d'un remède réputé très-stimulant, dans le traitement d'une maladie que les médecins physiologistes et les opinions populaires nous représentent comme le type des maladies irritatives. On va voir que mes craintes étaient mal fondées, et que le tartre stibié peut être donné avec le plus grand avantage, même à dose élevée, avant l'époque de réaction. Il ne faut pour s'enhardir dans cette pratique, qu'être bien convaincu que le choléra-morbus asiatique n'est point une *gastro-entérite;* les succès obtenus par les émétiques en seraient une preuve certaine, s'il en était besoin pour mettre hors de doute une vérité proclamée par l'immense majorité des praticiens.

11*

Vainement invoquerait-on, à l'appui de l'opinion des médecins physiologistes, les bons effets produits par la saignée. Ce n'est pas en combattant une phlegmasie, qui n'existe pas encore dans les premiers temps de la maladie, qu'elle est utile; mais bien en donnant au sang une direction différente de celle qu'il affecte dans la période phlegmorrhagique; en activant la circulation veineuse, dans la période cyanique, et en prévenant ou détruisant les phlegmasies locales qui se développent à la suite des congestions si fréquentes et si faciles, dans la période de réaction.

Dans les deux premières périodes, la saignée veineuse m'a paru avoir un avantage incontestable sur la saignée artérielle, qu'à la vérité je n'ai pas pratiquée, mais qui l'a été par quelques médecins avec peu de succès; et sur la saignée capillaire par les sangsues, qui provoquent des émissions de sang encore artériel : elles affaiblissent les malades sans donner plus d'activité à la circulation veineuse, ce qu'il importe avant tout de faire. On doit, par ce motif, s'en abstenir dans la période algide et les réserver, dans les autres périodes, pour combattre les phlegmasies locales ou certaines douleurs nerveuses très-vives. C'est pour satisfaire à ces deux indications que je les ai employées quelquefois au début de la phlegmorrhagie et dans le cours de la période de réaction.

(165)

11ᵉ *Obs.* — M. Nortier, âgé de trente-huit ans, fortement constitué, ayant l'habitude de se purger et de se faire saigner à peu près tous les ans, pour remédier à des embarras gastriques et à la pléthore qui parfois le tourmentent, éprouvait depuis une quinzaine de jours, des douleurs à l'épigastre et autour de l'ombilic, des envies de vomir, des gargouillemens dans le ventre et de la diarrhée. Les selles étant devenues plus fréquentes, quelques vomissemens ayant eu lieu, M. Nortier se mit au lit le 28 juillet.

Le 29, il avait eu vingt selles au moins depuis la veille; les matières rendues étaient jaunes et de consistance de purée; mais elles commençaient à devenir plus liquides et d'une teinte plus claire; une légère altération se remarquait dans les traits de la figure, les yeux étaient excavés et cernés par un cercle noir, le pouls était serré et fréquent. *Saignée du bras de douze onces; eau de tilleul gommée, lavemens émolliens.* Sueurs copieuses dans la journée, et néanmoins continuation des évacuations et de la sensibilité de l'épigastre et de l'abdomen; quelques douleurs dans les jambes.

Le 30, le pouls a diminué de force et de fréquence. Les symptômes sont d'ailleurs les mêmes; la langue s'est recouverte d'un enduit muqueux, épais; il existe de la gêne dans la respiration, de l'anxiété, de l'agitation. Je prescris *trois grains de tartre stibié* à prendre en trois doses, dans trois verres d'eau tiède, et à vingt minutes de distance les uns des autres. Ils déterminent de nombreux vomissemens qui fatiguent beaucoup le malade, et lui font éprouver une défaillance dans la soirée. La figure conserve une expression cholérique; mais les douleurs des jambes, celles du ventre et la diarrhée sont à peu près calmées.

Le 31, les efforts du vomissement ont continué pendant toute la nuit, et ont provoqué la sortie d'une petite quantité de matières glaireuses por-racées, et malgré les fortes secousses qu'ils ont occasionées au malade, sa physionomie est meilleure; son pouls est plus développé, moins fréquent, il a perdu le caractère nerveux qu'il avait avant l'émétique; il n'y a pas eu de selles. *Limonade gommée froide, quelques morceaux de glace à l'intérieur; cataplasmes très-chauds de farine de lin sur le ventre, sinapismes aux pieds.*

Le premier août, la réaction fébrile se prononce fortement comme dans le choléra confirmé. *Trente sangsues à l'épigastre,* qui reste douloureux à la pression. Le sang coule des piqûres pendant toute la soirée sans que le malade soit affaibli.

Le 2, les vomissemens sont calmés; les selles n'ont pas reparu, la langue reste blanche et humide; la gêne pour respirer revient par intervalle; le pouls, large et fort, est à 92 : il se modère néanmoins après un bain prolongé, et la nouvelle saignée proposée pour le soir n'est pas pratiquée. Continuation du *petit-lait émulsionné* qui avait été donné la veille.

Le 3 et les jours suivans n'offrent rien de remarquable; les symptômes nerveux et les accidens gastro-intestinaux ont disparu sans retour; la santé de M. N. s'est rétablie promptement.

Cette observation nous offre un exemple de choléra à sa première période, à cette époque où la maladie se décèle par des symptômes généraux qui peuvent, à la vérité, appartenir à toute autre affection, mais aussi par quelques signes particuliers, suffisamment caractéristiques pour l'observateur attentif et exercé. Je ne doute pas que l'émétique n'ait eu le grand avantage de couper court à des accidens qui pouvaient d'un instant à l'autre prendre un caractère grave. Il a remédié promptement, dans tous les cas, à un état maladif qui s'est prolongé pendant des mois entiers chez une foule d'individus, soumis à l'influence de l'épidémie régnante.

12° *Obs.* — Madame Berger, âgée de soixante ans, d'un tempérament nerveux, d'une constitution faible, était tourmentée depuis une quinzaine de jours par une constipation opiniâtre, qui avait succédé à de la diarrhée. Dans la journée du 6 août, madame B. fut prise de dévoiement sans avoir fait aucune imprudence et sans avoir commis aucun écart de régime. Vers minuit, les selles devinrent très-fréquentes, et chaque fois elles étaient suivies de défaillance. Les matières excrétées étaient semblables à de l'eau de riz floconneuse, et les vomissemens, qui se renouvelaient de temps en temps, avaient le même aspect; à ces symptômes se joignaient : crampes très-fortes dans les jambes, chaleur et coloration en rouge de la peau, excepté au nez et aux orteils, qui commençaient à se refroidir et à pâlir; respiration suspirieuse, pouls régulier, faible et lent, langue humide, grise et froide; soif vive; sentiment d'ardeur dans l'estomac et gargouillemens dans le ventre.

Je prescris : *sinapismes aux pieds, solution stibiée de cinq grains dans quatre onces d'eau distillée, à prendre une cuillerée toutes les demi-heures, dans un demi-verre d'infusion tiède de fleurs de tilleul.*

Le 7, six heures du matin, les vomissemens ont été activés par la solution stibiée, dont six cuillerées seulement ont été prises. Plusieurs syncopes ont eu lieu pendant la nuit. Les selles ont été moins fréquentes, les dernières rendues ont une teinte bilieuse, comme les matières rejetées par le vomissement; les crampes se renouvellent après les vomissemens et se calment dans les intervalles; la langue et la peau du visage sont un peu froides ; la voix reste très-faible ; il n'y a point de cyanose et pas d'urine. Le tartre stibié, dont la malade a pris environ trois grains, est suspendu ; des *frictions opiacées* sont pratiquées sur les membres inférieurs, l'eau de tilleul chaude est continuée.

A dix heures, les crampes disparaissent sans retour, des vomissemens porracés et des selles bilieuses ont lieu de loin en loin dans la journée ; les selles cessent le soir ; une chaleur halitueuse s'établit, le teint se colore, la tête devient douloureuse, le pouls plus fréquent et plus développé, les battemens épigastriques sont très-forts ; les urines n'ont pas reparu. *Sinapismes aux pieds, lavemens émolliens, eau de chiendent nitrée pour boisson, saignée au bras de dix onces.*

Le 10 août, un seul vomissement, point de selles pendant la nuit, qui a été bonne ; amélioration notable dans l'état de la malade qui n'offre plus de danger, la réaction étant modérée et aucun viscère ne se trouvant menacé de congestion. Quinze sangsues sont néanmoins appliquées le soir à l'épigastre pour modérer les battemens du tronc cœliaque et dissiper une douleur assez vive qui persiste sur ce point. Le lendemain la malade se trouve bien et sa convalescence marche régulièrement.

C'est à l'époque de la réaction que les saignées ont été faites dans cette observation : c'est en effet dans cette période du choléra qu'elles sont le plus souvent utiles pour modérer le mouvement réactionnaire qui peut, par sa violence, compromettre l'existence du malade, ou devenir cause de phlegmasies locales graves et nombreuses. Les émétiques, dans cette période, seraient sans but utile, et pourraient au contraire aggraver la position des malades; il convient de s'en abstenir. Plus on réfléchit sur la marche de cette maladie et plus on reste frappé de son analogie avec celle des asphyxies méphitiques, contre lesquelles les saignées et les vomitifs sont employés avec tant d'avantage. C'est après avoir fait ces rapprochemens et après avoir éloigné toute idée de gastrite primitive dans le choléra, que je me suis décidé à administrer hardiment l'émétique dans diverses périodes de cette maladie, et je dois déclarer que je n'ai jamais eu à m'en repentir.

13e *Obs.* — M. Ouvrebeck, âgé de 18 ans, avait eu la petite-vérole trois mois auparavant, et de la diarrhée depuis quelques jours, lorsque, dans la nuit du 27 au 28 juillet, il fut pris du choléra. Je le vis à onze heures du matin. Il était en proie à des vomissemens continuels; il avait rendu plusieurs selles de matières cholériques, sans coliques; il éprouvait un sentiment d'ardeur dans l'estomac, une soif inextinguible et un désir immodéré des boissons froides. Sa langue était froide, ses membres étaient glacés et violacés, ses yeux noirs et excavés ; ses urines totalement suspendues ; des crampes très-fortes se faisaient sentir dans les jambes ; le pouls petit, faible et fréquent permettait néanmoins de tenter la saignée : elle fut pratiquée immédiatement et elle donna, avec beaucoup de difficulté, une palette d'un sang noir et épais; tous les moyens propres à donner de l'activité à la circulation veineuse de la peau furent mis en usage.

Trois heures plus tard, l'état du malde avait empiré, le pouls, qui avait paru se relever après la saignée, avait bientôt faibli de nouveau, la respiration était anxieuse, et la maladie paraissait toucher à la période d'asphyxie.

Malgré l'intensité des vomissemens, je prescrivis *quatre grains de tartre stibié dans quatre onces d'eau distillée, édulcorée avec une once de sirop de guimauve, à prendre une cuillerée toutes les demi-he res, dans un demi-verre d'infusion de fleurs de tilleul tiède.*

L'effet des premières cuillerées de la potion stibiée a été de donner aux vomissemens plus de force encore ; mais ils n'ont pas tardé à se ralentir, et aux dernières cuillerées, ils avaient presque cessé, de même que les selles. Cependant le malade se trouve mieux, sa voix a repris de la force, ses traits, plus d'expression, son pouls, plus de développement, sa respiration est moins suspirieuse ; la chaleur commence à se rétablir aux pieds ; les mains et la figure restent encore froides ; le ventre n'est point sensible à la pression.

A huit heures du soir on renouvelle la potion, à quatre grains pour la nuit, mais avec ordre de mettre une heure d'intervalle entre chaque cuillerée.

Le 29 au matin, la seconde potion, prise en entier, a déterminé sept ou huit vomissemens ; point de selles. Les matières vomies sont bilieuses et ont un goût amer prononcé. La chaleur est rétablie à la langue, aux joues, au front et aux pieds ; les mains sont encore froides ; la voix a repris presque toute son énergie ; le malade se trouve bien ; la cyanose a presque disparu, excepté aux mains où elle existe encore. Le pouls est à 100, développé, régulier ; le ventre légèrement sensible à la pression ; les urines ont coulé assez abondamment dans la nuit. *Cessation de l'émétique, tisane de tilleul chaude, cataplasmes sinapisés aux pieds.*

Le 30 juillet. Réaction fortement caractérisée ; chaleur des membres et de la figure, teint coloré et animé, pouls fréquent et fort ; quelques vomissemens porracés ; léger délire pendant la nuit. *Saignée du bras de quatre palettes, lavemens émolliens, tisane de gomme acidulée froide.*

Le 31 , quelques régurgitations de matières

verdâtres; diminution de la force et de la fréquence du pouls; oppression nulle, mieux-être
bien marqué; un bain calme un reste d'agitation
et procure du sommeil.

Le 2 et le 3 août, le malade demande des alimens, qui lui sont accordés, et dont il doit user
avec discrétion; les vomissemens ont cessé depuis deux jours, et des lavemens sont administrés pour remédier à la constipation. Il n'éprouve
aucune douleur dans le ventre; ses forces et sa
gaîté sont revenues; il reste levé toute la journée; sa convalescence est franche et sa guérison
prompte.

Le rétablissement rapide de ces deux malades
contraste avec la lenteur des convalescences observées, pendant toute la durée de l'épidémie,
chez la plupart des cholériques. Peut-on en faire
honneur au tartre stibié? Pour répondre affirmativement à une pareille question, il serait nécessaire d'avoir à citer un plus grand nombre de
faits. Les recueils périodiques ont donné des aperçus généraux sur l'emploi de l'émétique dans le
traitement du choléra. L'un d'eux, la *Gazette
médicale*, a signalé particulièrement les bons
effets que M. le baron Alibert en avait obtenus
dans son service à l'hôpital Saint-Louis; mais
sans rapporter des observations particulières,
qu'on puisse reproduire comme exemples à suivre ou comme autorités à consulter, ces faits,

quoique insuffisans pour résoudre la question de l'efficacité du tartre stibié dans le traitement du choléra, méritent cependant de fixer l'attention, à cause de l'amélioration prompte et décisive qui a suivi son emploi. Ils me paraissent très-propres à donner confiance aux praticiens en ce médicament, et à dissiper les craintes que les théories physiologiques auraient pu leur faire concevoir sur son action irritante, et à éloigner en même temps toute idée d'inflammation primitive de la muqueuse gastro-intestinale, comme constituant essentiellement la maladie. Le tartre stibié me paraît agir dans le choléra comme dans les asphyxies par les gaz méphitiques, avec lesquelles il a d'ailleurs des traits de ressemblance qui n'ont pas échappés aux bons observateurs (1).

Il est d'autres viscères qui concourent plus ou moins activement à l'exécution de la fonction

(1) Cet article sur le choléra ayant été rédigé depuis l'invasion en France de cette horrible maladie, n'a pu être soumis à l'examen de la Société de médecine de Toulouse, et obtenir sa part de la sanction que cette société savante a daigné donner au reste de l'ouvrage. L'auteur espère, qu'étant écrit dans le même esprit et d'après les mêmes principes qui lui ont valu les suffrages de ses honorables collègues, ils voudront bien l'honorer du même accueil qu'ils ont fait à l'ensemble de son travail.

digestive et au traitement de certaines maladies desquels le tartre stibié peut être appliqué avec avantage. Le foie se présente en première ligne, parmi ces organes accessoires de la digestion. Les maladies qu'il éprouve portent rapidement le trouble dans les fonctions de l'estomac et des intestins. Ces maladies doivent, sous ce rapport, être examinées immédiatement après celles de ces viscères, avec lesquelles elles ont d'ailleurs des connexions fort intimes.

Il faudrait faire l'histoire pathologique du foie toute entière, si on voulait indiquer toutes les maladies de cet organe, dans lesquelles le tartre stibié a été administré, par une foule d'auteurs, qui nous ont laissé à cet égard des observations plus nombreuses que judicieuses. Bianchi lui-même, malgré la célébrité de son *Historia hepatica*, 1745, et les efforts qu'il tente dans le chapitre *de occasione emetici in biliosis affectibus*, pour déterminer les cas et les époques où ce remède doit être administré, laisse cependant beaucoup à désirer, entraîné qu'il était par les théories galéniques les plus frivoles, substituées aux faits exacts et précis que l'on recherche.

La difficulté qu'on éprouve, dans un grand nombre de circonstances, à bien établir le diagnostic des maladies du foie, se fait également sentir dans la détermination du choix des moyens thérapeutiques qui leur conviennent. Celui qui est l'objet de ce travail a, plus que tout autre, exercé la sagacité des médecins, qui lui ont généralement accordé une confiance très-variable. Dominés la plupart par les idées de l'humorisme, ils se sont naturellement laissés aller à la prétendue nécessité d'évacuer la bile surabondante qui leur paraissait être cause de la maladie, tandis qu'on peut, à plus juste titre, dans le plus grand nombre des cas, considérer cette surabondance comme un résultat : ceux-là ont fait un grand usage des vomitifs. Ils montrent cependant, dans leur administration, une circonspection remarquable. Il ne leur a pas toujours échappé qu'à côté de l'avantage de favoriser des évacuations, que la nature provoque souvent elle-même, se trouvait quelquefois le grave inconvénient d'accroître l'irritation, l'inflammation des organes sécréteurs des matières évacuées; aussi voyons-nous l'illustre Morgagni s'elever contre l'administration des vomitifs et des purgatifs dans la colique hépatique. « Qui peut, dit-il, être alors assez convaincu que les voies biliaires sont assez relâchées, et qu'il ne manque plus qu'une douce secousse pour produire l'expulsion du calcul. Il est bien plus à craindre alors qu'on excite l'inflammation prête à survenir, si elle n'existe déjà ; car on sait qu'elle peut avoir lieu quoiqu'il y ait très-peu de douleurs. » M. Portal, qu'on n'accusera pas de sobriété dans l'emploi des moyens pharmaceutiques, conseille, dans plusieurs chapitres de son Traité des maladies du foie, l'usage du tartre stibié à doses vomitives, et à plus faibles doses dans l'eau légèrement émétisée; mais toujours avec la recommandation expresse de s'assurer si le malade n'est pas disposé à l'inflammation, ou si elle n'existe pas déjà. Il faudrait s'en abstenir, dans le premier cas, dans la crainte d'en hâter le développement, et on devrait, à plus forte raison, le rejeter dans le second, où les secousses violentes qu'il occasione à un organe aussi pesant et aussi compacte seraient singulièrement propres à augmenter l'intensité de son état inflammatoire.

On ne voit pas que le tartre stibié soit plus convenable dans la colique hépatique, dont le siége paraît être dans les canaux cystique ou cholédoque; ni dans le flux hépatique, connu vulgairement sous la dénomination de *débordement de bile*; la nature, dans ce cas, se suffisant à elle-même, ou réclamant le secours de boissons adoucissantes, plutôt que celui d'un moyen actif dont on a malheureusement souvent abusé en se fondant sur cet adage mensonger : *vomitus vomitu curatur.*

Si néanmoins on avait l'assurance que la bile fût arrêtée dans son cours par un spasme des conduits biliaires, ou par leur obstruction due à la présence de quelque concrétion biliaire, et que l'ictère qui en résulterait ne s'accompagnât ni de fièvre, ni de douleurs à la région épigastrique ou au foie, que la langue fût humide, molle et recouverte d'un enduit muqueux, on pourrait alors provoquer le vomissement par le tartre stibié, avec l'espoir fondé de hâter la terminaison des accidens, et peut-être de les faire cesser instantanément. Je dois le dire, cependant, j'ai rarement trouvé l'occasion de suivre cette pratique; et les auteurs la recommandent avec tant d'hésitation, elle peut avoir des résultats si fâcheux, si on n'en fait pas une juste application, qu'il me paraît préférable de s'en éloigner dans l'immense majorité des cas.

L'eau émétisée, administrée dans l'intention d'amener la résolution lente des engorgemens hépatiques ou de l'inflammation chronique du foie, ne me paraît pas devoir obtenir la préférence sur certaines eaux minérales qui, comme celles de Vichy, jouissent sous ce rapport d'une grande réputation.

MALADIES DES ORGANES DE LA RESPIRATION.

Le chapitre précédent, consacré à l'examen de l'action du tartre stibié sur les organes digestifs à l'état de maladie, était susceptible de beaucoup plus d'étendue, et se prêtait merveilleusement aux citations les plus nombreuses et à des discussions interminables. Il n'est pas d'écrivain en médecine qui ne parle de l'usage de l'émétique dans le traitement des maladies de l'appareil digestif; ce sel est la panacée de la plupart des praticiens des campagnes; des observations innombrables semblent déposer en sa faveur, et cependant, il faut le dire, l'observateur reste incertain au milieu de cette stérile abondance. Nous avons vu combien il était difficile de bien préciser les cas où il est vraiment utile, de distinguer ceux où sa puissance thérapeutique est douteuse, et enfin ceux où il est évidemment nuisible. Ce ne serait pas trop d'un gros volume pour établir, avec les détails nécessaires, ces distinctions importantes, et j'ai dû me renfermer dans les bornes étroites d'un simple chapitre. Dans celui-ci, je me propose d'examiner la question sous un point de vue nouveau et tout différent. Après avoir donné à la méthode de traitement de Rivière et de Stoll, dans les fluxions de poitrine, l'attention qu'elle mérite, j'aborderai l'emploi du tartre stibié à haute dose dans les maladies, en commençant par la pneumonie, et parcourant successivement les autres lésions des organes respiratoires, dans lesquelles il a été également administré. L'examen des maladies des autres appareils organiques fournira également de nombreuses occasions de consta-

12*

ter les effets de ce médicament. J'espère en m'y livrant pouvoir apporter, à l'appui des assertions des partisans de ce mode nouveau d'administration du tartre stibié, des faits qui ne seront pas dénués d'intérêt.

Il ne me paraît pas douteux, qu'en mettant cette question au concours, la Société de Médecine de Toulouse n'ait eu l'intention d'appeler l'attention des concurrens sur l'usage du tartre stibié à haute dose, sur lequel les esprits sont partagés, depuis une vingtaine d'années que les médecins d'Italie ont proclamé sa puissance. C'est sous ce rapport que le sujet est nouveau et qu'il peut offrir un vif intérêt.

Je dois, avant d'entrer dans le détail des observations qui me sont propres, faire connaître la théorie d'après laquelle les auteurs italiens Rasori, Tommasini et autres, se sont élevés à l'idée d'administrer le tartre stibié à des doses auxquelles personne avant eux ne se serait avisé de penser ; je passerai ensuite aux opinions de Laennec sur le même sujet, et j'examinerai enfin celles que M. Rayer a émises dans le nouveau *Dict. de médec. et de chirurg. pratiques*, à l'article *Antimoine*, dont j'ai déjà parlé. En rapportant textuellement ce que ces auteurs ont écrit sur ce sujet, je me livrerai sans doute à de nombreuses répétitions ; mais la haute importance qui s'y rattache me servira d'excuse.

Dès la plus haute antiquité, on remarque que les émétiques étaient employés dans le traitement de la pneumonie. Ils furent le remède principal de cette maladie lorsqu'elle régnait épidémiquement, s'accompagnant presque toujours alors d'une complication bilieuse. C'est dans les ouvrages de Baglivi, de Baillou, de Rivière, de Stoll, de Bordeu, qu'il faut chercher. la preuve des bons effets du tartre stibié à doses vomitives dans les pneumonies bilieuses. Serane, médecin de Montpellier, cité par Bordeu (*Recherches sur le tissu muqueux*), traitait, avec plus ou moins de succès, toutes les pneumonies avec l'émétique qu'il administrait tous les deux jours. Bordeu lui-même, et Antoine Bordeu, son père, guérissaient habituellement un grand nombre de pneumonies intenses, par des doses ordinaires d'émétique, données avant ou après une première saignée, et le premier remarque que plus d'une fois sa surprise fut grande de voir rendre par le vomissement beaucoup de matières vertes, glaireuses, et, à la suite de cela, le point de côté et le crachement de sang disparaître, et le malade guérir comme d'un rhume ordinaire.

Quel parti Stoll n'a-t-il pas tiré du tartre stibié, dans le traitement des pneumonies bilieuses qui régnèrent à Vienne pendant les années 1776 à 1780 ? Voici comme il rend compte lui-même (*Ratio medendi*, pag. 8) des effets de ce médicament : *Fermè omnibus paulo post vomitum oppressio pectoris insigniter imminuebatur : quibusdam etiam prorsùs evanuit; respiratio liberior et ablata vel plurimùm emendata ventriculi incommoda sunt. Nulli certè emeticum propinavimus (et propinavimus longè plurimis), qui non cum insigni levamine vomuisset. Non paucis, qui dolores auctos in hypochondrio alterutro ad attactum auctos querebantur, dato emetico curabantur, ut adeo non omnis dolor accutus ad attactum auctus pro inflammatorio haberi debeat.*

Dans un mémoire, adressé il y quelques années à l'Academie de médecine, par le docteur Hélis, de Rouen, ce médecin rapporte que, sur quarante-sept pneumonies qu'il a traitées par les vomitifs, il n'a perdu que cinq malades. Nous avons vu M. Dumangin, à l'hôpital de la Charité, traiter les pneumonies de la même manière, et sa pratique était tout aussi heureuse que celle de Corvisart, qui saignait beaucoup dans ces maladies. Enfin, M. Rayer, qui a expérimenté cette méthode, en a conclu que les vomitifs répétés constituent une méthode de traitement moins avantageuse dans ses résultats que celle dont la saignée fait la base; que la pratique de Rivière et de Stoll est surtout applicable au début des pneumonies, qu'employée à une période plus avancée, elle est plus dangereuse; que cette méthode, expérimentée sur des individus affectés de pneumonie droite et d'hépatite, ne lui a pas paru plus favorable dans cette condition que dans les autres ; qu'elle fatigue les malades par les secousses que les vomissemens leur impriment et les évacuations répétées qu'elle excite ; que si elle était proposée aujourd'hui pour la première fois, par un médecin, et qu'il n'apportât à son appui que des expériences analogues à celles que Rivière et Stoll ont consignées dans leurs ouvrages, il est fort douteux qu'on lui prodiguât les éloges qu'on lui a donnés dans ces derniers temps.

Je pense, avec M. Rayer, que le tartre stibié, employé à petites doses ou doses vomitives, ne saurait constituer une méthode exclusive de traitement de la pneumonie dans les temps ordinaires ; que la saignée est un moyen en général plus efficace, et dont on ne devrait pas se dispenser dans la plupart des cas ; mais que les faits, recueillis par les grands praticiens que j'ai cités plus haut, n'en restent pas moins comme des monumens propres à éclairer la marche de leurs successeurs, s'ils se trouvaient dans les mêmes circonstances atmosphériques qui, en donnant aux inflammations un caractère particulier, rendaient les évacuations sanguines impuissantes et souvent nuisibles, et assuraient le triomphe des émétiques et des purgatifs. Ainsi, sur ce point de la question, point de théorie exclusive; faisons vomir au début des pneumonies, lorsqu'en même temps existeront les symptômes de l'embarras gastrique ou intestinal, et nous obtiendrons par là des succès prompts et décisifs; donnons au contraire la préférence à la saignée, si nous avons affaire à des pneumonies franchement inflammatoires. C'est à la sagacité du médecin qu'il appartient de faire un choix entre telle ou telle méthode de traitement, entre tel ou tel moyen thérapeutique, selon les lieux, les temps et les circonstances.

On voit que l'emploi du tartre stibié dans le traitement de la pneumonie, remonte fort haut. Les médecins du siècle dernier en ont fait surtout un fréquent usage, de même que ceux de nos jours, lorsqu'ils ont cru voir une complication bilieuse, gastrique, ou quelqu'autre indication particulière, se joindre à l'inflammation du poumon. Mais ils n'avaient pas pensé à en faire le remède unique de la pneumonie, à traiter cette maladie par le tartre stibié, seul donné pendant tout son cours à des doses plus ou moins considérables, quelquefois énormes : il fallait, pour en arriver là, y être conduit par le prestige d'une théorie nouvelle, qui a pris naissance en Italie, et dont Tommasini, Rasori et quelques autres médecins célèbres de ce pays sont les auteurs

ou les propagateurs. C'est sur la doctrine du sti-
mulisme et du contre-stimulisme, professée par
ces médecins, qu'est fondée l'administration du
tartre stibié à haute dose; et comme cette doctrine n'admet que deux modes d'altérations morbides, toujours identiques dans leur essence, ne
différant que par le plus ou le moins d'intensité,
et qu'elle reconnaît dans les médicamens, et dans
le tartre stibié particulièrement, des propriétés
antipathiques à cet état morbide, elle n'a plus eu
que ce problème à résoudre : une stimulation
morbide étant donnée, trouver les moyens de
lui opposer une contre-stimulation suffisante
pour la dominer et par suite l'anéantir. Le tartre
stibié est un de ces puissans moyens; c'est à son
action énergique que la solution du problème
est confiée, c'est par elle qu'il a été résolu.

Le tartre stibié jouant un si grand rôle dans
la thérapeutique italienne, je ne peux me dispenser de donner un aperçu de la doctrine sur
laquelle est fondé son usage.

Cette nouvelle doctrine, fondée par Tommasini, Rasori et Rubini, reconnaît trois *diathèses*,
qui sont : 1° celle du *stimulus*; 2° celle du *contre-
stimulus*; 3° et enfin celle de l'*irritation*. Cette
dernière comprend les affections qui ne sont ni
par excès, ni par défaut de stimulus. D'où l'on
voit que le mot *irritation* n'a pas, en Italie, la
même acception qu'en France; tandis que les

mots *maladie par excès de stimulus*, en Italie, et *irritation*, en France, signifient absolument la même chose.

Cette doctrine reconnaît deux classes de maladies diathésiques, 1° celles qui sont par excès, et celles qui sont par défaut de stimulus ; 2° deux classes d'agens opposés, qui sont les stimulans et les contre-stimulans ; 3° elle place, dans la faculté qu'ont les organes malades de supporter les agens opposés, le caractère principal et la mesure de l'une et de l'autre diathèse ; 4° elle regarde l'inflammation comme étant toujours identique et toujours hypersténique : elle ne reconnaît point d'inflammations passives.

L'inventeur de la doctrine du *contre-stimulus*, Rasori, va *nous faire connaître*, dans son Mémoire sur *l'emploi de l'émétique à haute dose dans le traitement de la péripneumonie inflammatoire*, inséré par M. Bayle, dans le tome premier de sa *Bibliothèque thérapeutique*, ce qu'il nous importe de savoir sur les idées théorique qui l'ont conduit à ce mode d'administration du tartre stibié. Je vais le laisser développer lui-même ses opinions sur ce point de médecine théorique et pratique, tout en demandant grâce pour la longueur de la citation, en faveur de son indispensable nécessité pour l'éclaircissement de la question.

« L'emploi du tartre stibié, dans les péripneu-

monies inflammatoires, n'est pas nouveau, dit
Rasori; ce remède est même communément en
usage dans celles où les médecins croient voir
une complication bilieuse, gastrique ou bien
quelqu'autre indication particulière. Mais ce qui
est nouveau, et même contraire aux diverses
opinions anciennes et actuelles, c'est : 1° de traiter la péripneumonie, depuis qu'elle commence
jusqu'à ce qu'elle finit, par le tartre émétique;
2° de faire de ce médicament le principal et
quelquefois même le seul moyen curatif de cette
maladie; 3° de diminuer, par son seul usage, le
nombre des saignées, et de pouvoir même quelquefois se dispenser d'en faire; 4° de faire prendre ce médicament à des doses auxquelles jamais
les praticiens les plus courageux n'ont pensé
d'arriver, portant la quantité jusqu'à un scrupule, une drachme, et même plusieurs, dans
vingt-quatre heures; 5° d'en employer assez souvent plusieurs onces pendant le cours de la maladie; 6° et enfin, de pouvoir dire avec assurance que ces fortes doses d'émétique ne produisent ni le vomissement, ni des évacuations
alvines abondantes, et que les sueurs ont lieu
seulement dans les mêmes circonstances que par
les méthodes de traitement généralement adop-
tées. »

Après avoir affirmé que toutes les précautions

sont prises pour que l'émétique qu'il emploie soit exactement préparé et administré, et pour donner à ses observations toute l'authenticité désirable, l'ancien professeur de clinique de Milan continue : « J'observerai d'abord, 1° que l'aptitude de l'organisme vivant à supporter des doses extraordinaires de tartre stibié, sans produire le vomissement ni aucun autre symptôme d'action forte sur le tube intestinal, n'appartient qu'à son état morbide, se borne à lui seul, et ne dure pas plus long-temps que lui. Cela est si vrai, qu'aussitôt que l'état morbide a cessé, c'est-à-dire lorsque le corps est à l'état sain, le phénomène merveilleux, que j'ai appelé *aptitude*, cesse, et alors l'émétique qui, avant, semblait sans action, non-seulement ne peut être administré impunément à doses fortes, mais pas même à la plus petite quantité ordinaire, sans produire les effets qu'on lui attribue vulgairement. Cette circonstance, très-importante, et qui ne manque jamais de se vérifier, détruit seule les doutes qu'on voulait élever sur la mauvaise préparation de l'émétique;

2° « L'état morbide général, que je désigne par le mot *diathèse*, est celui qui, dans tous les cas, constitue l'aptitude du corps vivant à supporter impunément, ou pour mieux dire, utilement, comme je le démontrerai dans peu, les diverses doses d'émétique. La force de la diathèse non-

seulement varie dans les diverses péripneumonies, mais aussi aux différentes époques de cette
maladie. La péripneumonie, comme toutes les
maladies graves, a son accroissement et son apo-
gée ; elle diminue ensuite progressivement, si elle
doit avoir une terminaison heureuse. L'aptitude
du malade à supporter des doses d'émétique, plus
ou moins fortes, suit les mêmes variations, c'est-
à-dire qu'elle est moindre au début de la maladie, qu'elle augmente jusqu'à ce qu'elle soit arrivée à son plus haut degré, et qu'elle diminue
progressivement avec elle. Il faut donc que les
doses d'émétique soient en rapport avec ces variations ; mais, si elles dépassent l'aptitude du
corps à les supporter, quand ce serait même au
plus haut degré de la maladie, on verra sûrement paraître la répugnance à avaler un remède,
qu'avant on prenait avec facilité, ou se déclarer
des nausées et même le vomissement. En d'autres
mots, on reconnaîtra, à des signes évidens, ce
qu'on peut appeler action excessive du remède.
Mon usage est de commencer par des doses plus
ou moins faibles, selon que la maladie étant plus
ou moins récente et les symptômes plus ou moins
violens, je puis conjecturer *à priori* le degré de sa
gravité actuelle. D'ailleurs, communément les premières doses sont bien plus fortes que celles qu'on
administre dans la pratique ordinaire avec l'inten-

tion de faire vomir. Il est rare que je commence par moins de douze grains, à prendre dans la journée; je fais répéter cette dose pour la nuit. Lorsque je vois que la péripneumonie a déjà fait des progrès, j'en fais prendre d'abord un scrupule et même une demi-drachme, et ensuite je vais en augmentant tous les jours jusqu'à une drachme et quelquefois plusieurs, selon l'état morbide;

3° « Il arrive parfois que, l'action des premiè-res doses d'émétique surpassant l'état actuel de la diathèse, le vomissement a lieu; mais ce sont des exceptions à la règle générale, parce que, si la maladie parcourt sa période d'accroissement, on observe que les premières doses plusieurs fois répétées et même augmentées ne produisent plus cet effet. Les cas rares dans lesquels la diathèse est faible et n'a pas de la tendance à augmenter, comparés à ceux qui leur sont opposés, servent même très-bien à confirmer ce que j'avance;

4° « Il peut également arriver que les symptômes de la maladie s'affaiblissent sensiblement, c'est-à-dire que la douleur vive de la poitrine disparaisse, que la respiration devienne plus libre, que la toux et la fièvre diminuent, sans que pour cela la diathèse ait perdu de son intensité, ce qu'on reconnaît par les doses fortes d'émétique que supporte le malade. Dans ce cas, si

l'observateur impatient et inexpert en déduit que
ces mêmes quantités d'émétique ne sont plus nécessaires, et qu'il faut les diminuer ou n'en plus
faire prendre, il prive trop tôt le malade d'un remède utile, et se met dans l'impossibilité de vérifier, dans toute son étendue, un fait important ; il
n'en peut alors tirer que des conséquences erro-
nées. Mais si, au contraire, il ne se borne pas à
voir diminuer les symptômes de la maladie, et
qu'il attende patiemment ceux que produit le
remède en excès, le moment viendra qu'ils paraîtront, et alors il diminuera les doses, pour
les mettre en harmonie avec l'état morbide, véritable mesure de la diathèse. Je ne fais ici qu'indiquer à peine ce fait, qui est de la plus grande
importance dans le traitement des maladies, me
réservant d'en parler plus amplement dans l'exposition de ma théorie, dont je n'entends présenter maintenant que quelques faits principaux,
et les corollaires les plus immédiats que j'en ai
déduits ;

5º « La diathèse peut diminuer, quoiqu'un certain nombre de symptômes graves se soutienne,
ou qu'un d'eux devienne plus dangereux, ou
même qu'il en paraisse de nouveaux. Par exemple, la respiration peut devenir plus courte et
plus laborieuse ; il peut paraître des signes qui
indiquent l'affection de la tête, tels que le délire

ou la somnolence ; et si , dans cet état, il se déclare des indices évidens de diminution d'aptitude à supporter les doses fortes d'émétique,
alors il y a lieu de croire qu'il se forme des altérations plus ou moins graves dans les parties affectées particulièrement, altérations que je crois
au-dessus du pouvoir de l'art. Dans les cas de mort,
l'observation cadavérique le confirme, comme
je le démontrerai dans peu, en faisant connaître
les diverses altérations que l'on rencontre. »

Rapportant tout à la diathèse, qu'il considère
comme une loi immuable de l'économie, Rasori
ne reconnaît point l'empire de l'habitude sur
l'aptitude des organes à supporter des doses
énormes d'émétique. Cette faculté appartient
tout entière à la diathèse; elle s'étend ou diminue avec elle; elle cesse d'exister lorsque la diathèse est détruite, lorsque l'état sain a remplacé
l'état normal.

Deux observations, prises parmi celles que cet
auteur a consignées dans son Mémoire, feront
connaître sa méthode de traitement et ses principaux résultats. Elles montreront de plus jusqu'où une imagination, préoccupée par une idée
théorique préconçue, peut se laisser entraîner,
et en même temps la force de résistance que
l'organisme est capable de développer dans certaines circonstances de l'état morbide.

14ᵉ *Observ.* Première de Rasori. — *Pneumonie guérie par l'émétique, sans saignée.*

« Une femme de trente ans fut portée à la clinique de Rasori, le troisième jour de sa maladie, offrant les symptômes suivans : douleur au côté droit, pouls vibrant et fréquent, respiration pénible, petite toux sèche, céphalalgie. La maladie avait commencé par un frisson, auquel avait succédé la douleur de poitrine. C'était la première fois que cette femme était atteinte de péripneumonie ; elle n'avait pris aucun remède. Le troisième jour (c'était à la visite du soir), je prescrivis *vingt-quatre grains de tartre stibié* dans deux livres de décoction d'orge, qui est la quantité de liquide et la boisson que j'emploie communément dans ecs cas. Le quatrième jour, cette dose d'émétique, prise dans à peu près douze heures de temps, n'avait fait vomir cette femme qu'une fois ; il n'y avait eu non plus qu'une selle ; la fièvre et les symptômes de la péripneumonie avaient diminué. Je fis répéter la susdite dose d'émétique le matin et le soir. Le cinquième jour, il n'y eut ni vomissement ni selle ; le soir les symptômes de la maladie avaient augmenté, surtout la toux et la douleur : *un scrupule de tartre stibié le matin, demi-drachme le soir.* Du sixième au septième jour, *demi-drachme* de ce remède matin et soir. Amélioration très-sensible. La malade ne sent la douleur que lorsqu'elle respire très-

13

fortement. Point de vomissement ; une selle le sixième jour, et cinq le septième. Les huitième, neuvième et dixième jours, le bon état de la malade continue. Une ou deux selles par jour; point de vomissement. La dose de tartre émétique a été diminuée à deux scrupules par jour. Le onzième jour, vomissement sans effort en prenant le remède. Tous les symptômes ont disparu. Apyrexie parfaite. Le tartre émétique a été réduit à douze grains par jour, qui n'ont pas pu être supportés. Cette femme quitta l'hôpital deux jours après étant parfaitement rétablie. »

« La péripneumonie que je viens de décrire paraît légère par les symptômes simples qui l'ont caractérisée ; cependant, si je n'avais pas mis en usage la force contre-stimulante, j'aurais été obligé de faire faire au moins une saignée à la malade, et peut-être même deux. Dans la pratique ordinaire, on aurait aussi employé l'évacuation sanguine. Les premiers vingt-quatre grains de tartre stibié, pris dans peu d'heures, n'ayant produit le vomissement qu'une fois, comme la maladie était dans son accroissement, je pensai que la diathèse était plus forte que ne l'annonçaient les symptômes, ce qui me décida le lendemain à répéter la même dose matin et soir. La tendance de la diathèse à augmenter se montra plus clairement le cinquième jour ; aussi a-t-on vu que je portai la dose du tartre émétique à une

drachme par jour. Dans la suite, l'aptitude morbide à supporter ce remède diminua avec la diathèse. Si les médecins, qui ne connaissent pas
la manière de calculer la force de la diathèse,
ainsi que les effets des grandes doses de tartre
stibié, ou bien qui croiraient ce remède mal préparé, m'objectaient que la guérison doit être
attribuée au peu de force de la maladie, n'y ayant
pas eu de crachement de sang, je les invite à
comparer ce cas avec le suivant, qui se présenta
deux mois après dans ma clinique, et qui fut
aussi traité seulement par le tartre émétique. »

Cette seconde observation, dont parle Rasori,
présente, d'une manière bien plus tranchée, les
symptômes de la pneumonie. Il est fâcheux que
l'auteur n'ait point fait usage de la percussion et
de l'auscultation, qui lui auraient permis de constater bien positivement l'état pathologique du
poumon et qui auraient dissipé tous les doutes
qui peuvent s'élever sur l'inflammation de son
parenchyme, dans l'observation que je viens de
rapporter. La suivante est bien plus décisive. La
nature de la maladie y est parfaitement démontrée, et la hardiesse du médecin y paraît portée
jusqu'à la témérité.

15ᵉ *Obs.* Sixième de Rasori. — « Un jeune
homme de vingt ans entra à la clinique le
deuxième jour d'une péripneumonie, qui se
manifesta, dès l'origine, avec violence; la dou-

leur s'étendait à divers points de la poitrine,
la fièvre était forte, etc. Du deuxième au sixième
jour, onze saignées, deux par jour. Le sang fut
toujours couenneux ; le tartre émétique employé
d'abord à un scrupule, fut porté jusqu'à une
drachme par jour, sans produire le vomissement;
les selles n'avaient lieu quelquefois qu'au bout
de deux jours. Du septième au douzième jour, le
tartre stibié fut porté à quatre scrupules par jour;
il fut fait encore trois saignées, une par jour. Du
septième au dixième jour, point de vomissement;
très-peu de selles; crachats élaborés. Amélioration dans tous les symptômes. Du treize au dix-
sept, une drachme de tartre stibié par jour. Le
dix-septième jour seulement, le vomissement eut
lieu; l'amélioration continua. Du dix-huitième
au vingt-unième jour, la fièvre cessa , la respiration devint naturelle, le tartre stibié fut diminué
et porté seulement à un scrupule par jour. Le
vomissement parut plusieurs fois ; le malade rapportait qu'il éprouvait beaucoup de répugnance
à prendre ce remède. Du vingt-deuxième au
vingt-cinquième, la dose du tartre émétique fut
réduite à douze grains; il n'y eut plus de vomissement ni même de nausées; les selles furent
comme dans l'état de santé. Le vingt-sixième
jour, le remède fut porté à un scrupule; le
malade vomit plusieurs fois et eut plusieurs
selles. Du vingt-septième au trente-septième

jour, il fut administré tous les jours un demi-scrupule d'émétique en vingt-quatre heures. Dans les derniers jours, le malade vomit et éprouva des nausées toutes les fois qu'il prenait la moindre quantité de sa boisson émétisée; il avait beaucoup d'appétit; se sentant bien, il restait levé tout le jour et se promenait. Du trente-huitième au quarante-deuxième, le remède fut entièrement supprimé. Le jeune homme partit parfaitement rétabli. Il avait pris, dans tout le cours de la maladie, à peu près trois onces de tartre émétique. »

« Si dans cette péripneumonie je n'avais pas employé les évacuations sanguines, à quelle dose de tartre émétique n'aurais-je pas dû recourir pour équivaloir à la soustraction de seize livres de sang, au moins, que fournirent les quatorze saignées; et, ainsi que le prouvent les observations précédentes sur l'action de l'émétique pour épargner le sang, combien d'autres saignées j'aurais été obligé de faire faire, pour combattre avec assez d'activité une si forte diathèse, si j'avais négligé l'usage du tartre stibié! La maladie fut très-grave et de longue durée, quoique pourtant moins longue que celles de ce caractère qui ne sont traitées que par la saignée; et comme le malade continua à montrer de l'aptitude morbide à supporter le tartre stibié, après que les symptômes de la péripneumonie eurent disparu, j'en augmentai la dose le vingt-sixième jour, afin de détruire le doute que ce malade avait pu s'accoutumer au remède; ses effets ne tardèrent pas à prouver, comme on l'a vu, que l'habitude n'y entrait pour rien. On voit clairement, dans cette observation, ce que j'ai dit dans le temps, que la diathèse dure souvent plus que la maladie. On doit donc apprécier l'utilité d'une méthode de traitement qui découvre un état de maladie qu'on peut autrement apercevoir difficilement, et qui, assurant la guérison, fait éviter des rechutes ou des convalescences difficiles et même d'autres inconvéniens. On a vu aussi que, dans les derniers jours, l'extinction totale de la diathèse se montra par l'impossibilité du malade à supporter la moindre dose d'émétique. Ce sujet m'a fourni en outre un fait, que je me bornerai maintenant à citer : lorsqu'il prenait les plus fortes doses d'émétique, lorsqu'elles ne produisaient ni le vomissement ni la diarrhée, je fis faire l'analyse chimique de son urine, qu'il rendait en abondance, pour m'assurer si l'antimoine s'y trouvait sous quelque forme. On ne put y en reconnaître un atôme, ce qui me convainquit que le tartre émétique n'a pas la propriété, comme le nitre, de passer par la vessie. » (Rasori, *delle peripneumonie inflammatorie è del curarle principalmente col tartaro stibiato.* Mém. trad. par M. F.-J. Fontaneilles, arch., t. iv, pag. 300 et 415.)

A la lecture de ces observations et de toutes celles du professeur de Milan, que je m'abstiens de citer, et qui sont tout-à-fait incomplètes sous le rapport descriptif. On ne peut se préserver d'un sentiment pénible, que fait naître l'opiniâtreté d'un homme de mérite à vouloir ployer forcément à son système les faits qui s'y refusent. Il combat à outrance une prétendue diathèse par des moyens d'une énergie telle, qu'on ne sait ce dont on doit le plus s'étonner, ce qu'on doit le plus admirer, des ressources infinies de la nature pour résister à de si violentes attaques, ou de la persévérance du médecin à les livrer avec l'assurance d'un inspiré, et sans concevoir d'inquiétude pour l'organisme, dont il fait son champ de bataille. Il ne voit d'autres bornes à l'augmentation progressive des doses du remède, que la cessation de la *tolérance*, mot qui désigne l'aptitude des organes à les supporter. Alors seulement la diathèse est vaincue, et l'on peut diminuer les doses, sans toutefois les supprimer tout à coup, ce qui exposerait à voir la diathèse se reproduire avec de nouvelles forces.

Quelques propositions de Tommasini compléteront ce tableau de la doctrine italienne.

« Un contre-stimulant est un agent ou une puissance qui produit sur l'organisme des modifications opposées à celles qui résultent de l'action du stimulus.

« Le nitre, les acides, le tartre stibié ne produisent jamais ni chaleur, ni sentiment de force sur
un corps sain, avant de le jeter dans la faiblesse.
Les phénomènes d'abattement sont l'effet primitif et immédiat de leur application.

« Le dégoût, la nausée, le vomissement produisent toujours de la langueur, une diminution
d'action, quand ils n'en sont pas l'effet. Dans le
cours d'une maladie hypersthénique, on voit les
symptômes perdre beaucoup de leur intensité
au moment où le malade éprouve des nausées
ou des vomissemens ; en général, ce mieux se
continue plus ou moins ; il est tout-à-fait indé-
pendant de l'évacuation des matières contenues
dans l'estomac et dans les intestins.

« Quand il y a excès de contre-stimulation, le
malade peut supporter des doses de stimulant
qui le tueraient s'il se portait bien, exemple l'é-
métique ; quelques grains incommodent, empoi-
sonnent même l'homme qui se porte bien, lequel
en supportera des doses énormes, sans accidens,
s'il est pris d'une pneumonie.

« Le tartre stibié administré à hautes doses produit quelquefois des vomissemens dès le commencement ; mais l'estomac s'y accoutume peu
à peu. Quand il s'agit d'une maladie qui s'accroît
progressivement, la répétition de la même dose
et même des doses de plus en plus fortes ne fait

plus vómir. Si au contraire la maladie est légère, ou n'a que peu de tendance à augmenter d'intensité, alors le vomissement dépendait de ce que la dose dépasse le besoin, par suite la capacité de l'organisme; et cela prouve comparativement le rapport de la dose avec la quantité de la diathèse ou l'intensité de la maladie. La tolérance pour les médicamens est la meilleure mesure de la diathèse.

« On a dit que le tartre stibié guérissait par révulsion ou dérivation. D'abord, il guérit lors même qu'il est appliqué sur les parties malades : ainsi on peut traiter des gastrites avec le tartre stibié, et ici Tommasini demande si la révulsion d'une inflammation est possible, si elle est bien constatée. Quel avantage y aurait-il à transporter la phlegmasie du poumon, par exemple, sur le tube gastro-intestinal ? il y aurait ainsi deux organes phlogosés au lieu d'un; et la gastro-entérite, au lieu de faire cesser la pneumonie, devrait au contraire l'exaspérer. Comment un stimulant porté sur un organe aussi voisin du poumon que l'estomac, et au plus fort de la fièvre, n'augmenterait-il pas le feu au lieu de l'éteindre, ou, si l'on veut, de l'arracher de sa place ? Loin de là, on voit les symptômes s'amender promptement, la langue même se nettoyer et devenir humide. Dira-t-on qu'il se forme une irritation d'une espèce particulière, une irrita-

tion *sécrétoire*, et que l'excitation diminue par
suite des évacuations? Mais l'émétique guérit
sans produire d'évacuations; on en mesure la
dose à l'intensité de l'inflammation; on la diminue aussitôt qu'il y a vomissemens ou évacuations
alvines.

« Plus le corps vivant est affaibli et plus les émétiques produisent de nausées, de trouble, d'a-
battement, d'évacuations. Ces effets sont d'autant
moindres que le corps est plus robuste, ou dans
un état d'hypersthénie plus intense. S'ils étaient
stimulans, le contraire devrait avoir lieu. De plus,
les émétiques, les purgatifs ne peuvent, à aucune dose, réchauffer, fortifier l'estomac vide
d'un homme sain, comme ferait l'opium ou le
vin (Tommasini).

« On ne peut non plus expliquer les bons effets
du tartre stibié dans les inflammations, en lui
supposant la propriété de contre-irriter ou de
détruire au moyen d'une nouvelle irritation,
l'état irritatif ou la *perversion* d'actions produite
par la maladie. Car au moyen du tartre stibié
on guérit non-seulement les maladies qu'on peut
soupçonner de provenance *irritative*, ou constituant un état d'irritation, mais on guérit aussi
des maladies inflammatoires simples et manifestes, produites par des agens stimulans com-
muns, comme le soleil, le vin, les liqueurs,

l'exercice immodéré ; des maladies telles que l'angine, l'érysipèle, la pneumonie ; des maladies, en un mot, qu'on peut, sans contre-irriter, vaincre également par la saignée et le froid (Tommasini).

« Dans les maladies phlogistiques du bas-ventre, des viscères qui y sont contenus et du péritoine, Tommasini recommande les émétiques doués d'une action sûre, tels que le tartre stibié et l'ipécacuanha, donnés dans la vue de provoquer le vomissement pendant l'usage quotidien des autres remèdes nommés résolutifs et qu'il prend généralement dans la classe des purgatifs actifs ; il conseille d'administrer, chaque trois ou quatre jours, de faibles doses de tartre stibié en solution, afin de procurer à l'économie une secousse salutaire de contre-stimulation. »

La doctrine italienne, qui au fond n'est que celle de Brown modifiée, paraît avoir trouvé peu de partisans en France. Il n'en est pas de même du tartre stibié, qu'elle a singulièrement accrédité. L'usage de ce médicament n'a pas été controversé, comme il le fut à d'autres époques de son histoire, et sans doute il faut en remercier cette grande diffusion des lumières et cet esprit philosophique qui, en éclairant la marche des sciences, ont dégagé leur étude des entraves que des théories vaines ou absolues lui opposaient. L'observation des faits en a acquis d'autant plus d'importance ; elle est devenue le guide des grands médecins de notre époque qui, frappés de la hardiesse de Rasori, n'ont pas tardé de répéter ses expériences, tout en traitant assez légèrement sa théorie du *contre-stimulisme*.

Dès 1816, Laënnec, d'après des renseignemens vagues qui lui avaient été donnés sur la pratique de Rasori, sentant toute l'importance des faits thérapeutiques qu'on lui signalait, se détermina à tenter l'emploi de l'émétique à haute dose sur deux pneumoniques, chez lesquels la saignée n'était pas praticable. Une guérison, aussi rapide qu'inespérée, l'enhardit à faire usage du même moyen dans beaucoup d'autres cas, et les succès qu'il en obtint lui firent l'étendre, dans les dernières années de sa pratique, au traitement de la plupart des péripneumonies et d'un grand nombre d'autres maladies.

Voici l'exposé de sa méthode ; on jugera en quoi elle ressemble à celle de Rasori, et en quoi elle en diffère :

« Du moment, dit Laennec, où je reconnais une péripneumonie, pour peu que le malade soit en état de supporter la saignée, je fais tirer de huit à seize onces de sang du bras. Il est très-rare que je fasse réitérer la saignée, si ce n'est chez les individus attaqués de maladie du cœur, ou menacés d'apoplexie ou de quelqu'autre congestion sanguine. J'ai même guéri plusieurs fois et très-rapidement des péripneumonies intenses , sans avoir recours à la saignée; mais habituellement, je ne crois pas devoir me priver d'un moyen aussi puissant, si ce n'est chez les sujets cachectiques ou débilités, et je sais que M. Rasori agit de même. Je regarde la saignée comme un moyen d'enrayer momentanément l'organe inflammatoire, et de donner le temps au tartre stibié d'agir.

Immédiatement après la saignée, je fais donner une première dose de tartre stibié d'un grain dans deux onces et demie (un demi-verre) d'infusion de feuilles d'oranger légère et froide, édulcorée avec une demi-once de sirop de guimauve ou de fleurs d'oranger. Je fais répéter la même dose de deux en deux heures, jusqu'à ce que le malade en ait pris six; et je le laisse ensuite reposer pendant sept à huit heures, si les accidens ne sont pas urgens et s'il éprouve quelque penchant au sommeil.

Mais si la pneumonie est déjà avancée, si l'oppression est forte, si la tête se prend, si les deux poumons sont affectés, ou si l'un d'eux est pris en entier, je fais continuer le tartre stibié, sans interruption, de deux heures en deux heures, jusqu'à ce qu'il y ait eu un amendement dans les symptômes, et que l'amélioration soit indiquée par les signes stéthoscopiques. Quelquefois même, lorsque la plupart des circonstances aggravantes indiquées ci-dessus se trouvent réunies, je porte chaque dose de tartre stibié à un grain et demi, deux grains et même deux grains et demi, mais toujours dans la même quantité de véhicule.

Beaucoup de pneumoniques supportent l'émétique administré de cette manière , sans vomir et sans éprouver d'effet purgatif. D'autres, et c'est le plus grand nombre , éprouvent deux ou trois vomissemens, et vont cinq ou six fois à la selle le premier jour; mais les jours suivans, ils n'éprouvent plus que des évacuations médiocres, et souvent même ils n'en ont plus. Lorsqu'une fois la *tolérance* pour le médicament s'est établie, (c'est l'expression de M. Rasori) il arrive quelquefois même que les malades sont constipés, au point qu'on est obligé de lâcher le ventre avec des lavemens purgatifs.

Lorsque les évacuations continuent le second jour, ou quand, dès le premier, il y a lieu de craindre que l'émétique soit difficilement supporté , je fais ajouter aux doses, qui doivent être prises dans les vingt-quatre heures , une ou deux onces de sirop diacode , association contraire aux idées théoriques de MM. Rasori et Tommasini, mais que l'expérience m'a démontré être fort utile. En général, l'effet du tartre stibié n'est jamais plus rapide ni plus héroïque que quand ce médicament ne détermine aucune espèce d'évacuation : quelquefois cependant l'amélioration qu'il produit est accompagnée d'une sueur générale. Quoique les évacutions alvines abondantes et les vomissemens fréquens soient à craindre, à raison de l'affaiblissement et de l'irritation nuisibles du canal intestinal qu'ils peuvent produire, j'ai obtenu des guérisons remarquables dans des cas où ces évacuations avaient été très-abondantes.

J'ai rencontré très-rarement des pneumoniques qui ne pouvaient pas supporter le tartre stibié, et cela ne m'est arrivé que dans mes premiers essais; de sorte que cet inconvénient me paraît devoir être attribué à l'inexpérience et au défaut d'assurance du médecin, plutôt qu'à la méthode elle-même. Souvent même aujourd'hui, lorsqu'un malade a médiocrement supporté six grains de tartre stibié avec addition de sirop diacode, j'en donne le lendemain neuf grains, et il les supporte parfaitement. Au bout de vingt-quatre ou de quarante-huit heures au plus, souvent même au bout de deux ou trois heures, on obtient, par cette méthode, une amélioration notable de tous les symptômes. Quelquefois même un malade qui paraissait voué à une mort certaine est, au bout de quelques heures, hors de tout danger, sans avoir éprouvé aucune crise, aucune évacuation, aucun autre changement notable, en un mot, qu'une amélioration progressive et rapide de tous les symptômes : et l'exploration de la poitrine montre la raison de ce changement subit, par l'apparition de tous les signes de la résolution.

Des effets aussi tranchés peuvent être obtenus à toutes les périodes de la maladie, et même à l'époque où une grande partie du poumon est envahie par l'infiltration purulente.

Au moment où l'on a obtenu une amélioration, même peu marquée, on peut être certain qu'en continuant le médicament, la résolution s'achèvera sans nouveaux orages; et c'est en ce point surtout que consiste la plus grande différence pratique entre l'emploi du tartre stibié et celui de la saignée. Par ce dernier moyen, on obtient presque toujours une diminution de la fièvre, de l'oppression et de l'expectoration sanglante, qui fait croire au malade et aux assistans que la convalescence va commencer; mais au bout de quelques heures, ces accidens reprennent une nouvelle intensité, et la même chose a souvent lieu cinq à six fois de suite, après autant de saignées pratiquées coup sur coup. Je puis affirmer, au contraire, que je n'ai jamais vu de récrudescence semblable sous l'influence du tartre stibié. On peut remarquer seulement que lorsque le malade entre en convalescence, la marche de la résolution paraît se ralentir, au moins quant aux signes stéthoscopiques; car entre le moment où le malade sent renaître ses forces et son appétit, et se croit tout-à-fait guéri, et celui où le stéthoscope n'indique plus aucune trace d'engorgement pulmonaire, il se passe souvent plus de temps qu'entre le début de la maladie et l'époque du commencement de la convalescence ; mais la même remarque s'applique plus fréquemment encore à la pneumonie traitée par la saignée. Les malades traités par le tartre stibié n'éprouvent d'ailleurs jamais ce long et excessif affaiblissement, qui accompagne trop souvent la convalescence des pneumonies traitées par les saignées répétées. »

Plus loin, Laennec donne quelques renseignemens sur sa manière d'administrer le tartre stibié, et il expose ses idées sur le phénomène de la *tolérance* : « Je continue le tartre stibié, ajoute-t-il, tant que la *tolérance* dure, et qu'il existe encore quelques traces du râle crépitant. Je vois tous les jours la *tolérance* durer indéfiniment chez les convalescens qui ont repris l'appétit et les forces. Ce fait contrarie la théorie de M. Rasori, qui pense que la *tolérance* est due à l'excès du stimulus qui existe dans l'économie, et qui cause la maladie ; et dès que cet excès est détruit par l'effet contre-stimulant du tartre stibié, la tolérance doit, selon lui, cesser aussi. Il est vrai qu'après la période aiguë d'une pneumonie, la tolérance diminue ou cesse quelquefois entièrement ; mais il est plus commun de voir le malade s'habituer au tartre stibié, à tel point que, dans la convalescence et lorsqu'il est parvenu au point

14

de manger autant qu'un homme bien portant, il prend encore, sans s'en apercevoir, six, neuf, douze, et même dix-huit grains d'émétique.

« En mettant de côté toute idée théorique, je reconnaîtrai volontiers, avec M. Rasori, qu'en général, le tartre stibié est d'autant mieux supporté, et produit des effets d'autant plus prompts et plus héroïques, que les symptômes de la maladie et la constitution du malade annoncent plus franchement un excès de pléthore et d'énergie vitale; mais je remarquerai cependant que le même moyen réussit quelquefois parfaitement chez des sujets débilités, cachectiques, et qui n'ont pu supporter la saignée, malgré une inflammation locale intense.

« En comparant les faits dont j'ai été témoin, il me paraît évident que la *tolérance* tient au concours de plusieurs circonstances. D'abord l'émétique à doses un peu fortes fait vomir moins sûrement qu'à doses plus faibles, fait qui avait déjà été remarqué par tous les praticiens. En second lieu, l'habitude, qui familiarise l'estomac avec toutes sortes de substances, paraît s'établir très-facilement pour celle-ci, puisque quelques vomissemens ou quelques selles liquides ont presque toujours lieu le premier jour, et presque jamais après le second. Une troisième condition, qui contribue encore beaucoup à rendre le vomissement plus difficile, est l'administration du tartre stibié

dans un véhicule agréable, un peu aromatique,
et médiocrement étendu. L'éloignement des doses
à deux heures d'intervalle contribue encore au
même effet. J'ai fait vomir abondamment avec
deux grains d'émétique dans trois verres d'eau
tiède, à un quart d'heure d'intervalle, un malade
qui était au début d'une pneumonie avec affection
bilieuse. Le lendemain et les jours suivans, je lui
donnai le même sel à la dose de six à neuf grains,
de la manière exposée ci-dessus, et il n'éprouva
plus d'évacuations.

« Lorsque le goût de la feuille d'oranger répugne
au malade, je donne le tartre stibié dans une autre
infusion aromatique, ou dans une émulsion bien
sucrée.

« Lorsque le tartre stibié produit des évacuations trop abondantes, j'y ajoute, comme je l'ai
déjà dit, une petite quantité d'opium : c'est le
seul correctif que j'aie pu trouver.

« J'emploie tous les jours cette méthode à l'hôpital depuis 1816, et surtout depuis 1821; et quoique les détails de l'administration des remèdes
ne puissent pas toujours y être aussi exactement
surveillés que chez les malades qui sont au sein
de leur famille, je ne pense pas qu'aucun des té-
moins de mes observations se rappelle un seul
accident un peu inquiétant déterminé par l'émétique.

« Il suffit, à mon avis, au médecin praticien de

14*

pouvoir apprécier les effets d'un médicament, et déterminer expérimentalement les cas dans lesquels il convient. Cependant, si l'on croit utile de chercher à se rendre compte de la manière dont les médicamens agissent, je dirai que l'effet immédiat le plus constant du tartre stibié donné à haute dose est la résolution rapide d'une inflammation, et quelquefois l'absorption également prompte d'un épanchement qui en est là suite. Ainsi, on voit quelquefois disparaître en six heures une fluctuation très-manifeste déterminée dans le genou par un rhumatisme articulaire. On ne peut attribuer ces effets à une dérivation, car ils ne sont jamais plus marqués que lorsqu'il n'y a ni vomissemens ni évacuations quelconques. Des sueurs ou un flux abondant d'urine accompagnent quelquefois la résolution, mais ces effets ne sont nullement constans. Il me semble, en conséquence, que la manière dont on puisse se rendre compte, dans l'état actuel de la science, est d'admettre que le tartre stibié augmente l'énergie de l'absorption *interstitielle* dans des cas donnés, et particulièrement quand il existe dans l'économie un surcroît d'énergie, de ton ou de pléthore. »

Les observations suivantes de Laennec, remarquables sous plus d'un rapport, méritent d'être transcrites littéralement.

16ᵉ *Obs.*, ı^{re} de *Laennec*.—« Un agent de change, dit cet auteur, homme de quarante-cinq ans, épuisé par divers excès, fut attaqué, en 1823, d'une pneumonie. Appelé, vers le quatrième jour, par mon confrère, M. le docteur Michel, je trouvai le malade dans un état à peu près désespéré. Le poumon droit était pris en entier, malgré les saignées que l'état du malade ne permettait plus de réitérer. L'oppression était extrême, et depuis douze heures un délire, survenu avec douleur profonde dans la région du foie, annonçait une hépatite, qui était venu compliquer la pneumonie. Je conseillai le tartre stibié, et M. le docteur Michel consentit d'autant plus volontiers à l'emploi de ce médicament, qu'il l'avait vu employer par M. Rasori à Milan. Notre intention était d'en faire prendre une vingtaine de grains, par doses de deux à deux grains, dans les vingt-quatre heures ; mais par un malentendu de la garde-malade, environ quarante grains furent donnés dans cet espace de temps. Il n'y eut que peu d'évacuations, et le lendemain nous trouvâmes l'ictère, la douleur et l'oppression dissipés, les signes stéthoscopiques notablement améliorés, la fièvre tombée, et le malade hors de danger : la convalescence n'a été troublée par aucune rechute. »

17ᵉ *Obs.*, 2ᵉ *de Laennec*. — « Au mois de juin 1825, je fus appelé par mes confrères, MM. Landré-Beauvais et Jadioux, pour M. C...., âgé de soixante-cinq ans. Il était au onzième jour d'une pneumonie. On avait obtenu, de saignées répétées plusieurs fois, des rémissions marquées, mais promptement suivies de récrudescence, et depuis la veille le malade était sans connaissance ; il avait le râle trachéal des agonisans, et tout le corps était couvert d'une sueur qui se refroidissait aux extrémités. Dès l'avant-veille, l'état des forces ne permettant plus la saignée, on avait tenté le tartre stibié donné dans l'eau sucrée; mais les premières doses augmentèrent une diarrhée déjà existante, et les selles qu'elles déterminèrent furent accompagnées de lipothymies, qui firent suspendre le médicament, dont le malade avait pris au plus deux ou trois grains. Les deux poumons étaient affectés, le droit dans une grande étendue et au degré d'hépatisation avancée, le gauche, à la racine et à la base, et aux degrés d'engouement et d'hépatisation commençante. Je conseillai l'infusion stibiée aromatique, à un grain et demi par dose, et avec addition du sirop diacode. Le malade le supporta très-bien, n'eut que le nombre de selles qu'il avait habituellement depuis plusieurs jours, en prit dix-huit grains dans les vingt-quatre heures, et dans cet intervalle recouvra la connaissance : le râle, la sueur et l'oppression suffocante disparurent également. Le lendemain, nous trouvâmes le malade réellement convalescent; les signes stéthoscopiques indiquaient la résolution. On continua le tartre stibié pendant quelques jours, et

(215)

aucun orage ne troubla plus la convalescence. On
éleva la question de savoir si la sueur, qui existait
au moment où on commença l'administration du
tartre stibié, n'avait pas pu être critique. Pour
moi, je ne puis croire qu'une sueur de ce caractère, qui avait paru avec la congestion cérébrale
et le râle des agonisans, puisse être regardée
comme critique, d'autant qu'elle cessa pendant
l'usage du tartre stibié, avec les autres signes
d'agonie. »

Laennec termine en faisant ressortir les avantages que l'auscultation lui donnait sur Rasori, en
lui permettant de reconnaître la péripneumonie
beaucoup plus vite que le médecin italien ne
pouvait le faire par l'observation des symptômes;
et en l'empêchant de confondre la pneumonie
avec la pleurésie, comme a dû le faire Rasori
dans un grand nombre de cas, ce qui suffirait
pour expliquer les résultats plus avantageux
obtenus par Laennec, qui avait affaire à des
pneumonies bien constatées, contre lesquelles
le tartre stibié est, selon lui, d'une efficacité bien
plus certaine que contre la pleurésie. (Extr. du
Traité de l'Auscultation médiate, t. 1er, p. 492;
2e édit. Paris, 1826.)

La question du tartre stibié, soulevée et débat-
tue avec un talent supérieur par Rasori et Laennec,
et après eux, par un grand nombre de praticiens

distingués, tels que MM. Pechier, Bang, Blache, Mériadec-Laennec, Strambio, Vaidy, et autres, dont les observations éparses se trouvent consignées dans les recueils périodiques, était encore loin d'être résolue à l'époque plus récente, où M. Rayer l'a traitée avec beaucoup d'étendue dans son article *Antimoine* du *Dictionnaire de Médecine et de Chirurgie pratiques*. Ce médecin distingué y rend compte du résultat qu'il a obtenu des expériences de Rasori et de Laennec, qu'il a répétées à l'hôpital Saint-Antoine, et en tire les conclusions suivantes :

Phénomènes présentés par les organes disgestifs des pneumoniques. « 1° Le tartre stibié dissous dans une petite quantité de véhicule, qu'on a soin de bien édulcorer, produit moins facilement le vomissement que lorsque cette substance est contenue dans de l'eau pure, et qu'on favorise le vomissement par l'ingestion d'une certaine quantité de boissons chaudes, nauséeuses par elles-mêmes, comme il arrive dans les cas ordinaires ;

« 2° La tolérance de l'émétique a existé chez un petit nombre de malades, dès le premier jour, sans que j'aie pu découvrir la raison de cette nullité d'action apparente de l'émétique sur l'estomac et l'intestin. Rasori affirme avoir observé cette tolérance sur *un grand nombre* de ses malades, et Laennec sur *beaucoup* de ceux qu'il a traités.

« 3° La plupart des pneumoniques, soumis au traitement, vomissaient le premier jour après avoir pris les premières cuillerées. Ils éprouvaient d'abord un malaise général sans douleur locale fixe, sentaient qu'ils allaient vomir, et, au moment où le vomissement avait lieu, ils pâlissaient, leur corps diminuait de volume, pour ainsi dire. Bientôt tous les phénomènes du vomissement naturel avaient lieu, puis après il se manifestait une réaction qui était suivie de chaleur à la peau ; mais la chaleur ne revenait qu'après un certain temps, une demi-heure, une heure, plus ou moins, et pendant ce temps le malade était pâle, avait le pouls petit, concentré, à peine perceptible ; cependant il disait qu'il se trouvait mieux. Cette concentration des forces à l'intérieur et cet étranglement du pouls sont un phénomène digne de remarque, en ce qu'ils démontrent combien est grande l'action de l'émétique sur l'estomac et l'intestin.

« 4° Quelques malades montrent une telle irritabilité des organes digestifs, qu'ils supportent très-difficilement cette méthode ; ils sont pris de vomissemens violens, de coliques, de tortillemens d'entrailles ; une augmentation ou même quelquefois une même dose de tartre stibié produit les mêmes accidens les jours suivans.

« 5° La tolérance s'établit d'une manière plus franche et plus permanente pour l'estomac que pour l'intestin; beaucoup de malades éprouvent des déjections alvines et non des vomissemens, après les premiers jours du traitement.

« 6° Chez les individus dont l'estomac était en parfaite intégrité, au moment de l'administration de l'émétique, les vomissemens et les évacuations alvines n'ont été ni précédées, ni suivies de douleurs dans le ventre, et n'ont été accompagnés que de celles qui doivent inévitablement survenir pendant le vomissement. Le lendemain, quelque soin que j'aie pris d'interroger les malades sur la sensibilité de l'estomac et du reste du ventre, je n'ai pu que rarement découvrir de la douleur, encore existait-elle seulement dans l'épigastre.

« 7° L'estomac et l'intestin perdent assez promptement l'habitude de la stimulation qui paraît amener la tolérance, car si on suspend le traitement pendant un jour ou deux, les mêmes doses d'émétique qui ne déterminaient point de vomissemens ou d'évacuations alvines, et même des doses inférieures, les provoquent comme au début du traitement.

« 8" L'émétique peut être administré pendant plusieurs jours à des doses très-élevées chez quelques pneumoniques, sans déterminer une inflammation évidente dans le canal alimentaire; mais il n'en est pas toujours ainsi, et plusieurs malades ont éprouvé plus tard des accidens qui se rattachaient évidemment à cette maladie.

« 9° Si dans ces derniers temps on a exagéré l'action irritante de l'émétique, ou l'irritabilité de l'estomac, les *contre-stimulistes* ont donné dans une exagération contraire et bien plus dangereuse.

« 10° Lorsqu'on veut obtenir la tolérance, et c'est l'indication qu'on a conseillé de remplir dans les pneumonies hépatisées dans une étendue plus ou moins considérable, il vaut mieux augmenter graduellement les doses du tartre stibié ou les diminuer, que d'employer dans le même but les opiacés, qui amènent une tolérance factice, et qui masquent, jusqu'à un certain point, les effets de l'émétique sur les organes digestifs.

« 11° Le tartre stibié, administré à haute dose, produit quelquefois des gastrites et des entérites; mais ces inflammations artificielles sont en général moins graves et moins rebelles que celles qui se développent sans causes externes appréciables; et lorsqu'elles ne sont pas entretenues par l'action trop long-temps prolongée de l'émétique ou aggravées par une affection cancéreuse de l'estomac, elles cèdent en général, avec assez de promptitude, lorsqu'on suspend l'emploi des moyens qui les ont produits, ou à l'aide de quelques saignées locales.

« 12° Pendant la convalescence des pneumonies dont la résolution s'opère, le tartre stibié, à la dose de 5 à 6 grains, semble quelquefois ranimer le sentiment de la faim; la digestion des alimens ne paraît point dérangée par ce remède, lorsqu'on a soin de l'administrer trois heures avant ou après le repas.

« 13° Sur le petit nombre d'individus qui ont succombé après avoir été soumis à cette méthode, je n'ai point trouvé l'estomac et l'intestin notablement enflammés; chez l'un d'eux seulement la membrane muqueuse de l'estomac présentait une teinte rosée; chez un autre malade, qui avait pris seulement sept à huit grains d'émétique dans une pneumonie parvenue au troisième degré, les veines de ce viscère étaient saillantes, distendues par du sang que l'on pouvait faire circuler en les pressant avec le doigt et autour desquelles il y avait de la rougeur; mais cette ingestion des veines paraissait due à la gêne que la circulation avait éprouvée aux approches de la mort, car le foie et la rate étaient gorgés de sang. Chez tous, la membrane muqueuse avait sa consistance et son épaisseur naturelles et s'enlevait par larges lambeaux avec l'ongle, comme dans l'état sain. Toutefois je dois ajouter que tous les individus qui ont succombé étaient entrés à l'hôpital avec des pneumonies au deuxième ou troisième degré; et chez tous la mort a été trop rapide pour qu'ils prissent de très-grandes quantités d'émétique. Strambio rapporte qu'à l'ouverture des cadavres de plusieurs pneumoniques, traités par Rasori, et morts après avoir pris depuis douze grains de tartre stibié par jour jusqu'à l'énorme dose *d'une once;* chez les uns l'estomac fut trouvé entièrement *enduit* d'une humeur rouge *semblable à un sirop fortement chargé de kermès*, et que sa membrane muqueuse offrait de la rougeur. Sans me laisser aller à une cruelle prévention, je ne peux oublier que les anses d'intestin dans lesquels j'ai introduit de fortes doses d'émétique, dans mes expériences sur les animaux, contenaient une humeur rouge analogue à celle dont parle Strambio. Ce dernier ajoute même que chez quelques malades traités par Rasori, et qui après leur mort n'offraient pas de lésions des poumons ou de l'estomac propres à expliquer cette terminaison, elle fut le résultat de *l'épuisement des forces vitales* déterminé par des doses énormes de tartre stibié. J'ai eu occasion de remarquer plus haut que des animaux, qui ont succombé rapidement après avoir été soumis à l'action de fortes doses d'émétique, n'ont pas non plus présenté de lésions appréciables.

« 14° L'émétique administré à haute dose donne quelquefois aussi lieu à une angine simple, érythémateuse, et plus rarement, à une angine

pustuleuse, analogue à l'inflammation que des
frictions faites avec la pommade stibiée produisent sur la peau. Lorsque cet accident s'est
montré, les malades ont ordinairement montré
de la répugnance à prendre le remède, surtout
lorsqu'il était associé au sirop diacode. Quelques
auteurs ont vu aussi le tartre stibié produire des
aphthes dans la bouche, et la salivation. Le docteur James assure avoir observé six fois ce dernier phénomène, après l'emploi des préparations
antimoniales.

*Phénomènes présentés par les organes de la
respiration.* « 1° Ils varient suivant le degré auquel la pneumonie est parvenue, et suivant le
trouble plus ou moins grand que l'émétique
détermine dans les organes digestifs. Des pneumonies, à leur début, disparaissent réellement
en quarante-huit heures, à la suite de vomissemens répétés et d'évacuations alvines très-nom-
breuses déterminées par l'émétique. D'autres ont
marché malgré cette médication, surtout lorsqu'il
existait une tendance marquée à la tolérance, et
lorsque la maladie datait d'un plus grand nombre
de jours.

« 2° A l'aide de ce traitement et par le seul
usage de l'émétique, plusieurs péripneumonies
simples ou doubles, au premier ou au second
degré, ont été complètement guéries et dans un

laps de temps aussi court que des maladies analogues traitées par des évacuations sanguines.

« 3° Jamais les bons effets de l'émétique ne m'ont paru plus marqués qu'au début des pneumonies, et lorsqu'il a provoqué des évacuations abondantes par haut et par bas, ce qui tend à prouver, contre l'opinion de Rasori, que l'action dérivative, ou la révulsion déplétive que l'émétique exerce sur l'estomac et l'intestin, entrent pour beaucoup dans ses effets salutaires. Le défaut de tolérance signalé par Laennec, comme une des contre-indications du tartre stibié, est le plus souvent, au contraire, une des conditions les plus favorables à son emploi ; toutefois lorsque l'estomac n'est pas enflammé.

« 4° Les premiers jours de l'usage du tartre stibié sont en général marqués par une grande amélioration dans les symptômes des pneumonies qui débutent ; mais ce mieux devient ensuite de moins en moins sensible, c'est-à-dire qu'au fur et à mesure que les malades s'habituent à l'action du remède, ou qu'ils deviennent plus *tolérans*, ses effets sont moins marqués, ou bien encore parce que les accidens qui disparaissent les premiers sont moins fixes que les autres.

« 5° La propriété que l'on attribue à l'émétique d'augmenter l'absorption *interstitielle*, de déterminer la résolution des hépatisations pulmonaires, lorsque les saignées n'ont plus d'influence sur elles, m'a paru fort équivoque dans le plus grand nombre des cas ; j'ai vu d'ailleurs des hépatisations, après avoir été convenablement combattues par des émissions sanguines, se terminer d'elles-mêmes par résolution après un laps de temps assez considérable, et cet heureux résultat être obtenu, dans quelques autres circonstances, par de petites saignées d'une à deux onces répétées à deux jours d'intervalle.

« 6° La quantité d'émétique, nécessaire pour obtenir la guérison d'une pneumonie, varie suivant que cette inflammation s'étend à un ou plusieurs lobes, à un seul ou à deux poumons, et suivant qu'elle date déjà d'un à plusieurs jours ; enfin elle peut varier entre quelques gros et une à plusieurs onces.

Phénomènes présentés par les organes de la circulation et par le sang des pneumoniques, traités par le tartre stibié. « L'action de l'émétique est peu appréciable lorsqu'il y a tolérance ; dans le cas contraire, tous les phénomènes qui accompagnent le vomissement ont lieu. Relativement au sang, M. Rayer a remarqué qu'il était aussi couenneux chez ceux qui avaient pris du tartre stibié, que chez ceux qui n'en avaient pas pris. Il a cru remarquer que chez les cadavres de ceux qui avaient pris du tartre stibié le sang était plus fluide. Mais il a trouvé le sang coagulé et fibrineux chez les animaux qu'il avait fait périr en introduisant de fortes doses d'émétique dans le tissu cellulaire; tout est donc incertain sur ce point. Il ignore si le tartre stibié introduit dans les organes digestifs est en partie absorbé et porté dans le sang.

M. Rayer déclare que la méthode de Rasori, comme *méthode exclusive*, lui paraît inférieure, dans la pluralité des cas, à celle des évacuations sanguines. Avant d'avoir recours à la méthode de Rasori, on doit avoir constaté l'état des organes digestifs. Il ne faut pas oublier que certains individus ont des phlegmasies latentes de l'estomac qui seraient aggravées par le tartre stibié, et qu'il est nuisible dans le cas de complication de la gastrite avec la pneumonie. Mais l'intégrité des organes digestifs constatée, c'est une raison pour employer concurremment le tartre stibié avec la saignée dans le traitement de la pneumonie. Cette méthode combinée est préférable à toutes les autres, dans le début de l'inflammation pulmonaire. Mais, dans ce cas, au lieu de *s'attacher à déterminer la tolérance*, il est préférable de chercher à *obtenir des évacuations très-abondantes*. Six, huit, dix, quinze grains d'émétique sont des quantités suffisantes pour produire ce résultat; il est superflu d'augmenter chaque jour la quantité de tartre stibié et de la porter à un gros; il y aurait une témérité blâmable à imiter la conduite de Rasori dans le mode d'administration de ce remède. Enfin, lorsque le mouvement vers la résolution est bien décidément déclaré , il faut diminuer graduellement la dose du tartre stibié, en ayant soin toutefois de le continuer, même après que le râle crépitant a disparu.

Pour M. Rayer, le tartre stibié n'est qu'un moyen accessoire ; il saigne ses malades, comme font ceux qui n'emploient que cette méthode ; *le tartre stibié lui paraît destiné à augmenter les chances de guérison que les émissions sanguines doivent surtout décider.* Il fait au sujet de celles-ci la réflexion suivante : « Il ne faut pas être sobre des émissions sanguines, dans la crainte de provoquer une grande faiblesse ; celle qui survient et qui prolonge la convalescence est rarement due à la soustraction du sang ; ce sont bien plutôt les indurations d'un ou plusieurs lobes du poumon, les épanchemens pleurétiques qui l'entretiennent. « Mais peut-on admettre un état de convalescence là où ces indurations, ces épanchemens existent? je ne le pense pas. Il y a bien certainement alors continuation de la maladie, dont la chronicité n'a pu être prévenue par les émissions sanguines, et l'aurait peut-être été par le tartre stibié. Je dirai par anticipation que ces hépatisations, qui persistent souvent assez ong-te mps dans les pneumonies partielles, circonscrites, m'ont paru céder assez promptement après l'em-

ploi du tartre stibié à haute dose. Dans quelques
cas, elles ont résisté, et leur résolution s'est opérée par les seuls efforts de la nature, secondés
d'un régime convenable, après un temps plus ou
moins long, un ou plusieurs mois.

On vient de voir, par l'exposition détaillée
que j'ai faite des doctrines de Rasori, de Laennec et de M. Rayer, à quelles considérations
théoriques et pratiques ces auteurs s'étaient élevés par l'observation des faits. On a pu remarquer la distance qui sépare les deux médecins
français de l'ancien professeur de Milan; celui-
ci, sacrifiant tout à une idée théorique préconçue, à une théorie exclusive, a dû se laisser aller à des exagérations dans l'emploi des
doses du remède, que la saine raison ne peut
jusqu'ici justifier; Laennec et M. Rayer, encou-
ragés par l'innocuité du tartre stibié, proclamé
par Rasori, sinon aux doses énormes auxquelles
ce dernier l'a employé, au moins à celles beaucoup moins élevées dont ils ont fait usage, s'ap-
puyant également et uniquement sur les faits, ne
se sont point arrêtés à la doctrine du contre-
stimulus, et n'ont hasardé que quelques explications sur le mode d'action du remède, sans
leur accorder beaucoup d'importance. Ils se sont
renfermés dans les bornes de l'observation, et ils
ont plutôt appelé leurs confrères à confirmer ou
à modifier, par de nouveaux faits, les jugemens

15*

qu'ils ont portés sur cette question, qu'ils n'ont eu la prétention de la résoudre complètement.

Je m'estimerais heureux si, en joignant mes observations à celles de ces savans praticiens, je pouvais répandre quelques lumières nouvelles sur ce sujet, et contribuer à populariser un agent thérapeutique doué de propriétés curatives d'une grande énergie.

L'impuissance de la saignée dans le traitement de la pneumonie m'avait été plus d'une fois démontrée ; elle m'avait même paru aggraver les symptômes dans quelques circonstances et être tout-à-fait inapplicable dans quelques autres. Aussi, privé des secours d'un moyen thérapeutique que la plupart des médecins considèrent comme héroïque, je dus chercher dans une médication nouvelle des ressources, que l'art de guérir ne m'offrait nulle part contre des états pneumoniques désespérés. Je les trouvai dans le tartre stibié à haute dose, dont Laennec avait importé l'usage en France ; et à l'exemple de ce grand praticien, je commençai à l'administrer à des malades qui avaient épuisé la série des moyens médicaux rationnels et qui me paraissaient voués à une mort certaine. Des succès inespérés furent obtenus, et ils m'enhardirent à étendre cette pratique à des pneumonies récentes et à des symptômes moins alarmans. Le triomphe du remède n'en fut que plus prompt et plus dé-

cisif, de telle sorte que je n'hésite pas, aujour-
d'hui que mes observations se sont multipliées, à le
proposer comme constituant la méthode du traitement le plus sûr et le plus expéditif. Bien entendu que je ne prétends pas lui donner une
préférence exclusive sur les nombreux moyens
dont l'utilité est consacrée par l'expérience, persuadé que je suis qu'en médecine plusieurs routes peuvent conduire au même but; mais je crois
pouvoir le placer le premier entre les meilleurs.
Les observations suivantes donneront, je l'espère, quelque autorité à ma manière de voir.
Je commencerai par l'exposition des cas les plus
simples.

18ᵉ *Obs. — Pleuro-pneumonie simple. (Six sangsues, tartre stibié, trente-sept grains en cinq
jours ; guérison.)*

Une demoiselle de quatorze ans, bien portante,
quoique mince et délicate, n'étant pas encore
réglée, et n'offrant aucune apparence d'une
menstruation prochaine, fut prise de frissons
avec un sentiment de lassitude et de brisement
dans les membres. Le second jour, douleur aiguë au côté droit de la poitrine, toux et expectoration de crachats sanguinolens; peau chaude
et sèche, pouls fréquent et serré à 110. La
respiration s'entendait bien dans toute la poitrine, excepté à droite, où elle était beaucoup

moins intense. Je crus reconnaître du râle crépitant au-dessous du sein droit, mais il fut plutôt soupçonné que constaté; il n'y avait point
d'égophonie. *Tisane pectorale, loock blanc,
diète.*

Le troisième jour, la douleur de côté était
plus vive, les crachats plus rouges, les organes
digestifs sains. Je prescris *tartre stibié, six grains,
dans quatre onces d'infusion de feuilles d'oranger, édulcorée avec une once de sirop d'althœa,
à prendre une cuillerée toutes les deux heures.*
Six cuillerées sont prises dans la journée; la malade refusa le soir d'en continuer l'usage, parce
que chaque cuillerée ayant été suivie d'un ou
deux vomissemens, huit à dix selles ayant eu
lieu, elle se trouva très-fatiguée; elle eut cependant quatre heures de sommeil pendant la nuit,
et le lendemain elle reconnut avec joie que sa
respiration était plus facile et que sa poitrine
était *débarrassée;* mais la céphalalgie et la douleur pleuro-pneumonique persistaient; les crachats étaient les mêmes, le pouls était à 100.

Nouvelle potion à *neuf grains, six sangsues*
sur le point douloureux; le sang coula peu. La
tolérance s'établit dès la première cuillerée, et
les neuf grains furent pris dans les vingt-quatre
heures, sans évacuations. La douleur de côté
cessa; la peau s'humecta et les crachats devin-

rent de moins en moins sanglans; le pouls tomba
à 90.

Le sixième et le septième jours, neuf grains
chaque jour, sans provoquer ni selles ni vomissemens. Les douleurs que la malade avait éprou-
vées le premier jour à l'épigastre et dans le ventre
sont dissipées. Les crachats ne contenaient plus
de sang; le pouls était à 75 et l'appétit se faisait
sentir : bouillon, soupe au lait.

Le huitième jour, la potion prise avec répugnance excita de nouveau le vomissement; elle
fut supprimée à cause de cette circonstance, et
parce que j'acquis la certitude que la résolution
était complète par la libre pénétration de l'air
dans la totalité du poumon, par la cessation de
la douleur, le retour de l'appétit, et par l'état du
pouls qui n'était plus qu'à 60 pulsations. La malade
passa presque aussitôt de la maladie à la santé
sans convalescence marquée, ses forces et sa
gaîté se rétablirent en peu de jours, et il n'y eut
aucune crainte de rechute.

En cinq jours de traitement, la résolution
complète de cette inflammation, dont le début
faisait présager une plus longue durée, fut obtenue. Je doute que par la saignée, les révulsifs
cutanés ou tout autre moyen, on eût eu un résultat aussi prompt et aussi satisfaisant. Le ralentissement rapide du pouls est ici remarquable.
Je l'attribue à la disparition rapide des symptô-

mes locaux de la phlegmasie, et cette disparition à ce que le tartre stibié fût administré presque au début de la maladie, alors que le sang était encore contenu dans les vaisseaux capillaires, et que les combinaisons morbides ne s'étaient point encore établies dans le parenchyme du poumon.

19ᵉ *Obs. — Pneumonie à gauche. Trois saignées; tartre stibié à haute dose. Au bout de quatre mois, pleuro-pneumonie à droite. Une saignée; tartre stibié à haute dose; guérison rapide.*

M. N., commis marchand, âgé de dix-neuf ans, fortement constitué et n'ayant jamais été malade, fut pris dans la journée du 20 juillet 1830, sans symptômes précurseurs, d'un frisson général, de douleurs contusives dans les membres, de toux et d'expectoration qui devint sanglante dans la soirée.

Le 21, je trouvai M. N. couché sur le dos, fort agité, se croyant dangereusement malade et très-abattu au physique et au moral. Il disait n'éprouver aucune douleur dans la poitrine, quoiqu'il fût tourmenté par une toux fréquente suivie d'une expectoration de crachats écumeux, teints de stries de sang d'un rouge vermeil. La résonnance de la poitrine était égale partout, et à l'auscultation on remarquait à gauche une expansion pulmonaire moins franche et moins facile qu'à droite; du reste, point de râle crépitant. La langue était dans l'état naturel, la peau sèche et chaude et le pouls régulier à 125. Je diagnostiquai une pneumonie à gauche au premier degré, et je pratiquai une saignée de vingt onces.

Le 22, le bruit respiratoire est plus obscur à gauche que la veille; quelques traces de râle crépitant. Le sang tiré est légèrement couenneux. Nouvelle saignée de seize onces.

Le 23, la peau est toujours sèche et chaude, le pouls à 120; les crachats contiennent autant de sang, le bruit respiratoire devient de plus en plus obscur; la percussion rapporte un son un peu mat dans toute la partie postérieure du poumon gauche. Troisième saignée de dix-huit onces.

24 et 25, le sang de la seconde saignée est plus couenneux que celui de la première, et le sang de la troisième l'est beaucoup plus encore que celui de la seconde. Les crachats, toujours aussi sanglans, sont gluans et adhèrent fortement au vase. La respiration ne s'entend plus en arrière depuis le sommet jusqu'à la base du poumon, qui paraît être complètement hépatisé dans toute cette ligne. On la retrouve à l'état normal en avant et à la base de la poitrine, lors même que le malade est assis sur son lit, ce qui ne permet pas d'attribuer l'absence du bruit respiratoire en arrière à un épanchement pleurétique.

Le pouls se maintient à 120 malgré les trois fortes saignées pratiquées en trois jours. La proposition d'une quatrième saignée effraie le malade ; le peu d'avantage obtenu des premières, le caractère de plus en plus inflammatoire du sang et les progrès de l'hépatisation me décident à prescrire huit grains de tartre stibié à prendre comme dans l'observation précédente. Point de vomissement, huit à dix selles dans la journée ; le soir elles s'arrêtent, et le malade fort calme dort pendant une partie de la nuit.

26, mieux décidé ; plus d'abattement, peau moite, ventre souple, sans douleur, toux plus rare amenant des crachats blancs et imprégnés d'air, pouls à 95. Le bruit respiratoire commence à se faire entendre avec un râle crépitant rare, la résolution marche avec rapidité.

27, cessation presque complète des accidens. La *matité* du son est à peine sensible, le râle crépitant a disparu, on ne remarque plus qu'un peu de lenteur de la part des vésicules pulmonaires à se dilater ; le pouls est à 78, développé et régulier. La potion, le lendemain, ayant occasioné plusieurs selles, est supprimée, et la guérison du malade est confirmée, après avoir pris trente-deux grains de tartre stibié en quatre jours, sans vomissement, et avec des selles le premier et le dernier jour seulement.

Le même jeune homme tomba malade le mois

de novembre suivant, et ne me fit appeler que le sixième jour de sa maladie, qu'il avait traitée en mangeant de la soupe et buvant de l'eau froide. Il me raconta qu'il avait éprouvé les mêmes accidens que la première fois, frissons, fièvre et crachement de sang.

Je le trouvai couché sur le dos et incliné sur le côté droit, respirant avec une grande difficulté, toussant continuellement par petites secousses et expectorant des crachats sanglans dont le fond d'une assiette avait été couvert dans la nuit et la matinée. Il me fit des réponses vagues et incohérentes; on m'apprit qu'il avait déliré pendant toute la nuit et qu'il était tourmenté par un dévoiement abondant. Son pouls était à 120, et l'attitude de son corps exprimait une grande prostration.

La percussion rapportait à droite un son mat dans l'espace compris entre le sein et la clavicule, inférieurement il était clair; il était encore mat dans toute la partie postérieure droite de la poitrine. Le bruit respiratoire, à peu près nul dans les points où la matité du son se faisait remarquer, reparaissait avec un râle crépitant à la partie inférieure et antérieure. A gauche, le murmure respiratoire était peu intense, mais uniforme; ce qui provenait de la difficulté pour respirer que le malade éprouvait généralement.

Malgré la période avancée de la maladie, je fis une saignée de quinze onces.

Le lendemain 14 novembre, aggravation des symptômes sus-mentionnés; le malade répond à peine à mes questions; il est dans un état de stupeur; sa faiblesse est si grande qu'il ne peut faire aucun mouvement; il est toujours couché sur le dos et penché sur le côté droit; ses traits sont profondément altérés; il a eu plusieurs selles; son pouls est à 135 ou 140. Vésicatoire sur le côté droit de la poitrine; tartre stibié, douze grains.

15, la première cuillerée de la potion a provoqué deux fois le vomissement et un grand nombre de selles. Immédiatement après ces évacuations, le sang a disparu des crachats; je n'en trouve aucune trace dans ceux qu'on a conservés; ils sont blancs et mousseux; le délire a cessé; la respiration est devenue plus libre, et, chose remarquable, je trouve le bruit respiratoire partout où il était aboli la veille. Ce bruit est crépitant en avant, en haut et en arrière; la physionomie a repris son expression, et les forces sont relevées. Le vésicatoire a produit son effet. Tartre stibié, douze grains.

16, je n'avais pas encore observé d'effet si promptement salutaire obtenu par le tartre stibié. Le malade n'a eu ni selle, ni vomissement, ni répugnance pour le remède; son pouls est à

85, ses crachats sont blancs, sa respiration est libre. Une troisième potion à douze grains est néanmoins prescrite pour les vingt-quatre heures suivantes. Elle est prise avec la même tolérance et n'est plus renouvelée parce que tous les symptômes de la pneumonie ont disparu. Le malade, dont le pouls est à 75, demande des alimens. Le 19 novembre, il est sur pied dès neuf heures du matin; il se dit guéri, et on lui accorde les alimens qu'il avait désirés la veille. Sa poitrine explorée avec le plus grand soin ne présente plus aucun signe de maladie.

Cette double observation est des plus concluantes en faveur du tartre stibié. On voit, dans la première partie, l'inflammation faire des progrès rapides jusqu'à l'hépatisation, malgré des saignées copieuses et répétées, et ces progrès arrêtés dans leur marche et la résolution de l'hépatisation suivre de près, après l'administration du tartre stibié. Le succès est encore plus décisif dans la seconde maladie, en ce qu'elle était de date plus ancienne; qu'abandonnée à elle-même, le tissu pulmonaire en avait éprouvé une altération plus étendue et plus profonde, et en ce que la fréquence extrême du pouls et l'état général du malade devaient faire craindre, à cette époque, une terminaison promptement funeste.

20ᵉ *Obs. — Pneumonie circonscrite dans les deux lobes du poumon droit; deux saignées, tartre stibié.*

M. Fournier, mécanien, âgé de soixante ans, d'une constitution détériorée par des chagrins domestiques et un état phlegmasique habituel de la muqueuse gastro - intestinale, après des courses et des fatigues excessives, fut pris, le 24 janvier 1830, de douleurs dans les membres, à la tête et sur le côté droit de la poitrine, de toux fréquente avec expectoration de crachats d'un blanc jaunâtre et gluans, et de.gêne pour respirer vers l'épigastre, à la base et du côté droit de la poitrine.

Le lendemain, l'état maladif était le même, et de plus il existait deux points douloureux au-dessus et au-dessous du sein droit, augmentant par les efforts d'une toux quinteuse très-opiniâtre.

Je vis le malade le 27. Il rendait des crachats rouillés; son pouls développé était à 80 et l'auscultation rapportait une bronchophonie manifeste en avant et au-dessous du sein droit; un bruit semblable se faisait remarquer en arrière à la hauteur de la fosse sus-épineuse. Ce bruit bronchique était circonscrit dans ces deux points dans un très - petit espace, celui qui couvrait l'extrémité évasée du sthétoscope; partout ailleurs la respiration n'offrait rien d'anormal. Une saignée de trois palettes fut immédiatement pratiquée.

28, le sang était recouvert d'une couenne jaunâtre de deux à trois lignes d'épaisseur; les crachats moins rouillés conservaient leur viscosité; le pouls moins fréquent avait une mollesse remarquable; la langue était humide et recouverte d'un enduit muqueux blanc et très-épais; l'estomac et les intestins sans douleur; la respiration bronchique dans les deux points indiqués. La faiblesse du pouls et des contractions du cœur m'empêchèrent de répéter la saignée, bien moins efficace dans les pneumonies peu étendues comme celle-ci. Je prescrivis la potion stibiée à six grains.

29, après la première cuillerée, deux vomissemens, quatre selles bilieuses, et immédiatement après ces évacuations, soulagement marqué; bon sommeil pendant une partie de la nuit.

30, le pouls est à 60; le malade est sans fièvre et sans douleur; la toux rare amène des crachats blancs, mousseux; le souffle tubaire et la bronchophonie ont disparu; l'air circule librement dans les poumons.

Le même remède est continué pendant deux jours avec une parfaite tolérance, au bout desquels son usage devient inutile, la convalescence

s'établit et la guérison suit de près sans laisser
aucune trace du médicament sur les organes digestifs, bien qu'ils fussent habituellement phlogosés. La santé de M. Fournier, après ce traitement, s'est conservée meilleure qu'elle n'était
avant cette dernière maladie.

21ᵉ *Obs.* — *Pneumonie à droite. Une saignée;*
tartre stibié.

Un marchand de Bruxelles, âgé de soixante
ans, maigre, d'une constitution nerveuse et d'une
vivacité extrême, fit de grandes courses pour ses
affaires dans la journée du 13 mars, et but, étant
en sueur, un grand verre d'eau rougie très-
froide. Les fluxions de poitrine étaient alors fréquentes. Dès le soir, il fut pris de frissons, de
toux et d'une douleur vive au côté droit de la
poitrine.

Je vis le malade le 15. La douleur du côté avait
fait des progrès; elle devenait intolérable lorsqu'il toussait ou faisait certains mouvemens du
tronc. La percussion était sonore dans toute la
partie antérieure de la poitrine, mate en arrière
et à droite. On trouvait du râle crépitant au-
dessus du sein, et de la bronchophonie très-évidente vers les fosses sus et sous-épineuses et
dans la direction de l'aisselle sur le côté; on ne
distinguait aucun bruit le long de la colonne vertébrale; le poumon gauche était sain.

Parmi les crachats qui étaient très-gluans, quelques-uns offraient trois nuances bien tranchées, du mucus blanc et mousseux, du sang pur et du mucus épais et verdâtre. Le pouls était à 100 ; la langue sèche au milieu, rouge à sa pointe et sur ses bords. *Saignée de trois palettes, et le lendemain vingt sangsues sur le point douloureux,* sans amendement dans les symptômes.

Le 17, l'agitation est grande, la douleur du côté toujours aussi vive et la perméabilité du tissu pulmonaire à peu près nulle, le souffle bronchique se retrouve sur plusieurs points isolés ; le sang est couenneux ; il n'y a pas de selles depuis cinq jours. *Potion stibiée, six grains.* Trois vomissemens et deux selles après la première cuillerée, les suivantes sont tolérées ; les évacuations alvines sont remplacées par des sueurs copieuses.

18 mars au matin, le malade se trouve beaucoup mieux ; on trouve partout un râle muqueux abondant ; cependant les crachats sont toujours rouillés et gluans ; ils deviennent blancs dans la soirée avec quelques stries d'un sang vermeil ; la broncophonie a reparu vers l'omoplate et le râle crépitant à la base du poumon. *Potion stibiée, neuf grains.*

19, le malade a été tourmenté pendant la nuit par une toux continuelle ; la broncophonie a été remplacée par un râle crépitant ; quelques stries de sang existent dans les crachats; le pouls est à 72. *Quinze sangsues* dans le creux de l'aisselle procurent une saignée assez abondante.

20, mieux décidé; plus de sang dans les crachats, toux modérée, expectoration facile, respiration bonne, calme et affaissement, pouls à 68. La potion inspire quelque répugnance; elle est suspendue; le malade a pris *vingt grains de tartre stibié.*

La convalescence marcha rapidement; en peu de jours le malade se rétablit et put reprendre le cours de ses affaires. Je le revis au bout de quelques jours très-bien portant et se félicitant d'autant plus de la promptitude de sa guérison, qu'une maladie semblable, qu'il avait éprouvée quelques années auparavant, se prolongea pendant plus de deux mois, après avoir été traitée par des saignées copieuses et répétées.

22ᵉ *Obs.* — *Pleuro-pneumonie double peu étendue : saignée; tartre stibié; résolution lente.*

Madame Fossard, âgée de trente-quatre ans, irascible et pusillanime quoique fortement constituée, fut prise au commencement d'avril 1830 d'une inflammation qui parut siéger à la base de la poitrine, sur la cloison diaphragmatique, autant qu'on put en juger par les douleurs vives qui existaient dans toute la circonférence du thorax aux attaches du diaphragme, à l'épigastre, et à la gêne douloureuse de la respiration, bien qu'elle s'entendit également dans tous les points de la poitrine. Un traitement antiphlogistique énergique triompha en huit jours de la maladie.

Madame Fossard était en pleine convalescence lorsqu'elle fut prise, le 20 avril, de toux et d'une douleur vive dans le côté gauche de la poitrine ; les crachats rendus en petite quantité contenaient quelques filets de sang ; la respiration était bronchique à la partie postérieure et gauche de la poitrine, dans une petite étendue ; le pouls fréquent, la peau chaude et sèche : *saignée du bras de quinze onces.*

Jusqu'au 26, il survint peu de changement dans l'état maladif ; la toux et le caractère bronchique de la respiration persistèrent.

Le 27, la malade avait passé une nuit très-agitée et une douleur vive s'était manifestée au côté droit, qui n'avait présenté aucun signe de maladie jusque-là ; la malade éprouve une grande dyspnée, elle ne peut se coucher ni à droite ni à gauche, elle se lamente et s'inquiète. La broncophonie existe à gauche au même degré et dans la même étendue : elle se manifeste faiblement à droite, dans quelques points derrière l'omoplate, et l'on trouve à la hauteur de la pointe de cet os de l'égophonie et une matité très-évidente du son dans toute la partie de la poitrine qui lui est inférieure ; le pouls avait acquis beaucoup plus de fréquence. J'eus la certitude qu'une pleuro-pneumonie nouvelle s'était développée dans ce côté et qu'il existait un épanchement dont le niveau était vers l'angle de l'omoplate.

Une saignée du bras ne procura aucune amélioration. Un large vésicatoire sur le côté et l'usage des boissons nitrées eurent plus de succès. Le 3o, l'épanchement avait été résorbé, la respiration s'entendait bien inférieurement, mais la broncophonie persistait au même degré à droite et à gauche dans les points où je l'avais déjà signalée.

Jusqu'au 5 mai, l'état de madame Fossard fut stationnaire, quoique la suppuration du vésicatoire fût abondante et que des sueurs copieuses et générales eussent eu lieu. Il n'y avait plus de trace d'épanchement à droite. *Tartre stibié, huit grains dans quatre onces d'infusion aromatique; sirop de guimauve, une once.* Deux vomissemens et plusieurs selles dans la journée, après lesquels tolérance.

Le 7, on ne retrouve plus de broncophonie à droite; à gauche la respiration s'exécute moins bien, l'air pénètre difficilement dans les parties hépatisées, néanmoins on distingue un léger râle crépitant, le pouls conservant la même fréquence; il est à 1oo. *Tartre stibié, neuf grains.*

Le 8, la potion a provoqué un vomissement. La plaie du vésicatoire, devenue très-douloureuse, est pansée avec du cérat; la résolution de la pleuro-pneumonie de ce côté semble opérée; mais l'hépatisation de gauche reste au même degré.

Le 9, *tartre stibié, douze grains;* le 10, *quinze grains.* Nausées, envies de vomir continuelles; deux vomissemens, trois selles. Nuits bonnes, diminution de la fréquence du pouls qui est à 85-88. La malade, fatiguée, dégoûtée du remède, demande à le suspendre, ce qui lui est accordé.

Jusqu'au 17, amélioration progressive dans son état, des crachats blancs, muqueux et abondans sont expectorés chaque jour; le pouls revient à 80; les organes digestifs ont conservé leur intégrité; l'appétit se réveille, la malade est vivement tourmentée par la faim. On lui donne des bouillons et des potages. Malgré ce mieux apparent, les phénomènes respiratoires persistent. Il semble que le souffle et la voix de la malade passent directement par la cavité du stéthoscope, lorsqu'on l'applique sur la fosse sous-épineuse gauche. On aurait pu prendre le son de la voix pour de la pectoriloquie s'il n'eût pas présenté un chevrottement bien marqué, et je dus y prêter toute mon attention pour ne pas me laisser aller à l'idée d'une phthisie, dont la durée de la maladie et quelques autres circonstances pouvaient très-bien faire soupçonner l'existence. Il y avait donc toujours de ce côté hépatisation et épan-

chement pleurétique. La malade est mise à l'u-
sage des pastilles kermétisées contenant un demi-
grain de kermès. Elle en prend dix à douze par
jour, qui n'exercent aucun effet sensible sur les
organes digestifs.

Le 19, madame Fossard se trouve bien; son
teint est naturel, son appétit toujours vif; elle
n'a pas toussé depuis deux jours; ses forces se
rétablissent; elle reste levée une partie de la
journée; elle sort et fait d'assez longues promenades. Examinée de nouveau le 24, je remarque
un rétrécissement manifeste du côté gauche de
la poitrine et quelques traces d'égophonie. La
respiration est bruyante dans le dos, et l'air circule librement dans les portions du poumon
qui avaient été hépatisées.

Ce ne fut cependant que sur la fin de juin que
la résorption du liquide épanché et que la résolution des points du parenchyme pulmonaire in-
durés, furent entièrement achevées et que la guérison fut assurée. La poitrine, examinée à cette
époque, ne présenta plus rien d'anormal; la malade avait repris ses forces et son embonpoint,
et depuis deux ans sa santé s'est conservée bonne.
Madame Fossard a pris *quarante-deux grains
d'émétique* et environ *un gros et demi de kermès.*

Cette double phlegmasie se développant successivement à gauche et à droite, dans les pou-

mons et dans les plèvres, aurait-elle cédé plus promptement à un traitement antiphlogistique actif qu'à celui qui a eté suivi? Cela est possible. Cependant on ne doit pas méconnaître la tendance qu'ont certaines inflammations à se prolonger, à passer à l'état chronique, quel que soit le traitement qu'on leur oppose, et celle-ci me paraît être du nombre. La guérison s'est fait long-temps attendre; plusieurs fois elle a paru douteuse; mais c'est ce qui arrive souvent dans les pneumonies centrales, qui intéressent une petite partie du parenchyme pulmonaire et la font passer à l'état d'induration; la résolution en est ordinairement très-lente, ce qui peut donner lieu à une erreur de diagnostic en faisant prendre ces indurations pour des masses tuberculeuses; dans ce cas, les saignées copieuses et répétées exercent peu d'influence sur les points hépatisés, elles affaiblissent les malades et retardent la résolution plutôt que de l'activer. Je me suis bien trouvé dans ces circonstances de petites saignées pratiquées de loin en loin, de l'usage du kermès administré en pastilles, comme chez madame Fossard, à la dose de cinq à dix grains par jour, interrompu et repris au bout de quelques jours, et continué ainsi jusqu'à la fin de la maladie. Cette préparation antimoniale est généralement mieux supportée que le tartre stibié, dont elle diffère fort peu ; elle peut rendre de grands services lorsqu'il s'agit de déterminer des effets moins énergiques, comme dans les phlegmasies chroniques de la poitrine et chez les enfans.

23ᵉ *Obs.* — C'est ainsi que chez une jeune dame, âgée de vingt-deux ans, atteinte de pleuro-pneumonie chronique, siégeant dans la partie postérieure droite de la poitrine et existant depuis un mois lorsqu'elle me fit appeler, je vis la résolution de la double phlegmasie s'opérer complètement dans l'espace de quinze jours, sous l'influence d'un vésicatoire sur le côté et du kermès administré en pastilles à la dose de six grains par jour. Il ne détermina ni vomissement ni évacuations alvines.

24ᵉ *Obs.* — *Dilatation avec hypertrophie du ventricule droit du cœur; péripneumonie double, plus étendue à droite; guérison de l'inflammation des poumons, diminution des accidens dus à la maladie du cœur, par l'usage du tartre stibié, quarante-deux grains en cinq jours.*

M. Giraud, âgé de soixante-trois ans, d'une maigreur extrême, au teint basané, d'un tempérament nerveux et irritable, éprouvait depuis longtemps des palpitations, de la toux et de l'oppression, et de l'enflure aux extrémités inférieures, qui avait déjà paru et s'était dissipée plusieurs fois.

Il me fit appeler le 15 janvier 1829. Je le trouvai assis sur son lit, la tête penchée en avant; sa respiration était anxieuse; sa voix éteinte permettait à peine d'entendre ce qu'il disait; il était infiltré des pieds à la tête et paraissait être dans le plus grand découragement. Il rendait avec de vives douleurs à la base de la poitrine, des crachats sanglans, visqueux et adhérant fortement au vase. A l'examen, les battemens du cœur avaient une grande étendue dans la région du sternum à droite et jusqu'à l'épigastre. Ils étaient tumultueux et bruyans à la partie inférieure du sternum; les pulsations artérielles contrastaient par leur petitesse avec la force et la dureté des battemens du cœur. Ils avaient à gauche la force et le développement normaux; la percussion donna un son mat à la base de la poitrine, à gauche et à droite; du dernier côté la matité s'étendait jusqu'à la fosse sus-épineuse. L'auscultation rapporta un râle crépitant très-intense et très-étendu à droite, un peu moins à gauche; derrière la fosse sus-épineuse droite on ne distinguait ni râle ni bruit respiratoire. Le malade, menacé d'une suffocation imminente, croyait toucher à ses derniers momens, et ses craintes ne me parurent pas sans fondement.

Les contractions du cœur conservant beaucoup d'énergie, elles me décidèrent à pratiquer une saignée du bras de deux palettes, malgré la petitesse et la faiblesse du pouls. Je pense avec

Laennec que l'état du cœur doit décider sur l'emploi de la saignée ; ce guide est bien plus sûr que le pouls, qui indique souvent d'une manière très-infidèle les cas où l'on doit saigner et ceux où il convient de s'en abstenir. Je prescrivis : *infusion de bourrache nitrée, looch blanc avec oximel scillitique, lavemens purgatifs*.

Le 17, tous les symptômes s'étaient encore aggravés ; les poumons semblaient toucher à une hépatisation complète, et le malade à une mort prochaine et inévitable. Le *tartre stibié* fut administré, comme dernière ressource, à la *dose de huit grains*. Quelques cuillerées de tisane furent données de loin en loin, pour apaiser la soif qui était très-vive. La tolérance fut complète ; il n'y eut ni envie de vomir, ni vomissement, ni selles ; pas la plus petite sensation pénible à l'estomac ; la langue conserva son humidité, sa mollesse ; le ventre, sa souplesse et son insensibilité. Dès le soir, les crachats étaient plus rares et leur coloration en rouge moins foncée ; le malade crut respirer avec moins de difficulté, l'expression de ses traits était moins alarmante.

Le 18, mieux décidé ; la dyspnée décroît, la crépitation est moins forte, l'espoir renaît. *Tartre stibié, neuf grains*, continué à la même dose et avec la même tolérance le 18, le 19 et le 20 janvier. Pendant ces trois jours, les symptômes de la pneumonie perdirent rapidement leur gravité. La respiration se rétablit, le sang disparut des crachats, qui avaient passé par les teintes rose, rouille et jaune, et étaient d'un blanc mat ; quelques-uns cependant avaient le caractère purulent. La crépitation n'existait plus, mais l'air ne pénétrait pas encore dans un point très-circonscrit du poumon, vers la fosse sus-épineuse droite où le son était mat et le souffle tubaire.

Le 21, *tartre stibié, sept grains.*

Le 22, la résolution était opérée dans la totalité des poumons, à l'exception de la petite portion que je viens de désigner, où l'inflammation avait passé à l'état de suppuration. Un vésicatoire fut placé sur l'omoplate, et le 30 M. Giraud fut rétabli complètement.

Le bienfait de l'émétique ne fut pas borné à l'état pneumonique. Ce sel procura, sans crise, sans effet apparent, la disparition de la leucophlegmatie et le ralentissement des battemens du cœur. J'ai vu plusieurs fois M. Giraud depuis sa maladie; il est maigre et sec; il marche avec facilité sans étouffer; il ne tousse plus; il a retrouvé son appétit et ses forces, il prétend ne s'être jamais mieux porté. Je ne pense pas, malgré ses assertions, que la maladie du cœur ait disparu; j'ai acquis la preuve du contraire en retrouvant ses battemens étendus et sonores; mais les accidens qui en dépendaient, tels que la leucophlegmatie et l'essouflement, n'ont pas encore reparu, après deux ans passés depuis l'époque du traitement par le tartre stibié.

25ᵉ *Obs.* — *Pneumonie à gauche, bornée au sommet du poumon en arrière; gastro-hépatite. (Tartre stibié, 15 grains en trois jours.)*

Madame Passot, âgée de soixante-cinq ans, d'une constitution faible et détériorée par des catarrhes fréquens et des chagrins domestiques, se mit au lit, le 24 octobre 1829, avec une douleur aiguë au côté gauche de la poitrine, s'étendant d'arrière en avant jusqu'à l'épigastre et la région du foie. Cette douleur était augmentée par l'inspiration, la pression et une toux violente et sèche qui tourmentait beaucoup la malade : son pouls faible et mou battait cent fois par minute. *Vingt sangsues sur le côté et à l'épigastre ; cataplasmes émolliens ; boissons adoucissantes.*

Le 26, je reconnus une pneumonie peu étendue au sommet et en arrière du poumon gauche. La langue, recouverte d'un enduit muqueux très-épais, était humide dans la matinée, elle était devenue sèche, aride et d'un brun noirâtre dans l'après-midi ; il n'y avait point de selles ; le ventre était distendu par des gaz, et la région gastro-hépatique très-douloureuse au toucher. La faiblesse de la malade et son abattement moral ne permettaient pas de revenir aux évacuations sanguines : un vésicatoire fut appliqué sur la partie antérieure de la poitrine. Il produisit peu d'effet, à cause du peu de vitalité de la peau.

Un confrère habile se joignit à moi le 29. La maladie avait fait des progrès jusque-là. Nous constatâmes l'existence de la gastro-hépatite et de la pneumonie indiquées ci-dessus; la respiration était tout-à-fait bronchique à la hauteur de la fosse sus-épineuse gauche. La prostration des forces, la mollesse du pouls et des contractions du cœur, la décomposition des traits de la figure étaient si grandes que l'état de la malade nous parut désespéré; ce qui nous décida à prescrire le tartre stibié malgré la sécheresse et l'aridité de la langue, et l'inflammation évidente de l'appareil gastro-hépatique : *six grains dans quatre onces d'infusion aromatique édulcorée* furent prescrits, et une cuillerée de cette potion dut être administrée de trois en trois heures.

La première cuillerée provoqua trois vomissemens, qui furent suivis de lipothymies effrayantes : la malade parut toucher à son dernier moment; elle revint cependant à elle et je fis suspendre la potion pendant six heures. Une seconde cuillerée, donnée le soir sur les dix heures, fut encore suivie de deux vomissemens et d'une forte selle; mais après ces évacuations la malade parut moins faible; elle dit éprouver moins de gêne à la base de la poitrine et moins de difficulté pour respirer; une troisième cuillerée fut tolérée : la toux cessa, la langue s'humecta, et la région gastro-hépatique fut infiniment moins douloureuse.

Le 30, *une cuillerée de la potion* toutes les deux heures; un seul vomissement et une selle eurent lieu. La toux reparut; mais elle fut rare et peu douloureuse; la langue resta humide et recouverte de son enduit muqueux; la bronco-phonie persista : le pouls, plus développé, était a 95; les traits de la figure avaient repris de l'expression; la malade, qui avait eu plusieurs heures de sommeil, se trouvait plus forte; elle se plaignit pour la première fois de la plaie de son vésica-toire.

Le 31, même prescription, *une tasse de bouillon de poulet* entre chaque cuillerée de potion; un vomissement, trois selles dans la journée : la malade se trouve bien; elle a dormi; elle sent ses forces revenir, et l'espoir de guérir, renaît.

Du 1er au 6 novembre, la convalescence s'établit et marche avec quelque difficulté, à cause de la lenteur de la résolution du point hépatisé. Dès le 2 *l'émétique* avait été supprimé, parce qu'il inspirait un dégoût invincible. La santé de madame Passot finit par se rétablir parfaitement et n'a pas éprouvé de dérangement depuis lors.

Les symptômes de gastro-hépatite disparurent promptement après les évacuations provoquées par l'émétique. Cet état morbide, signalé comme une contre-indication à l'emploi du remède, fut précisément celui qu'il combattit avec le plus de succès. En peu de jours, l'estomac et le foie revinrent à leur état normal, et ils purent exécuter leurs fonctions. J'eus la satisfaction de voir revenir à la vie une malade que j'avais crue perdue; et cette satisfaction, je la dus au tartre stibié.

Je n'ai pas été assez heureux pour guérir tous les pneumoniques auxquels j'ai fait prendre du tartre stibié. Il en est quelques-uns, dans le nombre assez considérable que j'ai traités par cette méthode, qui ont succombé; j'en compte cinq sur quarante environ. Cette proportion est peu forte et le serait bien moins si, dans les cinq qui sont morts, je n'avais pas eu à combattre des lésions organiques incurables, et dont la pneumonie n'avait fait que hâter la marche vers la terminaison funeste. J'en ai acquis la preuve dans les ouvertures cadavériques qu'il m'a été permis de faire. Je peux affirmer que je n'ai trouvé, chez aucun sujet, d'altération pathologique qu'il fût possible de considérer comme le résultat de la pneumonie et à laquelle on pût attribuer immédiatement la mort. J'ai remarqué chez tous ou une résolution complète de l'inflammation du poumon, ou un travail résolutif déjà assez avancé pour faire croire qu'il se serait achevé, si d'autres circonstances morbides n'avaient pas interrompu trop tôt le cours de la vie. Chez la plupart l'émétique avait été donné à faibles doses, et peu de jours avant la mort; de sorte qu'ils n'en avaient pris que de petites quantités.

Ainsi, dans les malades que le tartre stibié n'a pu guérir, l'un avait, indépendamment de sa pneumonie, une inflammation pelliculaire des plus intenses de toute la muqueuse digestive, qui fournit à elle seule les symptômes les plus graves; l'autre, c'était une femme de chambre jeune et forte, était atteinte en même temps d'une péricardite, contre laquelle le tartre stibié fut impuissant; chez un troisième, il existait un œdème des poumons, avec une hépatisation rouge d'une partie peu étendue du poumon gauche et une pleurésie double avec épanchement purulent considérable et organisation de fausses membranes anciennes, à la surface desquelles je trouvai des brides et des fragmens transparens et rouges de membranes d'organisation nouvelle et récente. Ce malade, qui avait offert quelques symptômes de pneumonie, mourut le troisième jour après m'avoir fait appeler et avoir pris quinze grains de tartre stibié: le quatrième, dont je vais rapporter l'histoire, était affecté depuis longues années d'un anévrisme du cœur; un cinquième enfin, ivrogne de profession, succomba à une arachnitis qui survint pendant le cours d'une pneumonie légère qui était en voie de guérison et dont je retrouvai à peine les traces à l'ouverture du corps.

26ᵉ *Obs. — Hypertrophie du cœur, anasarque, pleuro-pneumonie à droite. — Saignée, tartre stibié.*

M. Levaillié, âgé de cinquante ans, d'une taille élevée et d'une forte constitution, d'un caractère doux et emporté, faisait remonter à une époque très-reculée l'apparition des premiers symptômes d'une maladie organique du cœur, dont je retardais les progrès depuis dix ans par des saignées répetées plusieurs fois chaque année, et par l'usage habituel de la digitale et d'un régime approprié.

Il me fit appeler le 26 février 1830 ; il gardait le lit depuis une quinzaine de jours, à cause de l'infiltration considérable de ses extrémités inférieures et des étouffemens continuels qu'il éprouvait par le plus léger exercice. J'avais déjà combattu plusieurs fois avec succès ces accidens, qui se renouvelaient depuis plusieurs années pendant les hivers, en présentant chaque fois des chances de moins en moins favorables. M. Levaillié se plaignit en outre d'une douleur au côté droit de la poitrine, qui augmentait par une toux sèche et opiniâtre dont il était habituellement tourmenté et qui était beaucoup plus intense depuis quelques jours. Je remarquai quelques filets de sang dans les crachats rendus en petit nombre. Le son était clair de ce côté, l'expansion pulmonaire était incomplète, et quelques traces de crépitation existaient. *Saignée du bras de deux palettes.*

Le 28, l'état du malade a empiré; le sang est abondant dans les crachats, la poitrine toujours sonore; mais à l'auscultation on trouve plus de gêne dans la fonction respiratoire, le râle crépitant s'étend presque à la totalité de la partie postérieure du poumon. Les battemens du cœur sont obscurs et tumultueux; le pouls est petit et misérable. Le malade manifeste le désir d'en finir avec la vie, sa physionomie profondément altérée exprime le découragement; sa faiblesse est extrême. Comment hasarder une nouvelle saignée? ne favoriserait-elle pas l'engouement du poumon, déjà privé d'énergie, et ne hâterait-elle pas le moment fatal? il paraît exister une imbibition sanguine du tissu pulmonaire plutôt qu'une inflammation franche. Car on ne retrouve ni brocophonie, ni égophonie qui devraient exister à cette époque de la maladie, mais bien un râle sous-crépitant qui décèle l'infiltration séreuse ou sanguine du tissu pulmonaire. L'emploi du tartre stibié dans ce cas n'était pas sans danger; s'il occasionait des vomissemens réitérés, les secousses que le cœur en éprouverait pourraient être fatales, et cependant l'état du malade était si grave qu'il était urgent de le secourir. Je prescrivis *huit grains de tartre stibié*

*dans quatre onces d'infusion aromatique avec
une once de sirop de pavot*, prêt à suspendre le
remède s'il menaçait de produire des accidens.

Le 1er mars, il y a eu la veille trois selles;
point de vomissement. La nuit a été meilleure
que les précédentes. Le malade se trouve beaucoup mieux, quoiqu'il n'y ait pas de changement
notable dans les signes sthétoscopiques. Il se
plaint néanmoins d'une douleur assez vive dans
le côté droit. *Six sangsues* sont appliquées sur ce
point, et la douleur disparaît. L'estomac et le
ventre sont souples et indolens; l'infiltration des
cuisses et des jambes a diminué. Il existe un peu
de moiteur. *Tartre stibié, douze grains.*

Le 2 mars, léger délire pendant la nuit; le malade parle beaucoup, sa parole est brève, ce qui
ne lui est pas ordinaire; il éprouve des rêvasseries
lorsqu'il ferme les yeux; ses réponses sont d'ailleurs justes; il demande souvent à boire. Sa langue
est nette, large, molle et humide dans toute son
étendue; il y a parfois des rapports et du hoquet,
qu'on avait observés déjà la veille; pas de selles
ni de vomissement. La perméabilité du poumon
droit est plus grande et plus étendue; la crépitation a diminué dans la même proportion; je crus
distinguer quelques traces d'égophonie.

Parmi les crachats peu nombreux, les uns sont
blancs, d'autres couleur d'ocre, d'autres d'un
gris sale, et quelques-uns contiennent du sang

17*

noir. *Lavement laxatif; potion stibiée quinze grains; une cuillerée toutes les trois heures,* pour laisser la facilité de faire boire le malade plus souvent.

Le 3 mai, il n'existe plus de sang dans les crachats; ils sont blancs et rares. La résolution de l'inflammation paraît marcher rapidement, à en juger par la facilité de plus en plus grande avec laquelle l'air pénètre les vésicules aériennes. Une teinte ictérique se prononce; les urines sont d'un rouge foncé, et cependant le foie est sans douleur, même à la pression; la langue reste toujours humide et pâle; deux selles bilieuses, soif moins vive que le jour précédent; excitation cérébrale marquée; *potion à 12 grains.*

Le 4, le hoquet et les rapports ayant été continuels dans la journée d'hier, la potion n'est pas reprise. Le malade dit éprouver depuis plusieurs jours de la chaleur et de la douleur dans le pharynx lorsqu'il avale. Cet accident est dû à l'inflammation pustuleuse qui se développe parfois sur la muqueuse du pharynx et de l'œsophage, dans le cours du traitement par le tartre stibié. Je l'ai observé plus rarement chez les pneumoniques que chez des malades atteints d'autres maladies. Il disparaît promptement après la cessation du remède, et ne mérite d'attention que lorsqu'il est assez grave pour empêcher la déglutition.

Le 5, il n'existe plus de toux; les symptômes de la fluxion de poitrine ont à peu près disparu; la respiration est libre; un peu moins intense à la base du poumon droit. Mais le malade qui a retrouvé toutes ses facultés intellectuelles, est dans un grand état de faiblesse; sa peau est d'un jaune foncé, sa langue légèrement sèche; il n'éprouve plus de hoquet, ni de rapports. Les battemens du cœur et ceux de l'artère sont tellement obscurs et tumultueux, qu'il est impossible de les nombrer. Pendant les trois jours qui suivirent, l'affaiblissement fit des progrès, et M. Levaillié s'éteignit le 8 mars sans douleur, sans agonie, et conservant toute sa connaissance jusqu'au dernier moment.

Ouverture du cadavre, faite trente-six heures après la mort, en présence de deux confrères :

Teinte ictérique foncée, infiltration des jambes et des cuisses, émaciation des parties supérieures.

A l'ouverture de la poitrine, le cœur et son péricarde est le premier organe qui se présente. Il occupe toute la partie médiane et gauche de la poitrine. Le cœur avait deux fois au moins son volume ordinaire; sa longueur, de sa base à sa pointe, était de huit à neuf pouces; ses deux ventricules très-dilatés avaient des parois d'une épaisseur considérable; celles du ventricule gauche étaient cependant comparativement plus épaissies; leurs cavités contenaient quelques

caillots de sang ; les colonnes charnues étaient
pâles et consistantes. La dilatation des oreillettes
était également très-grande. Les valvules et les
orifices aortique et pulmonaire ne présentaient
aucune particularité, ni rétrécissement, ni ossi-
fication, ni aucune autre circonstance organique
capable de mettre obstacle au cours du sang.
C'était donc une hyperthrophie franche et essentielle.

Une adhérence récente et forte unissait les
deux feuillets de la plèvre droite dans toute leur
étendue ; aussi pas une goutte de sérosité épan-
chée, ce qui explique l'absence de l'égophonie
qui ne fut qu'entrevue pendant quelques instans.
Le poumon crépitant dans ses deux tiers supé-
rieurs, laissait suinter, par la section, un liquide
spumeux jaunâtre ; à la partie postérieure, dans
l'étendue de deux ou trois pouces, il offrait une
hépatisation rouge, dense, granulée, ayant toute
la consistance du tissu du foie. Nous pensâmes
que c'était le reste d'une hépatisation plus étendue, dont la résolution s'était opérée sous l'influence du traitement. Le poumon gauche était
sain, un peu refoulé en haut et en arrière par le
cœur. Le foie, d'un volume ordinaire, était jaune,
couleur de cire ; la vésicule du fiel volumineuse,
distendue par une grande quantité de bile.

L'estomac, les intestins et le mésentère avaient
une teinte jaune violacée, qui était la teinte ictéri-

que ; elle se remarquait partout, dans les liquides comme dans les solides du sujet. La membrane muqueuse de l'estomac était recouverte d'une mucosité épaisse, qui s'enlevait difficilement par le lavage. La membrane au-dessous ne présentait ni ramollissement ni épaississement, mais quelques arborisations anciennes et quelques espaces pointillés de rouge. Il existait vers la grande courbure une ulcération, de la forme et de l'étendue d'une lentille, ayant détruit la muqueuse, et à bords inégalement découpés et cicatrisés depuis long-temps. La membrane interne des intestins avait le même aspect que la péritonéale, la teinte ictérique était partout. Comme celle de l'estomac, elle était recouverte d'un enduit muqueux, jaunâtre, sans ulcération, sans élevures gaufrées, sans aucune trace de phlegmasie.

Mes confrères et moi, nous ne crûmes pas devoir attribuer au tartre stibié l'ulcération cicatrisée de l'estomac, le développement des veines variqueuses qui rampaient sur la muqueuse, la couleur rougeâtre, bleuâtre, que celle-ci présentait dans toute son étendue, et le mucus de même aspect qui la recouvrait. Ces phénomènes nous parurent dépendre de l'anévrisme lui-même d'une part, et de l'autre, de l'ictère général qui s'était déclaré quelques jours avant la mort.

Je terminerai ici ce que j'avais à dire sur l'em-

ploi du tartre stibié dans la pneumonie; j'aurais
pu rapporter un bien plus grand nombre d'observations prises dans ma pratique et dans les
auteurs tant anciens que modernes, propres à
faire connaître les effets thérapeutiques de ce
médicament à faible et à haute dose, mais je me
serais livré, pour ce qui me concerne, à des répétitions fastidieuses; et pour la connaissance
des publications modernes, je préfère renvoyer
aux ouvrages de Rasori, de Laennec et aux jour-
naux de médecine qui, depuis dix ans, renferment tous des faits nombreux et des discussions
contradictoires, qui me paraissent avoir éclairé
suffisamment la question. Je renvoie donc à ces
sources où j'ai puisé en partie mes convictions,
tout en demandant grâce pour la longueur de ce
chapitre que je n'ai pu abréger comme je l'aurais
désiré, parce qu'il renferme l'exposition des doctrines et des théories d'après lesquelles l'usage
du tartre stibié à haute dose a été introduit dans
la thérapeutique. C'est à la fin de l'ouvrage que
je présenterai mes opinions sur la manière d'agir
de ce remède, et sur les bornes ou l'étendue pré-
sumable des services qu'il est appelé à rendre à
l'art de guérir.

Pleurésie.

Ce n'est pas ici le lieu de se livrer à l'examen
des discussions qui s'élevèrent dans l'antiquité,

et se prolongèrent jusqu'à nos temps modernes, sur la nature et le siége de la pleurésie ; nous savons aujourd'hui qu'elle est une inflammation de la plèvre, aussi distincte de toutes les autres inflammations que la plèvre l'est elle-même des autres tissus organisés. L'histoire de ses divers modes d'existence, des formes qu'elle peut affecter et des complications qui en dérangent la marche ou en obscurcissent le diagnostic, n'est pas non plus de mon objet et m'entraînerait bien au-delà des bornes qui me sont prescrites. J'ai seulement mission d'examiner si le tartre stibié ne peut pas être appliqué avec avantage, dans quelques occasions, au traitement de cette maladie.

Si, à l'exemple des Italiens, on pouvait considérer l'émétique comme un sédatif, un antiphlogistique direct, la question de son utilité dans la pleurésie serait résolue affirmativement comme elle l'a été pour la pneumonie. Mais ma conviction, sur ce point de doctrine, n'est pas assez forte pour me faire passer sur les inconvéniens que son administration peut entraîner, lorsqu'ils ne sont pas compensés, comme dans la pneumonie, par des avantages réels, promptement obtenus et à peu près constans. La douleur déchirante, qui accompagne la pleurésie aiguë dans la plupart des cas, peut être exaspérée par les secousses du vomissement ; l'on sait d'ailleurs combien le mouvement est nuisible aux parties enflammées; la déplétion subite que le vomissement occasione, et qui peut amener promptement le dégorgement du parenchyme pulmonaire, ne paraît pas devoir produire le même effet sur une membrane mince, transparente, qui présente à peine quelques traces d'injection vasculaire. Le traitement antiphlogistique est enfin suivi de succès si constans, qu'il paraît mériter la préférence sur le tartre stibié.

Il est néanmoins des circonstances où la méthode évacuante est la meilleure et même la seule à suivre. C'est une vérité proclamée par la plus haute antiquité, puisqu'Hippocrate, dans le livre *de Morbis*, qui lui est attribué, avait déjà signalé des pleurésies bilieuses qui cédaient promptement aux vomitifs; ce fait avait été de nouveau constaté par Dupuy, médecin de la faculté de Paris, qui avait observé, quelques années avant Stoll, plusieurs épidémies de pleurésies bilieuses. Mais c'est au médecin de Vienne que l'on doit sur ce point les observations les plus nombreuses et les plus décisives. Dans l'épidémie de 1766, Stoll ne tarda pas à s'apercevoir que les saignées aggravaient la position des pleurétiques, loin de les soulager, et que les vomitifs, au contraire, allaient droit au but en faisant disparaître un état bilieux qui tenait sous sa dépendance toutes les phlegmasies de cette époque; aussi la chaleur la plus vive, l'expectoration sanguinolente, les vomissemens fréquemment répétés ne l'empêchaient-ils pas de donner l'émétique avec succès, comme on peut s'en assurer page 234 du second volume de son ouvrage (*Ratio medendi*); j'en extrais l'observation suivante, qui donnera une juste idée de la pleurésie bilieuse et de la pratique de Stoll.

27e *Obs*. — Un jeune homme de dix-huit ans, après avoir éprouvé quelques frissons, se plaignit, le 9 juillet 1777, d'oppression et d'une douleur pleurétique aux environs de la mamelle droite; la douleur s'étendit ensuite à toute la poitrine, et augmentait manifestement par l'inspiration et la toux. Le malade se couchait facilement sur le côté sain; il y avait de l'anorexie, un goût amer dans la bouche, une soif considérable. L'épigastre était douloureux à la pression, la langue couverte d'un enduit jaunâtre. Tel était l'état du malade le 14 juillet, lorsque Stoll le vit pour la première fois.

Le soir même, après une boisson délayante prise dans la journée, on lui administra un émétique, qui excita le vomissement de matières bilieuses et des déjections alvines. Pendant la nuit, il survint une sueur abondante. Le lendemain, la douleur et la fièvre étaient considérablement diminuées.

Le 16, plus de fièvre, encore un peu d'amertume de la bouche,

Le 17, on donne de la teinture aqueuse de rhubarbe avec un sel neutre, et les jours suivans quelques amers. Le malade fut promptement et radicalement guéri. Il n'est pas indispensable de trouver des indications aussi tranchées que celles qui s'offrirent dans l'épidémie de Vienne pour donner l'émétique dans les pleurésies. On peut y avoir recours dans les cas sporadiques, lorsqu'à l'inflammation de la plèvre se joignent les symptômes caractéristiques de l'embarras gastique. Mais on ne doit pas pour cela s'abstenir des saignées générales ou locales jugées nécessaires pour diminuer la douleur et faire cesser l'éréthisme. Ces évacuations préalables préviennent les inconvéniens et assurent les bons effets du remède.

La puissance du tartre stibié à haute dose dans la pleurésie a été mise en doute par Laennec. Ce médecin avait constaté que, dans la pleurésie aiguë et chronique, il faisait tomber promptement l'orgasme inflammatoire, mais qu'il n'accélérait pas la résorption de l'épanchement qui en est la suite. Ce serait déjà beaucoup qu'il enrayât la marche de l'inflammation, et qu'en la faisant cesser plus promptement, il prévint la collection de ces énormes épanchemens séro-purulens, dont la résolution si lente, si difficile, laisse

souvent les malades exposés à de graves dangers.
J'ai des raisons de croire qu'il peut quelquefois
faire résorber des épanchemens récens considérables, avec autant de célérité que de bonheur.
Indépendamment des cas de pneumonies, compliquées de pleurésie, avec épanchement séreux
plus ou moins considérable, que j'ai observés, et
dans lesquels j'ai constaté la résolution et l'absorption simultanées de l'hépatisation et du liquide épanché, je citerai l'observation suivante
en preuve de cette propriété de l'émétique que
Laennec n'osait pas admettre.

28ᵉ *Obs.* — *Pleurésie à gauche, traitée et guérie
par la saignée ; rechute le neuvième jour, nouvelles saignées insuffisantes ; tartre stibié, vingt-
quatre grains en trois jours ; guérison.*

Un Allemand, âgé de cinquante-deux ans,
d'une bonne constitution, d'un tempérament
flegmatique, avait toujours joui d'une bonne
santé, lorsqu'au mois d'octobre 1828, il s'exposa,
étant en sueur, à un air froid et humide. Le lendemain, frisson, toux, oppression, douleur aiguë au côté gauche de la poitrine. Le troisième
jour, mêmes symptômes ; de plus, peau chaude
et sèche, expectoration douloureuse de crachats
blancs, contenant quelques stries de sang. La
percussion était sonore ; l'auscultation rapportait
de l'égophonie presqu'à la base de la poitrine ; à

gauche et en arrière, aucun signe de pneumonie. *Saignée du bras, de douze onces.*

Le quatrième, amendement des symptômes généraux; persistance de la douleur de côté. Elle cède à l'application de vingt sangsues; et le septième jour le malade entre en convalescence; il n'éprouve plus de douleur ni de toux, l'égophonie a disparu. Trois jours après, se croyant guéri, le malade sort, se promène pendant une heure par un beau temps. En rentrant, il éprouve un froid très-vif et dans la soirée une gêne très-grande dans la respiration.

Le lendemain je le trouvai assis sur son lit, position qu'il avait gardée toute la nuit, respirant avec la plus grande difficulté. La toux et la douleur de côté étaient revenues, avec la même force que dans le premier début de la maladie; les crachats peu abondans contenaient des filets de sang; la percussion sonore à droite était entièrement mate dans tout le côté gauche; il semblait que ce côté de la poitrine fût plein; il était évidemment plus dilaté et imperméable à l'air; le bruit respiratoire ne s'entendait nulle part, excepté le long de la colonne vertébrale où on distinguait un léger râle crépitant; le pouls était fréquent et serré, la langue humide, molle et sans rougeur.

Saignée du bras de quinze onces; elle est répétée le soir, parce que l'état du malade est le même.

La nuit est tout aussi mauvaise que la précédente. *Vingt sangsues* sont appliquées le matin sur le point douloureux ; le sang coule abondamment des piqûres, sans apporter aucun soulagement favorable à la position du malade : la percussion et l'auscultation donnent les mêmes renseignemens que la veille. La dyspnée augmente dans la soirée ; elle est portée au plus haut degré le lendemain matin, quatrième jour de la récrudescence. Le bruit respiratoire est tout-à-fait nul dans tout le côté gauche ; il s'entend plus faiblement à droite qu'au début de la maladie. *Six grains de tartre stibié dans quatre onces d'infusion aromatique, sirop de guimauve, une once; à prendre une cuillerée toutes les deux heures.* Vomissement après la première cuillerée, ce que j'attribue en partie à un verre de tisane pris quelques minutes après la cuillerée de potion. Le vomissement ne se renouvelle pas, et il n'y eut pas de selle.

Dès le soir même, la gêne de la respiration avait diminué. Le lendemain je trouvai le malade couché sur un simple oreiller, respirant presque sans difficulté. Il avait peu toussé ; ses crachats contenaient à peine quelques stries de sang. Le bruit respiratoire commençait à se faire entendre vers les parties supérieures du poumon avec un peu de crépitation.

Tartre stibié, neuf grains, à prendre dans les vingt-quatre heures. Le deuxième jour de l'emploi de l'émétique et le sixième de la rechute, je fus assez agréablement surpris de voir le malade couché horizontalement dans son lit, respirant presque aussi facilement que dans son état de santé, et m'assurant qu'il était tout-à-fait bien. Le point de côté avait disparu ; la respiration s'exécutait bien dans tout le sommet du poumon ; elle s'établissait graduellement du sommet à la base ; l'égophonie se faisait entendre, et la crépitation avait cessé.

Troisième potion de neuf grains à prendre en trente-six heures. Elle fut la dernière, le malade n'éprouvant plus de dyspnée, de toux ni de douleur ; les signes de l'épanchement ayant disparu, on en cessa l'usage. Dès ce moment, la guérison fut assurée et ne s'est pas démentie depuis cette époque.

Le tartre stibié a déterminé chez ce malade un seul vomissement ; il n'a provoqué ni selle, ni sueur, ni aucun autre mouvement critique quelconque ; et cependant, sous son influence, la résorption du liquide épanché a été aussi prompte que complète. Je ne crois pas qu'il soit permis de méconnaître ici cette influence, et de rejeter toute spécialité d'action du remède. Comment s'exerce cette spécialité ? C'est encore un problême dont je chercherai ailleurs la solution, avec peu d'espoir, je l'avoue, de parvenir à la donner d'une manière satisfaisante.

Je dois à la vérité de dire que j'ai employé deux fois le tartre stibié avec quelque persévérance dans des pleurésies chroniques avec épanchement séro-purulent de date ancienne, et que dans ces deux cas il a complètement échoué. Cela se conçoit en comparant la différence qui existe entre l'activité d'absorption de la plèvre dans les premiers jours qui suivent son inflammation aiguë, et cette même absorption s'exerçant par ou à travers les fausses membranes épaisses qui recouvrent la plèvre dans son inflammation chronique.

Bronchite.

Cette phlegmasie est une maladie fréquente et dont le diagnostic, généralement facile, présente dans quelques circonstances de très-grandes difficultés. Il ne faudrait pas moins que la sagacité et la grande habitude qu'avait Laennec pour pouvoir la distinguer, dans tous les cas, de la phthisie commençante, de la dilatation des tuyaux bronchiques et de quelques affections spasmodiques de la poitrine. Ses degrés divers en intensité et en étendue, son état aigu ou de chronicité en font une des maladies les plus bénignes ou les plus graves, et soumettent son traitement aux variations les plus grandes. Depuis le simple catarrhe, que quelques jours voient naître et disparaître spontanément, jusqu'à l'inflammation aiguë et générale des dernières ramifications bronchiques, qui constitue le catarrhe suffoquant et menace immédiatement la vie, les nuances de la maladie, comme les moyens thérapeutiques qui lui conviennent, sont infinis. Il n'est pas facile de préciser les circonstances où le tartre stibié peut ou doit intervenir. L'inflammation très-aiguë et très-étendue de la muqueuse bronchique réclame promptement l'usage de la saignée, même répétée; mais si, comme il arrive quelquefois, elle restait impuissante, si la suffocation était imminente, on devrait recourir sans retard au tartre stibié, d'abord à dose vomitive, et puis à dose plus élevée, comme on verra que je l'ai fait souvent dans le croup avec un plein succès.

On lit dans la *Clinique des Hôpitaux*, tom. II, n°s 72 et 98, et t. III, n° 23, une série d'articles dans lesquels M. le docteur Savatier décrit, sous la dénomination de *Bronchite capillaire*, l'inflammation des dernières ramifications des bronches pouvant exister seule ou en même temps que celle des tuyaux bronchiques, gros ou moyens, et constituant une maladie distincte du catarrhe tubaire. Il lui donne pour caractère distinctif la matité du son, la diminution de l'expansion pulmonaire et l'absence du bruit respi-

ratoire. Il lui est à peu près démontré qu'on doit
rapporter à cette maladie ce que Laennec a nommé l'œdème du poumon.

On conçoit la possibilité de l'inflammation des
extrémités des conduits aériens, existant isolé-
ment à ces extrémités ou s'étendant plus ou moins
aux branches et au tronc de l'arbre respiratoire;
je crois en avoir observé plusieurs exemples.
Mais ce qui est plus difficile à concevoir, c'est
qu'on puisse le confondre avec l'œdème du poumon, dont le siége et les caractères anatomiques
sont tout différens. Tandis que dans la bronchite
capillaire la muqueuse et le tissu pulmonaire
présentent toutes les traces d'une véritable inflammation; dans l'œdème, au contraire, lorsqu'il
a une date un peu ancienne, le tissu pulmonaire
présente une teinte d'un gris pâle; ses vaisseaux
paraissent contenir moins de sang que dans l'é-
tat ordinaire; il est plus dense et plus pesant que
dans l'état naturel, il ne s'affaisse point à l'ouverture de la poitrine. Il est cependant encore
presque aussi crépitant que dans l'état naturel.
Lorsqu'on l'incise, il en ruisselle une sérosité
abondante, presque incolore ou très-légèrement
fauve, transparente et à peine spumeuse. Tels
étaient les caractères anatomiques de l'œdème
du poumon que j'ai observé, à l'ouverture du
corps d'un de mes malades dont j'ai fait mention plus haut. En tout semblables à ceux indi-

18*

qués par Laennec, ils ont de l'analogie plutôt avec l'infiltration séreuse du tissu cellulaire des hydropiques qu'avec l'injection vasculaire sanguine des bronchitiques. Le râle sous-crépitant qui existe dans l'œdème suffirait d'ailleurs pour le différencier de la bronchite capillaire, si dans celle-ci, comme l'assure M. Savatier, on ne retrouve aucun râle, mais une nullité plus ou moins complète de l'expansion pulmonaire et la matité des points correspondant aux lieux affectés. J'ai néanmoins quelques raisons de penser que dans quelques circonstances le râle sous-crépitant s'observe dans la bronchite capillaire, comme dans l'œdème. L'observation suivante pourra jeter quelques lumières sur ces obscurités.

29ᵉ *Obs.—Bronchite aiguë s'étendant aux ramuscules pulmonaires.— Saignées ; tartre stibié.*

M. Ledoux, d'une taille élevée et d'une belle organisation, adonné aux boissons spiritueuses, sujet aux affections catarrhales et à la dyspnée, fut pris, sur la fin d'avril 1831, d'un catarrhe aigu, que l'on combattit par plusieurs saignées, la diète et des boissons émollientes prises en abondance. Une amélioration survint dans la seconde quinzaine de mai ; le malade en profita pour prendre des alimens, rester levé une partie de la journée et faire des promenades par un vent frais et un temps nébuleux. Il reprit le lit le 30 mai ; je le

trouvai assis sur son lit, respirant avec beaucoup
de peine, ayant la voix très-enrouée et voilée,
ne pouvant parler long-temps sans que sa voix
s'éteigne et sans éprouver un sentiment de fatigue
et d'oppression; la dyspnée est si grande qu'il ne
peut se redresser sur son lit; se coucher sur
l'un ou l'autre côté sans être pris d'étouffement.
La fièvre était peu intense le matin; mais il y
avait le soir une forte exacerbation, ses nuits
étaient agitées, son sommeil troublé par une
toux fréquente, quinteuse, suivie d'une expectoration muqueuse rare. La percussion n'offrait
rien d'anormal, si ce n'est peu de résonnance;
l'auscultation rapportait du sommet des deux poumons un râle à grosses bulles semblable au rou-
coulement des pigeons, et de toute l'étendue du
poumon gauche et d'une grande partie du poumon droit, un râle sous-crépitant très-intense. Il
semblait partir de toute la superficie des poumons et passer immédiatement dans la cavité du
cylindre, comme si cet instrument eût été appliqué sur l'organe même. Nulle trace de broncophonie ni d'égophonie; la peau était moite et le
pouls assez serré, à 100.

*Six grains de tartre stibié pendant trois jours
conséoutifs.* Les premières doses excitèrent le
vomissement et quelques selles; la tolérance s'é-
tablit ensuite.

Le 3 juin, amélioration des symptômes, excepté

du râle sous-crépitant qui reste le même. Crachats abondans, épais, arrondis, d'un blanc mat. Respiration plus libre ; quelques pulsations de moins. *Tartre stibié, douze grains.*

Le 5 juin, le malade a pris une potion et demie dans les quarante-huit heures, dix-huit grains, avec une tolérance complète. Peu de changement dans les signes stéthoscopiques ; le râle crépitant persiste ; néanmoins l'état de respiration commence à s'améliorer, le pouls est tombé à 86.

Douze grains de tartre stibié sont encore pris jusqu'au 7, où l'on suspend la potion parce qu'elle inspire de la répugnance. Le *kermès à la dose d'un grain en pastille*, six fois par jour, remplace l'émétique.

Le 12 juin, la résolution s'opère lentement, l'amaigrissement se prononce, l'oppression diminue, le râle crépitant devient plus rare et perd de son intensité, conservant toujours le même caractère ; le pouls faiblit et se ralentit sensiblement, les crachats sont les mêmes et très-abondans. Un large vésicatoire est appliqué sur la poitrine et entretenu pendant huit jours.

Le 21, le pouls n'est plus fébrile, l'appétit se prononce, les forces se rétablissent ; l'oppression disparaît graduellement, et il ne reste plus que quelques traces du râle, qui est néanmoins toujours crépitant. Ce ne fut qu'à la fin de juin que

la santé de M. Ledoux fut complètement rétablie.

A quel état pathologique du poumon pouvait
appartenir un râle sous-crépitant qui, pendant
un mois, n'a présenté presque aucune variation?
Ce ne pouvait être à la pneumonie, qui n'avait
été dévoilée ni par la matité du son, ni par la
broncophonie, ni par le crachement de sang,
qui ne pouvait d'ailleurs exister dans une si
grande étendue sans occasioner les accidens les
plus graves et dont la marche aurait apporté des
modifications inévitables dans les bruits respiratoires. Ce n'était pas non plus à l'œdème du
poumon chez un sujet jeune et vigoureux, sans
infiltration, sans aucune apparence de maladie
du cœur, et qui ne présentait aucun autre symptôme propre à ce genre d'altération que le râle
sous-crépitant; les grosses bronches avaient leur
râle distinct et qui leur appartient. Je ne vois
donc que l'inflammation des dernières ramifications des bronches qui puisse expliquer l'existence d'un pareil râle, se passant à la superficie
du poumon, persistant si long-temps sans changer d'état, n'étant point modifié par les saignées
et la durée de la maladie, et cédant lentement à
l'action du tartre stibié.

Laennec, qu'il faut toujours citer quand il s'a-
git de maladies de poitrine et d'émétique, faisait
un grand usage de ce médicament dans le traite-

ment des catarrhes très-anciens des vieillards, et surtout chez les adultes et les enfans. Il rapporte qu'il a fait prendre dans l'espace d'un mois, avec un succès complet, quinze vomitifs à une dame de quatre-vingt-cinq ans, tourmentée d'un catarrhe muqueux depuis dix-huit mois, qui lui faisait expectorer environ deux livres de crachats par jour ; cette dame a vécu huit ans après sa guérison.

Sous le nom de *Bronchorrée*, M. C. Roche (*Nouveaux Élémens de pathologie médico-chirurgicale*, 1er vol., 1re édit., 1824) désigne l'affection catarrhale connue sous les dénominations de *pituïte*, *de flux muqueux*, *catarrhe pituiteux*. Elle peut être chronique ou aiguë. Au premier état, elle amène insensiblement l'épuisement des malades par les pertes énormes de fluides muqueux qu'elle entraîne ; à l'état aigu, on la voit revêtir en quelques heures, et parfois en quelques minutes, les caractères graves qui lui sont propres. L'abondance du fluide est telle qu'elle peut obstruer complètement les bronches et causer la mort par suffocation.

Les secours les plus prompts sont ici de la plus grande nécessité. La saignée est le moyen le plus efficace et qui soulage le plus promptement les malades ; viennent ensuite les vomitifs, qui diminuent rapidement la durée des attaques en facilitant le rejet de la matière sécrétée qui suffoque les malades. Ces vomitifs, répétés de temps en temps, ne seraient-ils pas un excellent moyen prophilactique pour éloigner ou empêcher le retour des attaques ou en atténuer les conséquences? Je me plais à le croire, et je n'hésiterais pas à suivre cette pratique si j'avais de tels malades à traiter. Le fréquent usage des pastilles émétisées ou kermétisées est d'ailleurs suivi d'un bon effet dans les catarrhes chroniques avec engouement des poumons et expectoration abondante.

Asthme.

Il est peu de maladies sur lesquelles on ait autant écrit sans s'entendre que celle connue généralement sous la dénomination d'*Asthme*. Les uns ont donné ce nom à toutes les maladies dyspnéiques de la poitrine, s'arrêtant à l'observation d'un symptôme d'une altération organique du cœur ou des gros vaisseaux, d'une affection tuberculeuse du poumon ou d'un épanchement pleurétique, ou de tout autre obstacle mécanique à la libre exécution de la fonction respiratoire. Les observateurs modernes, plus sévères dans leurs recherches et éclairés par l'anatomie pathologique, ont fait justice de tous ces asthmes, en leur donnant une valeur purement symptômatique. Laennec rapporte aux catarrhes chroniques les asthmes dits *humides*, dont ils ne sont qu'un symptôme ; l'emphysème du poumon constitue, selon lui, l'espèce d'asthme la plus commune. Le professeur Chomel pense que c'est à cet état pathologique du poumon que l'asthme est constamment dû ; il en donne pour preuve la dyspnée jointe au râle sibilant fin. L'auteur du *Traité de l'auscultation* ne nie cependant pas qu'il ne puisse exister des asthmes, ou, pour parler un langage plus exact, des dyspnées purement nerveuses. Il en a fait l'observation dans plusieurs cas d'*angines de poitrine simples*, sans complication d'affection organique du cœur. J'ai fait la même remarque que cet habile praticien chez une jeune dame atteinte d'angine de poitrine simple, qui se termina par la mort subite et chez laquelle je pus constater un grand nombre de fois, pendant cinq à six mois que je lui donnai des soins, l'intégrité des organes renfermés dans la poitrine, et tous les accidens de la dyspnée portée au dernier degré pendant les accès de douleur, qui étaient atroces. Ce fut dans un de ces accès qu'elle succomba subitement. Je restai convaincu que la maladie avait son siége dans le nerf pneumo-gastrique et ses nombreuses divisions, et que la mort avait eu lieu par la suspension des battemens du cœur ou de la fonction respiratoire, occasionée par l'extension de la douleur aux ramifications des nerfs cardiaques ou pulmonaires. Plusieurs autres exemples de douleurs de poitrine semblables m'ont fortifié dans cette opinion.

Un jeune asthmatique auquel je donne des soins depuis plusieurs années, m'a fourni souvent l'occasion de constater qu'il peut exister des asthmes purement nerveux, et que le tartre stibié peut être d'une grande utilité dans cette maladie. Voici son histoire.

30ᵉ Obs. — Asthme revenant une ou deux fois par an depuis plusieurs années, par accès de plus en plus intenses, traité avec avantage par le tartre stibié; trente-six grains en cinq jours.

M. Raffin, âgé de quinze ans, fils d'un père asthmatique, bien constitué, n'ayant fourni à l'auscultation rien d'anormal dans l'organisation de ses viscères thoraciques, éprouve, depuis six ans, une ou deux fois chaque année, à des époques irrégulières, des accès d'asthme, de courte durée dans le principe, mais devenant plus longs et plus intenses à chaque retour. Sa santé se rétablit complètement dans l'intervalle des accès. Celui du mois d'avril 1829 avait été très-fort et de longue durée. Les paroxysmes revenaient chaque nuit, se prolongeaient une partie de la journée, de manière à laisser entre eux quelques heures seulement d'intervalle. Après avoir éprouvé un sentiment de malaise, d'inquiétude et de pesanteur dans les membres, M. Raffin était pris d'une

dyspnée qui allait croissant jusque vers le milieu
de la nuit, décroissait à dater de trois ou quatre
heures du matin, et se prolongeait dans la matinée. Pendant la force du paroxysme, le malade
était assis sur son lit, la tête penchée en avant,
la figure alternativement pâle ou violette et gonflée, éprouvant dans la poitrine une gêne douloureuse qui lui arrachait des cris; l'inspiration
et l'expiration se faisaient avec sifflement et la
plus grande difficulté; plus tard, un râle muqueux s'établissait, et bientôt il était suivi d'une
expectoration de crachats blancs, épais et contenant parfois quelques stries de sang. Sa respiration restait un peu sifflante dans l'intervalle
des paroxysmes.

L'auscultation pratiquée pendant le paroxysme
faisait entendre, dans les grosses et les moyennes
bronches, un râle muqueux devenant de plus
en plus abondant. Ce râle était peu marqué aux
extrémités capillaires des bronches où l'air ne
semblait pas pouvoir parvenir, soit qu'il en fût
empêché par les mucosités qui obstruaient les pas-
sages, soit plutôt que, par leur contraction spasmodique, ces ramuscules refusassent de l'admettre. Dans l'intervalle des paroxysmes, la perméabilité des vésicules était complète et uniforme.

Malgré *deux saignées, un régime sévère, des
boissons délayantes, des infusions aromatiques,
des opiacés, des sinapismes et des vésicatoires,*

(285)

l'accès se prolongea pendant trois semaines et ne
céda complètement qu'au séjour à la campagne.

Le 7 du mois de septembre de l'année suivante, M. Raffin fut pris d'un nouvel accès qui
s'annonça avec les mêmes symptômes que celui
que je viens de décrire. J'eus cette fois recours
au *tartre stibié*, que j'administrai pendant le paroxysme à la *dose de huit grains dans quatre
onces de véhicule*. La première cuillerée fut suivie immédiatement d'un vomissement qui soula-
gea beaucoup le malade. Après la quatrième
cuillerée le vomissement n'eut plus lieu. Dans la
nuit du 7 au 8, léger paroxysme, qui dura trois
quarts-d'heure et se termina sur les deux heures
du matin. Il ne se renouvela pas les nuits suivantes, et le jeune malade me témoigna tout son
contentement d'avoir échappé, disait-il, aux
grandes souffrances dont il avait été menacé. Il
continua le tartre stibié jusqu'au 12 sans répugnance et sans évacuations. On le cessa alors,
parce que tous les symptômes avaient disparu et
que les poumons avaient repris le libre exercice
de leurs fonctions.

Depuis cette époque, M. Raffin n'a éprouvé
que des atteintes légères et de courte durée de sa
maladie, et chaque fois quelques grains de tartre
stibié ont suffi pour arrêter les progrès de l'accès. Il est si convaincu de l'efficacité du remède,
qu'il l'emploie sans ordonnance aussitôt qu'il sent

sa respiration s'embarrasser, et il est rare qu'il survienne un second paroxysme.

J'ai remarqué souvent chez ce malade qu'au début des paroxysmes l'air pénétrait avec facilité dans les grosses et moyennes bronches, et que les extrémités capillaires de ces conduits aériens lui offraient seules un obstacle insurmontable. Cet obstacle ne pouvait être attribué à un état inflammatoire qui n'existait réellement pas, puisque la saignée n'était d'aucune utilité, il ne pouvait dépendre de l'obstruction de ces conduits par des mucosités qui ne s'y formaient et ne s'y amassaient que sur la fin du paroxysme; leur contraction spasmodique me paraissait donc la seule cause de leur imperméabilité. C'est en faisant cesser ce spasme, partagé peut-être par les muscles inspirateurs, que le tartre stibié rétablissait le cours de l'air. Il mériterait, sous ce rapport, le titre d'antispasmodique, qu'on prodigue bien gratuitement à une foule de médicamens qui sont loin de le justifier. Aussi bien nous verrons ailleurs qu'on ne saurait lui refuser cette propriété de rompre le spasme et d'être, dans beaucoup de cas de dyspnées nerveuses, le meilleur remède qu'on puisse administrer.

Coqueluche.

Rapprochée de l'asthme par la plupart des auteurs, et notamment par Pinel, qui plaçait, on ne sait trop pourquoi, son principe primitif dans l'estomac, cette maladie me paraît en différer essentiellement par l'état catarrhal de la muqueuse bronchique, qui précède et accompagne la toux convulsive qui la distingue. J'ai pu me convaincre, par de nombreuses observations, encore plus que par mes lectures, que la coqueluche était une inflammation de la muqueuse bronchique, compliquée d'une irritation spasmodique de la glotte, des muscles inspirateurs et des rameaux bronchiques, comme dans l'asthme, et que c'était cette complication qui la différenciait du catarrhe simple, qui lui imprimait son caractère distinctif. Elle débute ordinairement par un catarrhe simple et sans fièvre; bientôt apparaissent les accidens nerveux qui semblent donner plus d'intensité au catarrhe, lequel s'accompagne alors d'un mouvement fébrile plus ou moins prononcé. Pendant la période la plus élevée de la maladie, les symptômes du catarrhe et ceux de l'affection spasmodique se montrent avec une égale intensité; puis ceux de la première altération disparaissent, la fièvre cesse, et l'état spasmodique seul persiste pendant un temps plus ou moins long. La coqueluche pourrait, à la rigueur, être considérée comme une maladie caractérisée par deux séries de symptômes qui appartiennent à des lésions différentes. Elle est souvent épidémique, comme Rosen et M. Guersent l'ont observé, et quelquefois très-meurtrière, comme le prouve le relevé des registres de Suède, d'après lequel on voit que depuis 1749 jusqu'en 1764 inclusivement, il mourut, dans ce petit royaume, 43,393 enfans de cette maladie ; et contagieuse par imitation, au moins pour le retour périodique des paroxysmes. Il suffit, pour s'en convaincre, d'observer plusieurs enfans placés assez près les uns des autres pour s'entendre tousser réciproquement. La quinte de toux qui commence chez l'un d'eux ne tarde pas à se développer chez tous, dès que leurs oreilles en sont frappées. C'est ce mode de transmission que je nommerai *contagion par imitation*, si l'on veut bien me permettre de donner au mot contagion ce sens métaphorique.

L'incertitude qui règne sur l'étiologie de la coqueluche s'est étendue à son traitement, qui a été tout-à-fait empirique jusqu'à ces derniers temps, et qui l'est encore pour la partie nerveuse. Les médecins physiologistes, et parmi eux M. Desruelles, ont fait une application très-utile de la saignée générale et surtout locale au traitement de la période inflammatoire de la coqueluche. Les antiphlogistiques diminuent promptement l'intensité de l'inflammation catarrhale des bronches ; mais ils n'ont qu'une action faible sur le spasme dont elles sont également le siége. A ce spasme, bien qu'il ne présente pas de danger, lorsqu'il existe seul et sans aucune autre complication, on a opposé, avec peu de succès, une foule de moyens pharmaceutiques. On est contraint le plus souvent d'en abandonner la guérison au temps et aux seuls efforts de la nature.

Les préparations antimoniales ont occupé un rang élevé dans la thérapeutique de la coqueluche. Le docteur Autenrieth a proposé de traiter cette maladie par des frictions faites sur l'épigastre, avec une pommade composée d'un gros de tartrate antimonié de potasse sur sept gros ou une once d'axonge. J'ai déjà observé que la proportion de l'émétique était trop faible pour produire des effets prompts et efficaces, et qu'il fallait mettre au moins un gros de ce sel sur trois ou quatre gros d'axonge, pour obtenir la révulsion puissante que l'on cherche. On prend gros comme une noisette de cette pommade avec laquelle on frictionne, trois fois par jour, la région épigastrique et la partie antérieure de la poitrine. Il survient après deux ou trois jours, sur les parties frottées, des pustules semblables aux boutons de la petite vérole ou de la vaccine. Par la continuation des frictions, ces pustules se convertissent en ulcères, quelquefois assez étendus et qui fournissent une suppuration abondante. On doit cesser l'usage de la pommade lorsque les pustules sont ainsi ulcérées, ou quelques jours après que les accès de toux ont complètement cessé.

J'ai souvent employé cette méthode et avec des avantages incontestables. Je l'ai vu réussir très-bien dans des coqueluches simples, c'est-à-dire, à symptômes peu véhémens, au début ou sur le déclin de la maladie; mais elle n'a pas été suffisante dans les coqueluches très-intenses ou parvenues à leur seconde période, à cette époque de la maladie où l'inflammation muqueuse et l'irritation nerveuse ont atteint leur degré le plus élevé. Après les saignées, les vomitifs sont alors les meilleurs moyens à employer, surtout lorsqu'il y a, ce qui est ordinaire, inappétence, langue saburrale, vomituritions glaireuses, gêne habituelle de la respiration par le séjour dans les bronches, de matières muqueuses, épaisses et filantes. Fothergill (*Observ. méd.*, t. III, pag. 319, édit. angl.) administrait un vomitif tous les jours, augmentant ou diminuant la dose selon le besoin, jusqu'à ce que la toux se fût dissipée. C'était aussi la pratique de Rosen de Rosenstein (*Traité des maladies des enfans*, publié en suédois en 1771, traduit en 1793), qui recommande de débuter par un vomitif et de né pas craindre l'action de l'émétique sur les organes digestifs des enfans qui, d'après son expérience, en soutiennent mieux les effets que les adultes.

J'ai été souvent à même de constater la justesse de cette observation de Rosen. Les enfans m'ont paru supporter très-bien, mieux peut-être que les adultes, des doses fortes d'émétique, cinq, six grains dans les vingt-quatre heures. Cela peut tenir à la grande activité de leurs propriétés vitales et à l'absence de toute influence morale. M. Guersent, dont la grande pratique peut faire autorité, assure néanmoins que le tartre stibié échoue constamment chez les très-jeunes enfans, tandis que chez les enfans de sept à huit ans et au-dessus, il réussit aussi bien que chez les adultes. Je l'ai administré avec un plein succès à des enfans qui étaient bien au-dessous de cet âge.

L'utilité des vomitifs dans le traitement de la coqueluche est aujourd'hui trop généralement reconnue pour que j'insiste davantage sur ce point. Mais ce qui n'a pas encore été constaté, que je sache, c'est la supériorité du tartre stibié à haute dose dans les cas graves où l'inflammation occupe les bronches dans une grande étendue, où l'enfant est menacé de suffocation; ou lorsqu'il existe quelques points d'hépatisation des poumons plus ou moins circonscrits. Quelques observations pourront faire juger de la supériorité de cette méthode, et lui faire donner la préférence dans les circonstances où l'on doit agir avec énergie et célérité. Je suis aussi convaincu qu'elle abrège plus sûrement que toute autre, la durée souvent interminable de la maladie.

31ᵉ *Obs.* — Charles Legoyt, âgé de cinq ans,

éprouva, il y a deux ans, une pneumonie cen-
trale dans laquelle plusieurs points peu étendus
du parenchyme du poumon passèrent à un état
d'induration, et dont la résolution complète n'eut
lieu qu'après plusieurs mois de soins assidus et
de craintes pour les jours du petit malade. Il a
conservé depuis une grande disposition à s'en-
rhumer, bien qu'il porte un cautère au bras et
qu'il soit couvert de flanelle. Au mois de novembre
1830, il fut pris d'une coqueluche simple, caractérisée par les symptômes propres à cette maladie.
Pendant toute la première période des boissons
adoucissantes, quelques doses de sirop d'ipécacuanha furent administrées ; on fit sur le creux
de l'estomac des frictions avec la pommade stibiée ; une éruption pustuleuse ne tarda pas à s'y
développer. La coqueluche n'en suivit pas moins
sa marche et atteignit en peu de jours un haut
degré d'intensité. Les quintes de toux étaient
fortes et fréquentes ; elles privaient le malade de
tout sommeil, et sa respiration devenait de plus
en plus râlante et gênée. Il y avait cependant
peu de fièvre, et l'enfant conservait sa gaîté et
de l'appétit. Je craignis pour cet enfant la pro-
longation de la maladie, qui aurait bien pu devenir chez lui une cause active d'une inflammation du parenchyme du poumon, vu sa prédispo-
sition habituelle aux phlegmasies de la poitrine.
Je prescrivis : *tartre stibié, cinq grains, dans quatre*

onces d'infusion aromatique avec une demi-once de sirop de bella-dona, à prendre une cuillerée toutes les trois heures; dans l'intervalle des cuillerées, *du bouillon* ou *un léger potage*.

18 décembre, l'enfant a pris deux cuillerées de la potion dans la soirée. Il a vomi plusieurs fois, ce qui lui arrivait du reste fréquemment après les paroxysmes de toux.

19, plusieurs cuillerées de la potion ont été prises et elles ont excité le vomissement chaque fois. L'enfant en a été beaucoup fatigué et refusait de continuer. Il a cependant achevé la potion dans la nuit et il a été impossible de lui en faire avaler une nouvelle. Mais à dater de ce jour, les symptômes de la coqueluche ont décru rapidement. Le 28, il ne restait plus qu'un état catarrhal simple et sans fièvre. La toux était rare, nullement quinteuse, l'expectoration de crachats épais, facile et sans douleur, l'appétit vif, le sommeil bon; l'enfant est convalescent. Il était complètement guéri, le 30, et de la coqueluche et du catarrhe. Ne pouvant pas continuer ma potion, je la remplaçai par des pastilles stibiées d'un quart de grain, prises à la dose d'une, toutes les deux ou trois heures, et continuées ainsi du 21 au 28. Elles n'empêchaient pas le petit malade de boire et de manger lorsqu'il avait soif ou faim. Elles ont occasioné rarement le vomissement et point de selles. Sous cette forme, le remède avait l'avantage d'être pris avec plaisir et de ne point inspirer de dégoût.

32e *Obs.* — Héloïse Dubocq, âgée de trois ans, forte, bien constituée, née de parens sains, alla passer quelques jours à la campagne sur la fin d'avril 1831, et ne tarda pas à y contracter la coqueluche qui y régnait épidémiquement et faisait de grands ravages.

De retour à Paris, le 15 mai, je la vis le lendemain matin. Sa figure était rouge et gonflée par les quintes de toux qui revenaient plusieurs fois dans la journée et plus fréquemment encore pendant les nuits, qui étaient agitées et sans sommeil. Elle était triste, abattue, sans appétit, très-oppressée ; un râle muqueux très-abondant existait dans toute la poitrine, les bronches semblaient obstruées par un mucus épais qui s'opposait au passage de l'air ; le pouls fort, battait de 130 à 135 fois par minute ; les selles et les urines étaient rares ; toute la physionomie exprimait la souffrance.

Je prescrivis le *séjour au lit et la potion stibiée à six grains*, à prendre une demi-cuillerée à bouche toutes les deux heures. Un vomissement après la première dose ; la nuit fut moins agitée, et il y eut quelques heures de sommeil.

Le 17 mai, continuation du remède sans évacuations; peu de toux, calme et repos pendant deux ou trois heures; pouls moins fréquent, 125; moiteur générale pendant une partie de la journée; *deux lavemens émolliens le soir*.

Le 18, la potion est achevée, *six grains en trente-six heures*. Elle est renouvelée. Il y a peu d'agitation et du sommeil; des quintes de toux rares et peu fortes; tolérance. La langue, molle, blanche et humide; le ventre, point douloureux; il existe de la soif; le pouls est à 120.

Le 20 ; pendant ces deux jours le remède a été pris régulièrement. La quatrième *potion à six grains* est commencée. Les paroxysmes sont de moins en moins fréquens ; la soif s'est apaisée, le pouls est à 120; *des lavemens* sont administrés pour combattre la constipation. Le soir l'enfant se plaint de mal au ventre; elle a de fréquentes envies d'aller à la selle et finit par expulser trois gros lombrics vivans auxquels on attribue les coliques. Elles se sont renouvelées le lendemain et le surlendemain , et n'ont cessé sans retour , de même que les selles qui étaient fréquentes et avec des épreintes, qu'après l'expulsion de plusieurs autres lombrics. L'enfant se trouve alors beaucoup mieux; son pouls se ralentit, sa respiration devient plus libre, elle n'est presque plus râlante, le spasme tombe et la toux devient purement catarrhale.

Jusqu'au 28, des sueurs copieuses surviennent, et se soutiennent pendant plusieurs jours. La toux catarrhale a cessé, mais des quintes assez vives ont encore lieu de temps en temps ; le pouls n'est plus fébrile, l'appétit se réveille, les forces se rétablissent, l'enfant sort, il se promène, et l'on abandonne aux efforts de la nature le complément de la guérison. Quinze jours plus tard il n'existait aucun symptôme de coqueluche et le rétablissement était complet.

Le tartre stibié a été peu efficace, il faut en convenir, contre le spasme des bronches, du diaphragme et des muscles intercostaux ; mais son action a été toute puissante contre l'inflammation de la muqueuse, qu'elle a fait promptement céder, en même temps qu'elle a abrégé la durée totale de la maladie. C'est contre cette complication ou concomitance morbide et contre la pneumonie qui se développe parfois dans le cours de la coqueluche et qui en fait la gravité, que l'administration du tartre stibié est suivie de bons effets. Il me paraît plus sûr que la saignée, les vésicatoires, les frictions d'Autenrieth et que cette foule de médicamens, à vertu spécifique, prônés dans les temps d'ignorance, sans devoir toutefois obtenir une confiance absolue et une préférence exclusive.

Croup.

Cette maladie, une des plus graves qui puisse attaquer l'enfance, a exercé la sagacité des plus habiles écrivains. Quelques-uns, par une interprétation forcée des textes, ont cru en retrouver des descriptions, à la vérité très-imparfaites, dans les écrits d'Hippocrate et de Galien; d'autres ont vu le croup dans cette épidémie de coqueluche qui, au rapport de l'historien Pasquier (*Recherches sur la France*, liv. iv, chap. xxv, p. 635; Paris, 1607, in-4°), fit périr un grand nombre d'enfans en 1557, année fertile en épidémies, et à laquelle on donna le nom de *mal de poule*, parce que les malades, en respirant, rendaient un son analogue à la voix d'un jeune coq. Mais c'est dans les observations de Baillou, en 1576, qu'on trouve la première exposition des caractères anatomiques du croup. » Un chirurgien lui assura, dit-il, qu'à l'ouverture du cadavre d'un enfant mort de cette maladie, il avait trouvé dans la *trachée-artère une pituite flexible, mais ferme, qui était attachée sur la membrane de ce canal et empéchait l'entrée et la sortie de l'air.* » En 1765, François Home publia le premier traité *ex professo* sur le croup; en France, la Société royale de médecine remarquant la lacune que laissait dans la science l'absence d'un

ouvrage dont le croup fût l'objet unique et spécial, proposa un prix sur ce sujet en 1783; il fut
décerné à Vieusseux, dont le mémoire n'a pas été
publié. Le but que se proposait la Société royale
de médecine ne fut pas atteint. Ce fut un fait
isolé et malheureux qui réveilla de nouveau l'attention sur ce point, et tourna au profit de la
science. Un enfant de la famille impériale ayant
été emporté par le croup, Napoléon, par un décret daté du quartier-général de Finkenstein,
4 juin 1807, ordonna un nouveau concours.
Cette fois, des mémoires nombreux et remarquables arrivèrent à la commission chargée de
les examiner, et le prix fut décerné à celui de
Royer-Collard. Je borne là cette légère esquisse
historique, dont le traité théorique et pratique
du croup, publié en 1826 par M. Desruelles, a
fait en partie les frais, et j'aborde la thérapeutique de cette maladie qui est seule de mon
objet.

La nature inflammatoire du croup est un fait
démontré; mais ce qui distingue cette phlegmasie de toute autre, c'est le cortége des accidens
nerveux qui l'accompagne. Ceux-ci, comme dans
la coqueluche, peuvent prédominer et constituer à eux seuls tout le danger, bien avant que
l'organisation d'une fausse membrane muqueuse,
ou séreuse, comme le veut M. Brachet de Lyon,

page 104 de son Traité sur l'emploi de l'opium, vienne obstruer les voies aériennes et causer la suffocation. Son siége est essentiellement dans le larynx, et ce n'est que par extension qu'on le retrouve dans la trachée-artère et jusque dans les premières divisions des bronches. Son traitement consiste à combattre dès le début l'inflammation laryngienne, afin de prévenir son mode particulier de terminaison, l'exudation séro-muqueuse, concressible, et acquérant promptement l'organisation des fausses membranes; à provoquer la sortie de ces matières épanchées ou de ces pseudo-membranes lorsqu'on n'a pas pu s'opposer à leur formation, et à en empêcher la réapparition dans le canal aérien.

Deux moyens thérapeutiques, entre mille dont on fait justice chaque jour, se disputent l'honneur de la réussite, et se réunissent souvent pour l'obtenir: les émissions sanguines et les vomitifs. Dans son livre, écrit sous les inspirations des doctrines physiologiques., M. Desruelles se prononce en faveur des saignées dont il croit pouvoir soumettre les effets à l'épreuve du raisonnement, et néanmoins ses succès les plus brillans, ses guérisons les plus certaines et les plus durables, c'est à l'ipécacuanha et à l'émétique qu'il les doit. J'observerai en passant que cette contradiction n'est pas la seule qui existe entre les principes de cette doctrine et la conduite en médecine pratique de ses sectateurs. Dans les observations de cet auteur on voit souvent la maladie récidiver, avec les caractères les plus alarmans, malgré la persévérance qu'il met à la combattre par des applications de sangsues au larynx, et ces accidens céder bien plus promptement, et avec une disposition au retour bien moins prononcée, après l'administration de l'ipécacuanha ou du tartre stibié. Je désirerais pouvoir me livrer à l'examen détaillé de ces observations, qui offrent un grand intérêt, pour faire ressortir la différence qui existe entre leurs résultats, et ceux que j'ai obtenus par une pratique opposée. Ce parallèle m'entraînerait trop loin, et je ne puis que renvoyer le lecteur à l'ouvrage même.

Les années de 1820 à 1825, m'offrirent des occasions fréquentes d'observer des croups, l'année 1825 surtout; je les combattis comme fait M. Desruelles, par les saignées pratiquées avec hardiesse et persévérance, et par les vomitifs administrés avec timidité et comme moyens accessoires. Moins heureux que mon confrère, j'eus la douleur de perdre plusieurs malades, dans la proportion d'un sur trois ou quatre. Cela dépendait-il du mode de traitement suivi ou de la constitution atmosphérique éminemment inflammatoire à cette époque? je l'ignore; je me borne à citer les faits qui me sont propres, sans chercher à les interpréter dans un sens plutôt que dans un autre. Quoi qu'il en soit, l'observation suivante me donna à réfléchir, et m'a fait modifier singulièrement ma pratique dans le traitement du croup.

33ᵉ *Obs.* — Au mois de novembre 1827, je fus appelé chez madame F., pour voir son enfant conjointement avec un médecin qui lui donnait des soins. Mon confrère m'exposa que le petit malade, âgé de quatre ans, présentait depuis trois jours tous les symptômes du croup; qu'il lui avait fait appliquer le second jour *six sangsues au col* et prendre de *l'émétique à la dose de deux grains dans huit onces d'eau*; que les morsures des sangsues avaient beaucoup saigné et que l'émétique avait provoqué plusieurs fois le vomissement, mais que néanmoins les accidens avaient marché avec rapidité et étaient parvenus au point que l'enfant lui paraissait être dans un état désespéré.

Je ne tardai pas à partager les craintes de mon confrère lorsque j'eus examiné le malade : il était assis sur son lit dans un état de suffocation imminente ; il s'agitait en tout sens, portant ses bras en haut et s'accrochant aux rideaux du lit, et faisant des efforts de traction comme s'il eût cherché à dilater les voies aériennes par cette manœuvre; sa figure était froide et d'une pâleur

violacée; sa toux, complètement croupale, n'ame-
nait aucune expectoration; son pouls, petit, serré,
irrégulier, semblait présager une fin prochaine.

Mon confrère m'assura avoir sauvé des enfans
parvenus à ce dernier degré du croup dans la
campagne où il pratiquait la médecine, au moyen
du tartre stibié administré à haute dose; il ajouta
que ce remède lui avait si bien réussi, qu'il n'en
employait pas d'autre dans le traitement de cette
redoutable maladie; qu'il avait même renoncé à
la saignée, et qu'il guérissait ainsi la plupart de
ses malades. L'état de celui que nous avions sous
les yeux me paraissait tellement au-dessus des
ressources ordinaires de l'art, que je n'hésitai
pas à tenter l'usage d'un remède avec lequel j'é-
tais encore peu familiarisé.

Nous prescrivîmes *six grains de tartre stibié
dans cinq onces d'eau sucrée*, à prendre une
cuillerée d'heure en heure. Nous revîmes l'enfant six heures après; il n'avait point vomi, et,
à notre grande satisfaction, nous remarquâmes
une amélioration notable dans son état. La potion
étant achevée le soir, le médecin ordinaire qui
vit seul le petit malade, la fit renouveler; elle fut
consommée en entier pendant la nuit.

Le lendemain matin, nous trouvâmes l'enfant
tout-à-fait bien : la suffocation n'existait plus, la
toux était à peine croupale, l'expectoration était
facile et abondante, le pouls développé et régu-

lier. Je crus alors devoir réduire *les doses du sel
à quatre grains* pour la journée et quatre autres
pour le jour suivant, après lesquels il n'exista
plus aucun symptôme du croup, et on dut cesser
le remède.

Pendant une huitaine de jours, le ventre resta
gonflé et douloureux et le pouls fébrile. *Des fomentations et des lavemens émolliens, des boissons adoucissantes* calmèrent cet état inflammatoire que je considérai alors comme le résultat
de l'action irritante de l'émétique. Je ne mis pas
en doute toutefois que l'enfant aurait infaillible-
ment succombé, et dans un court délai, sans
l'emploi de ce moyen héroïque.

Un résultat aussi inesperé ne devait pas être
perdu pour moi. Je me promis de recourir au
même moyen lorsque j'aurais des croups à traiter,
et de ne pas attendre, pour en faire usage, que
la maladie fût parvenue à un degré où elle est le
plus souvent inguérissable. Plusieurs occasions
s'étant présentées de répéter ce que je pouvais
considérer alors comme une expérience, je dus
en profiter.

34ᵉ *Obs.* — Dans la nuit du 11 novembre 1830,
je fus appelé pour secourir l'enfant Besseret, âgé
de deux ans. Il était enrhumé depuis quelques
jours; il se réveille en pleurant vers minuit,
s'asseoit sur son lit, se plaint, s'agite, tousse

d'une manière singulière et éprouve beaucoup de difficulté pour respirer; c'est alors que les parens effrayés me firent appeler. Une heure après, je trouvai l'enfant sur les genoux de sa mère, ayant la respiration sifflante et râlante, toussant fréquemment, et la toux présentant tous les caractères du croup; chaque effort pour tousser était suivi d'une vive agitation, de cris plaintifs et d'une forte douleur au larynx, ce que l'enfant exprimait en y portant vivement la main et en disant que c'était là qu'il avait mal.

Ce qui me parut le plus pressé à faire fut de provoquer le vomissement pour débarrasser les voies aériennes, et de combattre ensuite l'inflammation du larynx. Je prescrivis *deux grains de tartre stibié et une once de sirop d'ipécacuanha dans huit onces d'eau distillée*, à prendre par demi-verre de quart-d'heure en quart-d'heure jusqu'à effet; *quatre sangsues* à appliquer sur le larynx aussitôt après le vomissement effectué. A huit heures du matin, le sang a coulé abondamment par les piqûres des sangsues, et l'enfant a vomi plusieurs fois des matières filantes et épaisses avec des débris de fausse membrane d'un blanc jaunâtre. Le caractère de la toux est à peu près le même; la gêne de la respiration a peu diminué, mais l'agitation est moins grande. *Quatre grains de tartre stibié dans quatre onces d'infusion de feuilles d'oranger avec une once de sirop de gui-*

mauve, à prendre une cuillerée d'heure en heure. Plusieurs vomissemens et quelques selles ont lieu dans la journée; dans l'après-midi l'enfant est plus calme, sa respiration est beaucoup moins gênée, sa toux est meilleure et plus rare.

Dix heures du soir, l'enfant a pris toute la potion, six grains de tartre stibié depuis deux heures du matin; les dernières cuillerées n'ont provoqué ni selles ni vomissemens; il est gai, son pouls est moins fréquent, sa respiration tout-à-fait libre; la toux qui revient parfois est rauque, mais n'a plus ce son croupal si remarquable. Continuation de la *même potion;* mais en mettant deux heures d'intervalle entre chaque cuillerée, pour opérer la résolution totale de la phlegmasie et empêcher le retour des paroxysmes. Si l'enfant dormait, on le réveillerait pour lui faire prendre le remède dans la crainte que la maladie ne fît de nouveaux progrès pendant un sommeil trop prolongé.

Le 12 au matin, la respiration paraît moins libre que la veille au soir. La toux est gutturale et le pouls fébrile. Il n'y a pas eu d'évacuation dans la nuit; le ventre est souple et sans douleur. *Troisième potion de quatre grains* à prendre dans la journée. Huit heures du soir, mieux décidé; la respiration est libre, et la toux, simplement catarrhale, ne conserve rien de croupal. L'enfant a vomi une seule fois et a eu deux selles.

Une quatrième potion à quatre grains est prescrite pour la nuit et la journée du lendemain;
on en éloigne les doses pour les continuer pendant deux ou trois jours après la cessation complète de tous symptômes de croup, et cela avec
d'autant plus d'assurance que les organes digestifs du petit malade ne paraissent éprouver aucun effet nuisible du remède.

Le 14, il n'existe plus aucun vestige de croup.
Un travail de dentition et l'évolution simultanée
de plusieurs dents avec gonflement douloureux
des gencives, occasionent, pendant quelques
jours encore, un peu d'agitation et d'accéléra-
tion dans le pouls; du reste, le croup n'a pas reparu, et l'enfant s'est rétabli rapidement.

35e *Obs.* — Le jeune Helsène, âgé de dix ans,
bien constitué, éprouvant parfois des rhumes
légers et de l'enrouement, se coucha bien portant, à dix heures du soir, le 18 décembre 1830,
après avoir joué une partie de la journée dans
l'appartement. Il s'éveille en sursaut à trois heures
du matin, se redresse vivement sur son lit, en
s'écriant qu'il éprouve une douleur aiguë au col
et qu'il ne peut respirer. Sa mère effrayée me fait
appeler. Je me rends de suite auprès de l'enfant
que je trouve assis sur son lit, dans un état de
suffocation imminente; le sifflement de la respiration est si bruyant que mon oreille en est frap-
pée dès la porte d'entrée séparée de deux pièces

de celle où il couche; sa figure est colorée et exprime l'anxiété; il me dit éprouver une vive douleur dont il m'indique le siége à la fin du larynx et au commencement de la trachée-artère. Cette douleur augmente par la pression et paraît partagée par les diverses parties qui entrent dans la composition de ce canal. La toux sèche, fréquente et douloureuse fait entendre un bruit semblable à la voix d'un chien dogue; le pouls est fréquent, petit et serré; la peau est froide aux extrémités.

Le danger était imminent. Je fais prendre aussitôt *un grain de tartre stibié dans un verre d'eau tiède* pour provoquer de suite le vomissement, et de quart-d'heure en quart-d'heure, *une cuillerée d'une potion aromatique de quatre onces avec six grains d'émétique*, ordonnant de poser douze sangsues sur le larynx et la trachée-artère dans deux heures, si le conduit aérien n'était pas débarrassé par l'action de l'émétique.

Le 19, à neuf heures du matin, le jeune malade a vomi peu d'instans après l'ingestion du verre d'eau émétisée; le vomissement s'est renouvelé plusieurs fois après les premières cuillerées de la potion qui a été prise en totalité. Je n'ai retrouvé aucun débris de pseudo-membrane dans les matières glaireuses expulsées; plusieurs selles ont eu lieu. A ma grande satisfaction, je trouve la repiration tout-à-fait libre et nullement sifflante; la toux sonore et rare est fort dis-

20*

tincte de ce qu'elle était avant l'émétique; elle a perdu son caractère croupal; l'enfant m'assure que la douleur du gosier n'existait plus; mais qu'elle se faisait encore sentir dans les premières divisions des bronches, qu'il m'indiquait avec la main; il me dit éprouver quelques coliques, bien que le ventre ne fût point douloureux à la pression : il était fort calme, couché horizontalement dans son lit et sans éprouver aucune gêne pour respirer. *Seconde potion à six grains* à prendre une cuillerée toutes les deux heures.

Même jour, cinq heures du soir, la toux est redevenue un peu grave et rauque; mais elle est humide, et elle est suivie d'expectoration de crachats muqueux. Le pouls est à son rhythme naturel; l'enfant se trouve bien et demande à manger; on lui accorde un bouillon. Les vomissemens n'ont pas reparu; il y a eu deux selles. Il n'existe plus de douleur dans tout le trajet du larynx, de la trachée-artère et des bronches.

Le 20, peu de sommeil pendant la nuit; trois selles avec colique; gaîté, appétit, toux rare et catarrhale. *Troisième potion à six grains*, une cuillerée toutes les trois heures.

Le 21, la tolérance est complète; il n'existe ni toux, ni douleur, ni gêne dans la respiration; l'appétit est vif, le pouls normal, la guérison certaine. La potion fut néanmoins achevée en mettant quatre heures d'intervalle entre chaque dose. Cette précaution me parut nécessaire pour éviter le retour possible d'un nouveau paroxysme, retour qui a souvent lieu dans le croup essentiellement nerveux, comme était celui-ci.

Dans cette observation, le tartre stibié a été d'une efficacité aussi prompte que bien constatée, contre le spasme de la glotte et des muscles du larynx auquel doit être attribuée l'imminence de la suffocation; l'inflammation seule n'avait certainement pas eu le temps de produire le rétrécissement ou l'oblitération du conduit aérien par l'épaississement de la muqueuse, ou par la formation d'une fausse membrane, ou la simple exsudation d'une lymphe coagulable ; la sécheresse de la toux prouvait d'ailleurs qu'il n'existait rien de semblable dans le larynx. La maladie, dans cette première période où je l'attaquai, était donc un croup purement nerveux qui a cédé avec la plus grande promptitude au remède. J'en fis continuer l'usage bien au-delà de la cessation des accidens; parce que, d'une part, son innocuité m'était démontrée, et que je crus utile d'agir ainsi pour prévenir toute récidive. Les auteurs, qui nous ont rapporté un grand nombre d'observations où ils avaient eu à lutter pendant des semaines entières contre des accidens sans cesse renaissans et toujours aussi menaçans que les premiers survenus, n'auraient peut-être pas éprouvé ce désagrément, s'ils avaient employé, comme je l'ai fait, le tartre stibié pendant la convalescence et jusqu'à la guérison bien confirmée.

36ᵉ *Obs.* — Charles Fauconnet, âgé de douze ans, fut atteint, il y a six ans, d'un croup qui mit ses jours en danger. Depuis cette époque, il n'a pas éprouvé d'indispositions sérieuses ; mais il a conservé une disposition marquée aux affections catarrhales. Il est pâle et maigre ; très-actif et irritable.

Le 25 mars 1831, par un temps humide et froid, Charles Fauconnet fut pris d'une douleur à la gorge avec extinction commençante de la voix. La nuit qui suivit fut paisible, et ce ne fut que le 26, sur les deux heures après-midi, qu'on s'aperçut que l'aphonie était à peu près complète, que la respiration était gênée et râlante ; l'enfant se plaignit en même temps d'une douleur très-vive à la partie antérieure du col ; je le vis quelques instans après. Les symptômes avaient acquis en peu d'heures une grande intensité ; l'aphonie était complète, la douleur laryngo-trachéale, extrêmement aiguë, devenait intolérable à la plus légère pression des parties affectées. La toux très-rare, ne se fit point entendre pendant ma visite que je prolongeai exprès ; je ne pus juger de son caractère ; mais les symptômes que je viens d'indiquer, joints au sifflement guttural qui se faisait entendre à chaque inspiration, ne me laissèrent pas dans le doute ; je crus au croup et à la nécessité d'agir promptement.

Comme dans l'observation précédente, je provoquai immédiatement le vomissement par *un grain de tartre stibié dissous dans un verre d'eau chaude*, et je fis prendre d'heure en heure *une cuillerée de la potion stibiée à six grains.*

Le soir, à neuf heures, plusieurs vomissemens avaient eu lieu, et la dyspnée avait sensiblement diminuée ; ce qu'il y eut de plus remarquable, ce fut la disparition subite de la douleur du larynx qui, quelques heures auparavant, était si vive. Je pouvais remuer, presser le larynx entre mes doigts, sans exciter la moindre sensibilité ; l'enfant, qui se trouve bien, peut articuler quelques mots à voix basse.

Le 26 mars au matin, chaque cuillerée de potion a provoqué le vomissement jusque vers le milieu de la nuit ; la tolérance s'est établie ensuite ; le remède est pris sans répugnance : la voix conserve de la raucité, mais elle se fait entendre ; il n'y a plus de douleur dans le gosier, ni de sifflement, ni de respiration râlante ; le pouls conserve un peu de roideur et de fréquence. La potion achevée dans la journée et renouvelée à six grains, une cuillerée toutes les deux heures. Celle-ci ne provoque ni vomissement ni selle. Le malade se lève le lendemain ayant recouvré toute sa voix ; il est sans douleur et sans fièvre, et demande des alimens légers qu'on lui donne en petite quantité.

Le 28, la potion étant achevée et la guérison assurée, elle n'est pas renouvelée. Il ne restait aucune trace ni de la maladie ni du remède.

37ᵉ *Obs.* — Je crois devoir rapprocher cette observation de celles de croup que je viens de rapporter. Elle ne me paraît en différer que par le mode de terminaison et par les modifications que l'âge fait subir au canal aérien, et qui en apportaient de notables dans la maladie. La laryngotrachéite, qui en fait le sujet, eût été dans l'enfance, un croup bien caractérisé.

M. L., âgé de quarante ans, bien constitué, n'ayant jamais été malade, fut pris, sans cause connue, le 25 juillet 1830, d'une douleur vive au larynx, avec de la toux et de l'oppression. Jusqu'au 30, il se contenta de boissons adoucissantes; mais voyant son état s'aggraver, il me fit appeler. Je le trouvai couché, la tête très-élevée, s'agitant beaucoup; il me dit éprouver une douleur cuisante et une chaleur brûlante dans toute la cavité du larynx, de la trachée-artère et des divisions supérieures des bronches, sa voix était rauque et sa toux gutturale; il rendait une quantité considérable de crachats glaireux, blancs-verdâtres, sans apparence de sang; son pouls était à 120, sa peau chaude et sèche. *Vingt-cinq sangsues* furent apposées de suite sur le larynx et la trachée; le sang coula abondamment par leurs piqûres, et néanmoins l'intensité des symptômes s'était encore accrue dans la soirée; la gêne de la respiration avait augmentée, la figure était gonflée et les conjonctives étaient injectées. *Saignée du bras, de vingt onces, lavemens laxatifs, pédiluves irritans.*

Le 3₁, aucun changement n'étant survenu dans l'état du malade pendant la nuit, *une nouvelle saignée* est pratiquée au pied, et *vingt sangsues* sont posées au col, sans plus de succès que la veille.

Le 1ᵉʳ août, *tartre stibié, six grains.* Les premières doses déterminent plusieurs fois le vomissement; quelques selles ont lieu dans la journée; le soir, amélioration très-grande dans l'état du malade; les douleurs ont diminué, sa respiration est devenue libre et la toux ne se réveille que de loin en loin; la tolérance s'établit, le pouls est à 100; *tartre stibié, huit grains.*

Le 2, le mieux est progressif, la toux et les douleurs cessent, la chaleur de la peau est moins vive; le pouls est à 90. Le remède est continué à la même dose sans évacuations pendant le 3 et le 4 août. *Six sangsues* sont posées au-dessus de l'os hyoïde pour dissiper une douleur assez vive qui persiste sur ce point; du reste, la résolution de l'inflammation s'opère rapidement. Le malade respire avec facilité; il ne tousse plus, et sa voix a repris son timbre normal. Son pouls est à 80.

La potion, qui commence à inspirer du dégoût, est supprimée dans la soirée. Le lendemain le malade est levé et se promène dans la chambre; il est sans fièvre, son appétit se réveille, il se croit guéri. Sa guérison était en effet assurée, et n'a été troublée par aucun accident.

Quelques praticiens, M. Rayer entre autres, ont retiré de bons effets de l'emploi du tartre stibié d'après la méthode de Rivière, dans le traitement de l'angine laryngée chronique; trois ou quatre vomitifs, pris dans l'espace de huit jours, ont fait recouvrer la voix à des malades chez lesquels elle était éteinte, et les ont débarrassés d'une inflammation de la muqueuse laryngienne qui existait depuis long-temps.

Angine laryngée œdémateuse.

Sous cette dénomination, Bayle a désigné, dans un Mémoire lu à la Société de l'école de médecine de Paris, le 18 août 1808, et imprimé dans le Recueil des travaux de cette Société, une infiltration séreuse de la membrane qui tapisse le larynx, qui produit le gonflement œdémateux des bords de la glotte, et par suite, la difficulté de l'inspiration, l'expiration restant facile, des accès de suffocation plus ou moins rapprochés, plus ou moins violens; l'affaiblissement progressif, lorsque la maladie se prolonge, des facultés fonctionnelles du poumon, et dans certains cas, la mort subite par l'occlusion de la glotte et l'impossibilité à l'air de pénétrer dans le poumon.

Le Mémoire de Bayle, la Thèse de M. Thuillier, présentée et soutenue à la Faculté de médecine de Paris, le 25 mars 1815; quelques observations éparses dues à Morgagni, Bichat, et à M. Louis-Benoît Finaz de Seizel, renferment les seuls documens que nous ayons sur ce point de pathologie. Je ne m'en serais point occupé dans ce travail, si Bayle n'avait pas indiqué l'émétique comme un des moyens les plus efficaces du traitement : « agissant, dit-il, à titre de révulsif, et peut-être même à titre d'antispasmodique, chez tous ceux qui sont présumés avoir assez de force pour pouvoir le supporter »; et si je n'avais pas retrouvé, dans la *Lancette française*, une observation d'œdème de la glotte, où la guérison aurait été obtenue dans un cas fort grave, par le tartre stibié à haute dose. Je n'hésite pas à en conseiller l'usage dans cette redoutable maladie, avant d'en venir aux moyens extrêmes, tels que l'introduction d'une sonde dans le larynx et la laryngotomie, qui n'ont pas empêché la plupart des malades observés par Bayle, de succomber. Le tartre stibié à haute dose, dont cet habile médecin ne connaissait pas l'usage, peut dans ce cas agir non-seulement comme révulsif et anti-spasmodique, mais encore par sa propriété stimulante de l'organe pulmonaire, en réveillant l'activité des vésicules aériennes tombées dans l'atonie par des efforts respiratoires impuissans et trop souvent répétés, et par la privation prolongée d'une quantité suffisante d'air et suffisamment renouvelé. Je crois que les premiers symptômes de la maladie peuvent très-bien céder à son administration, et qu'il peut, dans tous les cas, être tenté avec quelque espoir de succès, lorsque l'orthopnée ne rendrait pas indispensable l'introduction de la sonde ou la laryngotomie.

MALADIES DES ORGANES DE LA CIRCULATION.

La propriété contre-stimulante que les Italiens reconnaissent dans le tartre stibié, le ralentissement du pouls que j'ai vu suivre son emploi dans quelques inflammations, devraient autoriser son administration dans les maladies irritatives de l'organe central de la circulation ; je ne sache pas, néanmoins, qu'il ait été tenté contre les palpitations et l'hypertrophie du cœur. Pourrait-il l'être avec quelque espoir de succès ; je ne possède à cet égard aucun fait assez probant pour me croire autorisé à répondre affirmativement à cette question. Dans quelques observations rapportées plus haut, de pneumonie survenue chez des individus affectés de maladie organique du cœur, nous avons vu, il est vrai, ce dernier état pathologique sensiblement amélioré par le tartre stibié, loin d'être une contre-indication à son usage, comme on aurait pu le croire ; mais cette amélioration n'a pu porter que sur quelques symptômes nerveux, l'émétique agissant comme antispasmodique, ou sur la circulation elle-même rendue plus libre et plus facile par la déplétion considérable qu'entraînent les évacuations abondantes qui ont quelquefois lieu, sans qu'il soit permis de croire que cette action s'étende au tissu même hypertrophié. On doit toutefois tenir compte du ralentissement du pouls, phénomène fort remarquable qui s'observe fréquemment pendant l'administration de l'émétique, et dont la thérapeutique peut tirer un grand parti.

Hémorragies.

Il se présente généralement peu de circonstances où les hémorragies puissent être traitées, avec avantage, par les émétiques. On a cependant exagéré les craintes qu'ils inspirent, craintes fondées sur les nombreux effets qu'on a vu résulter des ébranlemens que les efforts du vomissement occasionent, et sur l'action irritante et stimulante qu'on attribue à l'émétique. Comment, en effet, admettre la puissance thérapeutique d'un remède qui agit en déterminant une secousse violente de tout l'organisme, alors que la première indication à remplir consiste à condamner

au repos absolu l'individu qui éprouve une hémorragie, et à modérer autant que possible l'activité fonctionnelle de' l'organe où elle a son
siége ? Et lorsque surtout il paraît si naturel, pour
y parvenir, de suivre le traitement généralement adopté, et qui consiste à mettre en usage
les saignées générales et locales, les médicamens à propriétés dites astringentes et un régime
diététique convenable. Aussi, dans l'immense
majorité des cas où les hémorragies réclament
les secours de l'art, c'est à ces derniers moyens
qu'on doit avant tout avoir recours, et sont-ils
presque toujours suffisans.

Il est cependant des occasions où cette pratique rationnelle est impuissante, et où les hémorragies ne cèdent qu'à l'usage de quelqu'un
de ces moyens empiriques, dont l'énumération
serait longue, si on voulait signaler tous ceux consignés dans les observations des auteurs. Dans
maintes circonstances, l'émétique seul a pu arrêter des hémorragies qui avaient résisté à tous
les moyens imaginables; Baillou et Stoll, dans
les épidémies bilieuses qu'ils ont observées,
l'ont employé avec le plus grand succès contre
les hémorragies symptômatiques qui survenaient;
un grand nombre de praticiens l'ont administré,
avec un rare bonheur, dans divers cas particuliers d'écoulement de sang où toutes les ressources de la thérapeutique avaient échoué.

Quelques citations de faits feront mieux connaître que le raisonnement sur son mode d'action, l'utilité dont l'émétique peut être dans le traitement de certaines hémorragies.

38e *Obs.* — « Une fille de vingt-huit ans (*Histoire de l'Académie des sciences*, année 1715, p. 11), d'un tempérament sanguin, plutôt maigre que grasse, commença à sentir des picottemens dans la poitrine, dans le dos, dans l'estomac, et crachait du sang pur et vermeil. Son pouls était alors dur et serré. Après *une saignée du bras* que Rouhaut lui ordonna, elle sentit ses douleurs d'estomac augmenter, et elle vomit près de trois demi-setiers tant de sang que de limphe. Les douleurs cessèrent ensuite ou diminuèrent très-considérablement, et le pouls devint plus doux et plus étendu ; mais le lendemain, les douleurs d'estomac revinrent, et ensuite un vomissement de sang pareil au précédent, mais un peu plus fort. *Une seconde saignée du bras* et après cela, *une du pied*, ne la soulagèrent point ; les douleurs d'estomac revenaient toujours suivies de grands vomissemens, après lesquels seulement elle avait quelque relâche et reprenait un meilleur pouls. Au bout de cinq ou six jours de cet état, la malade qui avait été saignée trois fois, tomba dans un extrême affaiblissement. Rouhaut jugea que la saignée était désormais inutile, et apparemment mortelle, que la source du mal

devait être dans quelque humeur âcre qui ron-
geait l'estomac, et en tirait tout le sang, et qu'il
n'y avait qu'un émétique qui pût chasser cette
humeur. Quelque hardi et quelque dangereux
que pût paraître ce parti à Rouhaut lui-même,
à cause de l'hémorragie qui était à craindre, il
s'y résolut, le suivit avec les circonspections nécessaires, et la malade fut parfaitement guérie. »

Dans son *Traité des hémorragies*, t. ii, p. 100,
M. Latour d'Orléans explique ainsi la manière
d'agir des vomitifs lorsqu'on les emploie dans des
cas d'hémorragies. « Les vomitifs, dit-il, par la
secousse qu'ils donnent, et le nouveau centre de
fluxion qu'ils produisent, peuvent faire une révulsion utile sur le mouvement fluxionnaire lorsqu'il est local ou borné ; on ne doit craindre
dans ces cas aucune mauvaise suite, pourvu que
le malade ait été convenablement préparé, et
que le sujet ne soit ni pléthorique, ni dans le
premier temps de l'existence de l'hémorragie. »

Ces conseils sont fort sages, sans doute, et cette
réflexion de M. Latour doit être présente à l'esprit
du médecin lorsqu'il administre le tartre stibié
dans un cas d'hémorragie. Car pour imiter en ce
point la conduite de Stoll, il faudrait se trouver
dans les mêmes circonstances que lui. On voit dans
son *Ratio medendi*, que le médecin de Vienne
traitait par les émétiques et avec le plus grand
succès, les crachemens de sang ; les pertes uté-

rines qu'il considère comme symptômatiques de l'état bilieux, et qui étaient épidémiques à Vienne en 1778. « Je me rappellerai toujours, dit Stoll, un jeune Turc, qui depuis s'est fait chrétien; il eut, au mois de juillet 1775, une fièvre bilieuse, et un crachement de sang considérable. Comme je prescrivais un vomitif, et que j'insistais sur ce qu'il fallait le donner dans le moment même où l'effusion du sang de la poitrine avait lieu, ceux qui m'environnaient crurent que je déraisonnais, et ils attendaient l'évènement avec une secrète et vive impatience, persuadés que le malade rendrait l'âme avec son sang et sa bile. Qu'arriva-t-il? il vomit beaucoup de bile huileuse, mais il ne parut pas un filet de sang, et la fièvre cessa. » (*Ephémérid.* 1777.) « Le vomitif, dit-il, arrête aussi sûrement l'hémoptysie bilieuse qu'il fait cesser promptement les affections bilieuses elles-mêmes. J'ai vu beaucoup de malades ainsi affectés, guéris par un seul vomissement. »

Il paraîtrait que Stoll a pris quelquefois des crachemens de sang pneumoniques pour des hémorragies hémoptoïques; mais les résultats de sa pratique, dans l'un et l'autre cas, n'en sont pas moins utiles à rappeler à mes lecteurs.

Je ne peux ici qu'indiquer les succès obtenus de l'emploi empirique du tartre stibié dans des épistaxis, des hémoptysies, des hématuries et des métrorrhagies qui, par leur opiniâtreté, avaient légitimé l'emploi de ce moyen perturbateur. C'est dans les recueils périodiques et dans les traités spéciaux qu'il faut en chercher les nombreux exemples.

Ne possédant rien sur le traitement de l'artérite par le tartre stibié, je passe à l'examen des travaux modernes sur la phlébite, qui nous fournira l'occasion de signaler les avantages réels qu'on a retirés de l'usage de ce remède dans cette grave maladie.

Phlébite.

L'inflammation des veines, qui n'avait pas fixé l'attention des observateurs jusqu'à nos jours, est cependant une affection redoutable, à laquelle les anciens donnaient une étiologie bien différente de celle qu'elle a réellement. Ignorée dans son essence, confondue avec les lésions diverses et nombreuses qui l'accompagnent, ou auxquelles elle donne naissance, la phlébite n'a été bien distinguée, convenablement étudiée que dans ces derniers temps. C'est aux travaux de Mekel, de Schwilgué (*Bibl. méd.*, t. xvi, p. 190), à la pratique de Chaussier, à M. Ribes (*Société médic. d'émul.*, 8e année, p. 614), à MM. Husson et Breschet en France, Clark et Wilson en Angleterre, au *Traité des maladies des artères et des veines* d'Hodgson, t. ii, p. 483, traduit et enrichi de faits propres à démontrer l'existence de cette affection, par M. Breschet, qu'a été dû l'éveil des praticiens sur ce point de pathologie. M. Dance, en décembre 1828, réunit en un corps de doctrine les divers matériaux que l'on possédait alors, à ceux qu'il avait recueillis lui-même *sur la phlébite utérine et la phlébite en général*, et en composa un Mémoire fort intéressant, imprimé dans les 18e et 19e volumes des *Archives de médecine*. Des observations nouvelles et nombreuses ont été publiées depuis, dans les divers recueils périodiques sur la même maladie; en confirmant les opinions des auteurs que je viens de citer, elles leur ont donné une nouvelle force en prouvant, avec la plus grande évidence, que, comme ils l'avaient avancé, elle consiste dans l'inflammation de la tunique interne des veines, et que les accidens graves qui en résultent, reconnaissent pour cause le transport de la matière purulente, formée dans le point affecté, dans le torrent circulatoire, et sa collection en dépôts ordinairement multiples dans divers organes, et plus particulièrement dans le parenchyme pulmonaire. Je ne peux qu'indiquer, ce point de pathologie, en renvoyant aux ouvrages qui en ont traité spécialement, tout en reconnaissant qu'il est du plus haut intérêt, surtout pour ce qui concerne la phlébite utérine qui attaque les femmes en couche, et leur fait courir des dangers si graves et si promptement développés.

Le traitement de la phlébite utérine se réduit jusqu'ici en réalité aux antiphlogistiques employés les premiers jours de la maladie, avec une grande énergie, pour faire avorter l'inflammation, empêcher la formation du pus, et prévenir l'action délétère qu'il exerce sur l'organisme, par les altérations profondes qu'il fait subir au fluide nourricier et réparateur. L'expérience prouvant malheureusement l'impuissance des saignées générales ou locales, et celle des autres moyens thérapeutiques qu'on leur associe; la phlébite utérine, qui n'en est pas moins mortelle dans la plupart des cas, impose au médecin le devoir important de chercher dans d'autres agens thérapeutiques des secours plus efficaces. Les essais heureux du tartre stibié appliqué au traitement des blessés, chez lesquels des résorptions purulentes se manifestaient par les symptômes graves qui les caractérisent, essais tentés par M. Sanson dans sa pratique chirurgicale de l'Hôtel-Dieu; les résultats favorables qu'il a obtenus de l'usage du même moyen, dans quelques cas de phlébite de cause traumatique, sont plus que suffisans pour engager les praticiens à faire usage de ce médicament contre la phlébite utérine. Je sais que quelques autres tentatives ont été faites dans le même hôpital et sans succès; mais le tartre stibié a été administré dans des cas si graves, à une époque si avancée de la maladie, que les observations peu nombreuses qui en ont été publiées, ne me paraissent pas assez concluantes pour empêcher de nouveaux essais d'avoir lieu. Voici l'extrait d'une de ces observations recueillies dans le service de M. Caillard, et publié par M. Nonat, interne, dans la *Lancette*, n° 3, tom. v.

39ᵉ *Obs. — Accouchement naturel ; métro-péritonite le quatrième jour ; emploi du tartre stibié à haute dose ; mort, le septième jour.*

Marie, âgée de 26 ans, d'un tempérament lymphatique, d'une complexion assez forte, accoucha heureusement à l'Hôtel-Dieu de Paris, le 14 mai, le lendemain de son entrée dans cet hôpital; tout marche bien jusqu'au 17; la fièvre de lait se développe le soir avec intensité, les seins commencent à se tuméfier, le ventre est indolent.

Le 18, les mêmes symptômes, mais plus intenses, les seins sont gonflés, douloureux et les lochies coulent abondamment, ce qui n'est pas ordinaire; la fréquence et la dureté du pouls font soupçonner l'imminence d'une métrite.

Le 19, mieux; le pouls est peu fréquent, la peau est moite, les lochies coulent abondamment. Le soir, une douleur apparaît tout-à-coup dans la région hypogastrique; elle a été précédée d'un léger frisson, et est portée en quelques instans au degré le plus véhément. Le pouls s'accélère, les seins se flétrissent, le ventre se ballonne,

la respiration s'embarrasse, la moindre pression
sur l'hypogastre est insupportable ; les lochies
coulent encore ; *saignée de quatre palettes, trente
sangsues sur le bas-ventre, fomentations émollientes, lavement purgatif* pour combattre sans
doute la constipation qui était opiniâtre.

Le 20, nausées, vomissemens, grande anxiété ;
ventre moins tendu, mais aussi douloureux ; la
matrice n'est point revenue sur elle-même. Face
pâle et abattue ; la malade se plaint d'une grande
faiblesse, elle éprouve à chaque instant des dé-
faillances ; sa peau est moite et d'une température peu élevée, le pouls petit, fréquent, dé-
pressible ; la respiration précipitée ; vomissemens
de matières verdâtres, bilieuses ; constipation,
pas de frisson ; facultés intellectuelles intactes :
frictions mercurielles, vésicatoires aux cuisses.
Le danger paraît imminent.

Le 21, persistance et aggravation de tous les
symptômes. La douleur excessive du ventre et
l'absence du frisson font penser qu'il existe une
métro-péritonite confirmée, et une plébite par-
tielle probable. Les moyens employés jusque là
n'ayant amené aucun amendement, la maladie
marchant avec une rapidité effrayante, on se décide à prescrire *six grains de tartre stibié dans
quatre onces d'infusion de feuilles d'oranger
avec une once de sirop diacode*, à prendre une
cuillerée toutes les heures.

Le soir, la moitié de la potion a été prise, elle n'a produit ni vomissement, ni évacuations alvines, et aucun soulagement n'en est résulté ; la respiration est anxieuse, le pouls fréquent, petit, abdominal ; les traits altérés, la mort est imminente ; elle a lieu à six heures du matin.

A l'ouverture du cadavre, on trouve les traces d'une forte péritonite avec un épanchement considérable d'une matière liquide puriforme. La matrice, volumineuse, offre çà et là des traces d'une injection sanguine ; on trouve, un peu au-dessus des lèvres du museau de tanche, du pus dans des vaisseaux d'une petitesse extrême, et qui parcourent le tissu de la matrice jusqu'à deux pouces au-dessus de l'orifice utérin. Sur les côtés, près des ligamens larges, on trouva du pus dans des vaisseaux lymphatiques ; les veines à côté étant remplies d'un sang noir, liquide, sans trace de phlogose. Le réservoir de Pecquet, les vaisseaux qui s'y rendent, et quelques ganglions étaient également injectés de pus.

Cette observation, et plusieurs autres du même auteur, lui font établir les distinctions suivantes :

1º Dans la péritonite puerpérale, lorsqu'il y a absence de phénomènes typhoïdes et de frissons irréguliers, on ne trouve de pus ni dans les vaisseaux sanguins, ni dans les vaisseaux lymphatiques ;

(328)

2° La complication des frissons irréguliers avec les phénomènes typhoïdes, indique la présence du pus et dans les vaisseaux sanguins et dans les vaisseaux lymphatiques;

3° Enfin, la présence des symptômes typhoïdes, mais avec l'absence des frissons irréguliers, annonce de la suppuration seulement dans les vaisseaux lymphatiques.

Cette observation où l'on trouve des traces de l'inflammation des vaisseaux sanguins du col de l'utérus et de celle bien plus évidente des vaisseaux lymphatiques, ne prouve rien contre l'émétique. Il fut administré en désespoir de cause, et en si petite quantité qn'on devait bien s'attendre à son inefficacité.

En serait-il de même dans les cas de phlébite mieux tranchée, où la sécrétion purulente est plus abondante, où le pus, charié par le sang, est déposé tout formé dans le parenchyme des poumons, dans les cas où sa formation est annoncée par ce frisson caractéristique qui n'existe pas, du moins d'une manière si positive, quand les lymphatiques seuls sont affectés; la rareté des occasions d'observer la phlébite utérine dans la pratique ordinaire ne m'a pas permis de vérifier le fait. Il mérite cependant de l'être; les expériences qui seraient faites sur le tartre stibié appliqué au traitement de la phlébite, auraient en leur faveur quelques probabilités de succès, si l'on s'y prenait assez tôt pour prévenir l'infection purulente ou pour la combattre avant que les propriétés organiques aient éprouvé l'influence de son action délétère ; si, dès l'apparition des premiers symptômes de la phlébite, on administrait le remède à grandes doses, et qu'on ne fût pas si prodigue de ces énormes saignées qui, dans les maladies par infection, me paraissent bien plus propres à favoriser qu'à arrêter les progrès du mal. Il est d'ailleurs démontré que les émissions sanguines n'exercent aucune influence sur la marche de la phlébite utérine qui se termine par la mort, quelle qu'ait été leur abondance. Ce fait d'observation est plus que suffisant pour autoriser à faire l'essai de la méthode de traitement par le tartre stibié à haute dose et employé dès le début de la maladie : c'est dans les cas graves qu'on doit avoir recours aux moyens énergiques.

J'ai parlé de l'application du tartre stibié que M. Sanson avait faite au traitement de la phlébite traumatique et des résorptions purulentes ; j'y reviens d'autant plus volontiers que les observations recueillies dans le service de cet habile praticien, présentent des résultats très-satisfaisans et bien propres à encourager de nouvelles tentatives dans les mêmes circonstances, et dans celles que j'ai signalées plus haut.

40° *Obs.*—*Phlébite survenue à la suite d'une sai-*
gnée au bras gauche ; symptômes généraux
graves ; emploi du tartre stibié à haute dose ;
disparition de tous les accidens ; guérison.

S. Leroy, âgé de trente-six ans, paveur, d'une
stature assez élevée, mais d'une faible complexion, entra à l'Hôtel-Dieu de Paris le 20 avril
1831, après dix-huit jours de maladie. Il se présenta avec un gonflement inflammatoire assez
considérable survenu au bras gauche, à la suite
d'une saignée pratiquée pour une douleur pleurétique du côté droit. La pleurésie avait cédé aux
moyens rationels employés contre elle, lorsque,
le troisième jour après la saignée du bras, et le
cinquième avant l'entrée du malade à l'hôpital,
survinrent des accidens locaux, d'abord, et qui
parurent dépendre de l'inflammation de la veine
médiane basilique qui avait été piquée par la
lancette. Deux fois des *sangsues* furent appliquées à l'endroit douloureux du bras, et sur le
trajet de la veine affectée ; aux sangsues on avait
fait succéder l'emploi *de cataplasmes émolliens*
et narcotiques ; malgré les soins, les symptômes
locaux persistèrent et furent, le cinquième jour,
accompagnés d'un trouble général pour lequel
le malade se fit transporter à l'Hôtel-Dieu.

Le 20 avril, jour de son entrée, et à la visite
du soir, la douleur et le gonflement de la veine

affectée, la tuméfaction du tissu cellulaire sous-cutané, à l'avant-bras surtout, la sensation de plusieurs petits foyers purulens séparés les uns des autres dans cette partie, la tension que le doigt percevait dans la direction du vaisseau à la partie interne du bras, la douleur vive qu'éprouvait le malade sous l'aisselle de ce côté, devinrent autant de circonstances qui éclairaient sur la nature du mal et sur le traitement qu'il fallait y opposer. La difficulté des mouvemens, la raideur et la sensibilité du membre, étaient d'autres phénomènes locaux qu'accompagnaient une horripilation générale, de la fièvre, de la céphalalgie, un malaise inexprimable et une toux assez fréquente, qui semblait le résultat de l'affection des organes thoraciques. M. Sanson prescrivit sur-le-champ l'application *de vingt-cinq sangsues et de fomentations émollientes* sur tout le membre gauche ; le malade fut mis à l'usage de *boissons laxatives.*

Le lendemain et le surlendemain, on continua l'emploi des mêmes remèdes, et cependant les symptômes généraux augmentaient et furent, le quatrième jour, suivis d'accidens tellement graves, tels que frissons, fièvre, abattement, que M. Sanson jugea convenable de recourir à l'emploi d'un traitement dont plusieurs fois déjà, et comme nous en avons donné des exemples, il a obtenu de très-bons effets ; il administra à ce malade *le tartre stibié à la dose de huit grains dans quatre onces d'infusion de tilleul édulcorée.* Le jour où le malade prit cette potion toute entière, il ressentit à peine quelques nausées ; le lendemain, comme il semblait avoir éprouvé une légère amélioration, M. Sanson persista dans l'emploi du *même remède et à la même dose.*

Depuis lors, tout accident grave a disparu ; avec les frissons irréguliers, avec la fièvre et tous les autres symptômes de prostration des forces et d'adynamie, disparurent les accidens locaux, les foyers purulens de l'avant-bras se terminèrent par une prompte résolution, et le malade, qui ne semblait plus retenu au lit que par les suites de l'affection qui avait eu son siége primitif dans les voies respiratoires, fut en état de quitter l'hôpital le 16 mai, en voie de complète guérison. (*Lanc.*, n° 2, tome 5.)

Cette observation n'a pas besoin de commentaire ; l'efficacité du tartre stibié y est trop bien établie pour qu'il soit nécessaire de la faire ressortir par des réflexions superflues. Cette prompte résorption des foyers purulens, est analogue à celle qui a lieu souvent dans la pneumonie et dans les épanchemens synoviaux. Elle est due à une action spéciale du remède qu'on ne peut s'empêcher de reconnaître, quelque prévenu que l'on soit contre toute action occulte des médicamens.

41.ᵉ *Obs.* — *Coup de feu au genou ; amputation de la cuisse, frisson, phlébite ; emploi du tartre stibié à haute dose ; mort : abcès multiples dans les poumons.*

Le nommé Gatineau, âgé de trente-cinq ans, peintre en bâtimens, doué d'un tempérament nerveux, reçut, dans la journée du 29 juillet 1830, une balle qui lui traversa le genou gauche, brisa la rotule et les condyles du fémur, et sortit en arrière sans intéresser les vaisseaux poplités. La gravité de ces lésions rendait urgente l'amputation de la cuisse ; le malade la refusa avec opiniâtreté. *Deux saignées furent faites et quarante sangsues furent appliquées à trois reprises ; des lotions fréquentes d'eau froide sur le membre, potion calmante, diète* jusqu'au quatrième jour.

Une inflammation violente se développe dans l'articulation et se propage au loin ; elle est suivie d'une suppuration abondante que le contact de l'air rend fétide ; mouvement fébrile toujours croissant. Enfin, le 5 août, le malade se plaint de douleurs insupportables, d'une insomnie continuelle ; il réclame l'amputation. Elle fut pratiquée le lendemain par M. Sanson.

L'opération n'a rien offert de particulier ; on réunit la plaie par première intention. *Eau froide sur le moignon, potion calmante, tilleul, orange, diète.* Le membre examiné présente les lésions suivantes : fracture comminutive de la rotule et du fémur, esquilles nombreuses, surfaces articulaires baignées de pus, cartilages ramollis, foyers purulens à la jambe; jusqu'au 11, état satisfaisant; on lève le premier appareil, réunion presque complète de la plaie; suppuration de bonne nature.

Le 19, un peu d'agitation pendant la nuit, quelques spasmes dans le moignon, mouvement fébrile léger, la plaie est vermeille, et fournit un pus de bonne qualité.

Le 21, les ligatures sont retirées.

Le 22, écart de régime; par suite, frisson qui dure une demi-heure, et est suivi de beaucoup de chaleur et de sueur.

Les 23, 24, 25, frissons irréguliers chaque jour; pouls fréquent, peau chaude, langue sèche, épaisse; suppuration peu abondante et séreuse, décollement des bords de la plaie, chairs molles et flasques, constipation.

Le 26, mêmes symptômes; en outre, douleur dans le bras droit, depuis l'épaule jusqu'au coude, sans rougeur à la peau; respiration fréquente, altération des traits.

Le 27, *huit sangsues au bras, cataplasmes.* Le frisson suit de près la chute des sangsues.

Le 28, nouveaux frissons irréguliers et syptômes typhoïdes (phlébite, passage du pus dans la circulation), malgré le régime sévère, malgré les pansemens faits avec soin, malgré l'usage du chlorure de soude pour exciter la plaie, et rappeler la suppuration, les symptômes s'aggravent de plus en plus, et ce malade est condamné à périr. Comme dernière ressource, M. Sanson prescrit une potion stibiée composée de :

Prenez : Emétique. . . . . Douze grains.
   Infusion de feuilles d'oranger. Huit onces.
   Sirop diacode. . . . . Une once.
Une cuillerée fut donnée toutes les deux heures.

Le soir, trois doses ont été prises : selles copieuses, quelques nausées, épigastre endolori, point de frissons, sueurs abondantes quatre heures après ; les nausées et le hoquet obligèrent de suspendre la potion.

Le 29, pouls moins fréquent, peau moite, langue humectée, physionomie plus calme, suppuration plus abondante ; on continue la potion stibiée, une demi-cuillerée toutes les heures. Le soir on la suspend pour les mêmes motifs que la veille.

Le 30, langue sèche, épigastre endolori, peau chaude, pouls fréquent, développé, faible ; *eau de gomme, sirop de guimauve, eau de poulet.*

Le 31, sommeil agité, soubresauts, respiration pénible, frisson de 20 minutes. On revient à la *potion stibiée; une demi-cuillerée* toutes les deux heures.

Le 1ᵉʳ septembre, frisson de huit minutes. *Même dose de la potion.*

Le 2, point de frisson, respiration pénible, langue sèche, dents fuligineuses, hoquets fréquens; *on suspend la potion.*

Du 3 au 9, aggravation progressive des symptômes; mort le 10 à trois heures du matin.

Autopsie le lendemain à huit heures. La plaie du moignon n'a fait aucun progrès vers la guérison. Sa surface est couverte d'un pus fétide; le fémur est décollé dans une étendue de trois pouces, par suite de la rétraction des parties molles.

L'artère crurale semble parfaitement saine, la veine du même nom ne présente aucune trace d'altération pathologique, jusques un peu au-dessous du ligament de Fallope, où dans une étendue de quatre pouces, nous trouvâmes un caillot fibrineux blanchâtre, séparé de la membrane interne par du pus bien lié, phlegmoneux; ce caillot détaché, la membrane interne nous présenta une plaque saillante, rouge, ramollie, en un mot, phlogosée; plusieurs veines, et entr'autres la veine crurale profonde, étaient oblitérées par des caillots fibrineux. Dans la veine iliaque primitive et dans les veines du côté opposé, nous ne rencontrâmes que du sang fluide, noirâtre, mêlé de grumeaux.

Le *foie* et la *rate* sains.

Cœur rempli de sang fluide.

Six abcès dans le poumon gauche en arrière et dans les lobes moyen et inférieur; engouement de ce poumon. Ces abcès ont le volume d'une amande, leurs parois sont tapissées par des fausses membranes qui datent de plusieurs jours; dans les points correspondans à ces foyers, la plèvre est couverte de pseudo-membranes, le poumon droit est adhérent aux côtes par du tissu cellulaire d'ancienne formation, moins d'engouement; aucune trace d'abcès.

Les articulations n'ont rien offert de remarquable.

Tube digestif. Muqueuse gastrique, rougeâtre, non ramollie. (*Lancette*, tom. 4, n° 15.)

Suivent les réflexions du rédacteur.» L'affection que je viens de décrire a résisté jusqu'ici à toute espèce de médication; en effet, les évacuations sanguines ne font qu'accélérer la marche des symptômes; les topiques excitans ne produisent rien, ou peu de chose; les chlorures que nous avons employés nous ont paru inutiles; le chlore gazeux faible n'a été suivi d'aucun succès, et nous ne sommes parvenus à arrêter les frissons, qu'au moyen de l'émétique à haute dose; à peine est-il mis en usage, le malade n'a plus de frisson; ceux-ci reparaissent dès que nous cessons l'émétique, ils se dissipent de nouveau sous son influence, et enfin l'épuisement du malade nous empêche

de revenir à l'émétique, les frissons se reproduisent, et la mort en est la suite. »

· L'action du tartre stibié me semble assez manifeste dans cette circonstance, pour qu'on puisse
espérer un succès complet, lorsqu'on l'emploiera
dès le principe; j'ajouterai qu'il est fort à regretter
que M. Sanson n'ait pas suivi ce dernier précepte dans le cas dont il s'agit. S'il eût administré
le tartre stibié dès qu'il aperçut quelques symptômes de phlébite et de résorption purulente,
s'il l'eût administré à plus haute dose et avec
persévérance, malgré les nausées, les vomissemens
et les évacuations alvines, il n'aurait pas tardé
probablement à voir la tolérance s'établir, et peut-
être eût-il alors obtenu de ce remède des résultats aussi satisfaisans que dans la première observation.

Je dois rapprocher de ces faits, une observation de phlébite due à Laennec.

42e *Obs.* — « J'ai traité, dit Laennec, une inflammation aiguë de plusieurs veines du bras.
Le tronc de la basilique avait acquis la grosseur
d'une plume de cygne et la dureté d'une corde.
Son trajet était dessiné sur la peau par une ligne
d'un rose foncé. L'avant-bras, très-dur et énor-
mément tuméfié, pâle et luisant dans la plus
grande partie de sa surface, était dans beaucoup
de points, d'une rougeur cuivrée, très-sensible

à la pression, et présentait les caractères réunis de l'œdème joint à l'érysipèle. La main était dans un état d'œdème simple. Il y avait fièvre aiguë, mais la tête était libre. »

« Je fis appliquer vingt-quatre sangsues à la vulve, et donner en même temps le tartre stibié à six grains. Dès le lendemain, l'orgasme inflammatoire et la fièvre avaient tombé, et au bout de trois jours la résolution était complète. Ce fait paraîtra sans doute remarquable aux praticiens qui ont eu occasion de voir quelquefois la phlébite aiguë, et qui savent combien rarement et difficilement cette maladie cède aux évacuations sanguines. » (*Revue médicale*, cahier d'octobre 1825.)

Le même praticien, se fondant sur la propriété qu'il reconnaît à l'émétique d'augmenter l'énergie de l'absorption *interstitielle*, a fait quelques essais dans l'intention de s'assurer si les mêmes effets auraient lieu dans les hydropisies évidemment asthéniques, telles que l'ascite et l'anasarque qui dépendent des maladies du cœur et du foie ; ces tentatives ne lui donnèrent aucun résultat avantageux, et il dut y renoncer. Il réussit au contraire complètement dans un cas d'anasarque active des extrémités inférieures jointe à un œdème de même nature du poumon, et il pensait que le tartre stibié pourrait être souvent utile dans la leucophlegmatie qui survient à la suite de la rougeole et de la scarlatine. (*Ext. de l'auscul médicale,* t. 1er, p. 492; 2e *id.* Paris, 1826.)

MALADIES DU SYSTÈME NERVEUX.

Arachnitis.

Le tartre stibié à haute dose paraît avoir réussi à Laennec dans un cas d'arachnitis aiguë. Il affirme (*Revue médicale*, juin 1825, p. 344) avoir obtenu en quarante-huit heures, par ce moyen, la guérison d'une maladie qui présentait tous les symptômes de l'inflammation de la séreuse encéphalique. Mais il avait employé en même temps une saignée du pied et vingt sangsues derrière les oreillles, qui purent bien avoir quelque part à la guérison.

Hydrocéphale aiguë.

A peu près à la même époque, Laennec obtint trois fois la disparition de tous les signes de l'*hydrocéphale aiguë*. Dans deux de ces cas, cet accident était survenu dans le cours d'une fièvre continue : voici les détails de la troisième observation

43e *Obs.* — « Un jeune domestique après avoir veillé presqu'habituellement pendant quatre mois son maître malade, fut pris de vertiges et d'autres accidens qui firent craindre une affection céré-

brale quelconque. On lui appliqua des sangsues ;
on lui fit faire des affusions froides, mais vainement : au bout de deux mois il tomba un jour
sans connaissance, et resta cinq jours dans cet
état sans qu'on employât aucun moyen actif. On
l'apporta alors à l'hôpital Necker, immobile, insensible, la pupille très-dilatée, la face assez pâle.
Je prescrivis *une application de sangsues aux
tempes* dont huit seulement prirent et tirèrent
très-peu de sang, et je donnai en même temps
douze grains de tartre stibié pour les vingt-quatre
heures. Le lendemain, il était capable de quelques mouvemens et proférait des paroles sans
suite. Je prescrivis *quinze grains*. Le troisième
jour il avait repris complètement la connaissance
et le mouvement ; il se trouvait seulement très-
faible ; la pupille n'était presque plus dilatée :
cependant comme il n'avait eu aucune évacuation, je prescrivis *dix-huit grains d'émétique et
quelques alimens*. Le sixième, il était en pleine
convalescence et demandait à manger. J'ai occasion de revoir de temps en temps ce jeune
homme ; il se porte aujourd'hui très-bien. »

On serait heureux de pouvoir proclamer souvent de tels résultats obtenus par un agent thérapeutique quelconque dans une maladie aussi
grave. Mais cette satisfaction est rare, quelle que
soit la médication que l'on emploie ; j'en ai acquis plusieurs fois la preuve au sujet du tartre

stibié que j'ai administré sans succès à des enfans atteints d'hydrocéphale aiguë. J'en rapporterai l'observation suivante qui, bien qu'en opposition à celles de Laennec, n'en est pas moins utile à la solution de la question; car l'étude d'un médicament est fondée, non-seulement sur les faits qui déposent en faveur de ses propriétés curatives; mais encore sur ceux qui constatent son impuissance et même ses effets nuisibles. Les succès obtenus par Laennec ont cependant une trop grande importance pour ne pas engager les praticiens à suivre son exemple dans des cas semblables à ceux où il s'est trouvé, et qui malheureusement se présentent assez souvent à leur observation.

44ᵉ *Obs. — Hydrocéphale aiguë; tartre stibié; mort.*

Le doux, âgé de 5 ans, d'une constitution lymphatique, paresseux, lent dans ses mouvemens, évitant le jeu et l'exercice, ne manquant pas d'intelligence, fut pris à la fin de l'hiver de 1830, d'un ptérygion à l'œil droit, accompagné d'une douleur vive à toute la conjonctive, et de l'impossibilité de fixer la lumière; il avait depuis long-temps mal au nez et quelques glandes cervicales engorgées. Des *applications de sangsues* furent faites à l'angle externe de l'orbite, de légers purgatifs furent administrés, et deux vésicatoires furent posés successivement au bras et á la nuque. La suppuration de ces exutoires fut entretenue pendant plus de deux mois; elle était très-abondante. L'œil et le nez guérirent complètement, et la suppuration des vésicatoires se tarit, quoiqu'on cherchât à la faire couler pendant quelque temps encore ; *des purgatifs* furent administrés, et l'on cessa tout traitement.

Un mois après son rétablissement, Ledoux devint triste, taciturne ; il fut pris de vomissemens qui revenaient chaque jour d'une manière irrégulière ; il continuait à manger, et ses nuits étaient bonnes. Il se plaignait parfois de douleurs aiguës à la tête, et y portait fréquemment les mains, ce qu'on attribuait à l'habitude qu'il en avait contractée pendant la longue durée de son ophthalmie. Pendant une quinzaine de jours on fit peu d'attention à cet état, et ce ne fut que lorsqu'on le vit s'aggraver, qu'on me fit appeler, le 13 juillet 1831.

L'enfant était au lit dans un assoupissement continuel, dont on le faisait aisément sortir. Il ouvrait les yeux, répondait juste aux questions qu'on lui adressait, disait n'éprouver aucune douleur, et se rendormait. Il avait vomi la veille et n'avait pas eu de selle depuis deux jours ; le ventre était souple et aplati ; la pression sur l'épigastre ne réveillait aucune douleur ; la langue était pâle, humide, chargée d'un léger sédiment muqueux ; le père m'assura que depuis une quinzaine de jours, il avait remarqué dans le pouls la lenteur qui existait au moment de mon examen. Il ne fut pas possible de se méprendre sur le siége et la nature de la maladie ; je dus éloigner toute idée de phlegmasie gastro-intestinale, et porter toute mon attention sur le centre nerveux, point de départ de tous les accidens.

Je fis appliquer *dix sangsues* aux tempes et derrière les oreilles, et administrer *six grains de calomélas, à la dose d'un grain, de deux heures en deux heures ; des lavemens émolliens et une tisane d'orge miellée.*

Le 14, la maladie avait fait des progrès ; je remarquai un assoupissement plus profond, une lenteur plus grande dans les réponses, un léger strabisme, un air hébété et quelques grincemens de dents. Il y avait eu deux selles, point de vomissement ; le front et le sommet de la tête étaient chauds, la face et les autres parties du corps constamment froides ; le pouls avait acquis de la fréquence et du développement.

Large vésicatoire derrière le col, cataplasmes sinapisés aux pieds, continuation du calomélas et des lavemens.

Le 15 et le 16, les mêmes symptômes persistent ; ils prennent chaque jour un caractère de gravité plus prononcé ; le grincement des dents devient plus fréquent, le strabisme plus marqué, l'assoupissement plus profond, l'intelligence diminue et les réponses ont lieu avec plus de lenteur et de difficulté, quoique toujours justes.

Je prescris *tartre stibié, six grains ; eau distillée, quatre onces, sirop de guimauve une once, une cuillerée toutes les heures et demie ; six sangsues derrière les oreilles ; nouveaux sinapismes.*

Le 17, les six grains d'émétique n'ont produit aucune évacuation ni aucune amélioration dans l'état du petit malade. La gravité des accidens s'accroît, l'enfant conserve néanmoins sa connaissance et répond aux questions qu'on lui adresse, lorsque, par une interpellation vive et brusque, on le fait sortir de son assoupissement. Il rend deux selles dans la soirée ; la potion qui est achevée est renouvelée à la même dose et une cuillerée toutes les heures. Dans la soirée, l'enfant est très-agité ; il perd tout-à-fait la connaissance et il succombe dans la nuit sans avoir éprouvé aucun mouvement convulsif des membres. Je ne pus pas obtenir la permission de faire l'ouverture du cadavre.

Apoplexie.

Ce n'est pas ici le lieu de se livrer à l'examen des distinctions à faire entre l'état apoplectique, l'apoplexie proprement dite, et les accidens apoplectiques qui sont les conséquences d'un grand nombre de lésions de l'encéphale, tout-à-fait différentes les unes des autres. Dans ce dédale, quelquefois inextricable, l'observateur le plus exercé est souvent fort embarrassé pour décider à quel genre d'altération appartiennent les symptômes qu'il aperçoit; et cependant, il faut le dire, la sûreté et la promptitude de son diagnostic peuvent assurer le succès de sa pratique, et déterminent le choix de ses moyens curatifs. Dans les congestions sanguines cérébrales, rien ne peut remplacer les saignées pratiquées immédiatement et avec toute l'énergie nécessaire. Mais le cerveau, ses membranes et leurs sinus une fois débarrassés par une deplétion subite du sang qui les engorgeait et les opprimait, d'autres agens thérapeutiques trouvent leur application pour prévenir le retour de pareilles congestions; les révulsifs sur le tube intestinal se présentent, et parmi eux le tartre stibié doit occuper le premier rang.

Si la congestion cérébrale a été suivie d'un épanchement, ou si l'épanchement a eu lieu de prime-abord sans symptômes précurseurs, ce qui arrive quelquefois, il est alors difficile de décider lequel de l'émétique ou de la saignée mérite la préférence ou la priorité. Je crois qu'une pareille question ne peut pas être décidée d'une manière absolue. La saignée est dans quelques cas, bien qu'on ait la conviction qu'un épanchement existe,

le premier moyen à employer pour faire cesser
le mouvement hémorrhagique qui tend toujours
à l'augmenter ; tandis qu'on obtient dans d'autres
circonstances un effet bien plus promptement
salutaire en provoquant de suite des évacuations
abondantes par les voies digestives. Ici, comme
dans mille autres occasions, le savoir et la pénétration du médecin seront les guides les plus
sûrs. Quelque parti qu'il prenne, il ne doit pas
perdre de vue l'état paralytique dans lequel l'estomac se trouve quelquefois par la suspension
de l'influx nerveux, due à la compression du nerf
pneumo-gastrique, ou à l'abolition d'une partie
des fonctions cérébrales. Cet état le rend insensible à l'action de l'émétique, et les doses les
plus variées de ce sel restent alors sans effet. La
saignée pratiquée dans ce cas pourrait-elle,
comme le pense M. Portal, dans son *Mémoire
sur l'apoplexie*, en diminuant la congestion établie au cerveau, rendre à l'estomac, qu'il tient
sous sa dépendance, tout ou partie de ses facultés fonctionnelles? L'observation clinique a confirmé plus d'une fois la justesse des idées théoriques de ce savant médecin, qui compte plus
de soixante années d'une pratique étendue.

Quant aux accidens apoplectiques dus aux ra-
mollissemens du cerveau, à la compression de
cet organe par le développement dans la cavité
du crâne de tumeurs fongueuses, fibreuses, car-

cinomateuses ou osseuses, à la présence de corps étrangers, d'hydatides, de collections purulentes, je ne sache pas que le tartre stibié ait été employé pour les combattre, et je ne pense pas qu'il puisse l'être utilement.

« Les dérivatifs sur le canal alimentaire, dans l'apoplexie, sont d'une utilité incontestable. Le tartre stibié en lavage est un très-bon moyen dont certains vieux praticiens, nourris à l'école de Stoll, font tous les jours usage et en obtiennent de très-grands effets. Il doit être administré de prime-abord et en même temps que la saignée est pratiquée dans les cas de très-grand danger; dans les cas moins graves on commence par la saignée, et le second, troisième ou quatrième jour on sollicite des évacuations qui ont l'avantage de favoriser singulièrement l'absorption, de diminuer l'intensité des mouvemens fluxionnaires, et de prévenir soit l'inflammation, soit la fluxion séreuse, qui ont lieu dans les parois du foyer. » (M. Cruvellier, *Dict. de méd. et de chir. pr. Apo-plexie.*)

C'est de cette manière que Dessault employait l'émétique dans les plaies de tête. Les avantages qu'il en avait retirés lui paraissaient si grands et si décisifs, qu'il avait renoncé presque entiè-rement à toute autre médication et à la saignée elle-même, dans le traitement des accidens qui

en sont la suite, et qui ont avec ceux de l'apoplexie des points de contact si intimes.

Le tartre stibié administré en lavage ou en
lavemens dans l'intention de provoquer des selles,
trouve peu de contradicteurs. Il n'en est pas de
même si on le donne à dose vomitive; les contractions des muscles thoraciques et abdominaux,
pendant les efforts du vomissement, refoulent le
sang vers la tête et peuvent aggraver les symptômes apoplectiques loin de les diminuer. Ce raisonnement, qui paraît juste, devrait détourner
de son emploi dans la plupart des cas ; car il n'est
guère possible de savoir d'avance si telle dose
d'émétique, même très-faible, ne provoquera pas
le vomissement plutôt que des évacuations alvines. Mais l'expérience prouve chaque jour l'innocuité du vomissement dans les états apoplectiques,
et la grande utilité des évacuations abondantes
qu'il détermine. Ainsi les craintes, sous ce rapport,
peuvent paraître exagérées et doivent rarement
empêcher de recourir à un moyen d'une grande
puissance et qui compte en sa faveur de brillans
succès. Si l'apoplexie survient immédiatement
après le repas, la première indication à remplir
est de provoquer le vomissement par l'eau tiède
ou l'émétique, afin de débarrasser l'estomac et
de rendre la saignée praticable, si elle est nécessaire. Les doses d'émétique à employer sont ici
très-variables; quelquefois le malade vomit aisé-

ment et même d'une manière spontanée ; le plus ordinairement, l'estomac frappé d'une espèce de paralysie, reste insensible à l'action du remède, et il faut en doubler, ou tripler la dose ordinaire pour obtenir un résultat. On a vu dans des cas graves cette dose portée très-loin. Un apoplectique avait pris douze grains d'émétique sans avoir d'envie de vomir; d'après les conseils de M. Magendie, il en prit trente-six grains, le vomissement survint, et la maladie eut une heureuse issue. Laennec, chez de semblables malades, a porté successivement la dose jusqu'à *un gros et demi* sans résultats bien sensibles; dans d'autres cas, il a fait cesser en peu d'heures les signes de la compression cérébrale, et a obtenu assez rapidement la disparition des dernières traces de paralysie. Des faits assez nombreux où l'apoplexie était légère et où il a vu la paralysie céder promptement après l'usage du tartre stibié à haute dose, l'autorisent à conseiller ce remède dans des cas analogues.

Quoi qu'il en soit de son efficacité, on ne doit pas oublier que la *tolérance paralytique* de l'estomac ne saurait être comparée à celle *toute vitale* qui s'établit dans l'état normal de ce viscère. Dans la première, l'estomac, privé d'une partie de sa puissance fonctionnelle, inhabile à réagir contre l'action irritante, corrosive de l'émétique, peut éprouver des altérations graves dans son organisation, sans que le malade en ait la conscience et sans que le médecin puisse s'en apercevoir. On ne doit donc pas donner trop de confiance à cette *tolérance paralytique*, qui pourrait bien masquer des effets pernicieux de l'émétique. C'est ce que M. J. Cloquet a cru remarquer chez un homme de cinquante-sept ans, qui succomba à une attaque d'apoplexie. Il avait pris en cinq jours, avec une tolérance entière, sauf quelques selles, quarante grains de tartre stibié; à l'ouverture du cadavre, on trouva l'estomac très-rouge, enflammé, rempli de bile et de mucosités; l'inflammation paraissait bornée à la membrane muqueuse, sur laquelle on apercevait des taches irrégulières d'un rouge livide sur un fond violacé et qui ne présentait aucune ulcération. Il y avait des taches semblables dans l'intestin. En admettant que ces altérations fussent le résultat de l'action de l'émétique, on peut assurer qu'elles n'auraient pas été produites par ce sel, si au lieu d'être dans un état paralytique, l'estomac eût joui de toute son intégrité lors de l'ingestion du remède.

Aliénation mentale.

Je transcris littéralement la note suivante insérée par M. Bayle, à la page 3oo de sa *Bibliothèque thérapeutique.* « J'ai vu, dit-il, employer le tartre stibié à haute dose chez plusieurs aliénés atteints de méningite chronique avec paralysie incomplète. Il provoqua des vomissemens et des déjections alvines chez tous , et ne parut produire aucun changement avantageux, excepté chez un malade qui, peu de temps après la suspension du remède , dont il avait fait usage pendant trois semaines , à la dose de huit grains, recouvra passagèrement la raison et la liberté des mouvemens. » Ces essais demanderaient d'être renouvelés d'une manière plus méthodique et plus soutenue.

Un de mes amis, M. le docteur Pressat, qui dirige, avec autant de lumières que de philantropie , un vaste établissement consacré au traitement des maladies mentales , m'a dit avoir employé le tartre stibié à haute dose et sans aucun succès chez un grand nombre de ses malades qui se trouvaient dans les mêmes conditions pathologiques que ceux observés par M. Bayle, et chez beaucoup d'autres qui ne présentaient aucun signe de paralysie.

Ces essais, je le répète, n'ont pas été assez multipliés pour faire renoncer entièrement au tartre stibié dans le traitement encore tout empirique d'une maladie qui, quoi qu'en ait dit un médecin physiologiste célèbre (1), est classée tout-à-fait à part dans nos cadres nosologiques. Il faut espérer que de nouvelles tentatives seront faites et qu'elles auront des résultats plus heureux.

______

(1) *De l'irritation et de la folie.*

Chorée.

Le traitement de cette névrose de la locomotion est encore loin d'être fixé d'une manière méthodique et rationnelle. Sydenham, qui le premier a tracé avec détail l'histoire de cette maladie, la combattait par des saignées répétées ; les purgatifs, et même les purgatifs drastiques ont été conseillés par la plupart des auteurs, et notamment par Starck, qui propose l'usage des plus énergiques ; la méthode de Cheyne, qui consistait à administrer les vomitifs répétés à un jour d'intervalle, plus ou moins, selon l'exigence des cas ; l'utilité enfin des évacuans reconnue par le docteur Bouteille, dans son *Traité de la chorée*, Paris, 1810, ont dû conduire les médecins de notre époque à tenter contre cette maladie le tartre stibié à haute dose. Laennec en eut le premier la pensée, et les deux observations suivantes prouvent qu'il eut lieu de s'en féliciter.

45ᵉ *Observ.* — *Chorée guérie par l'émétique à haute dose* (février-mars 1822).

Une femme, âgée de vingt-cinq ans, eut à la suite de chagrins domestiques, et surtout d'impressions de terreur, plusieurs attaques d'hystérie. A la suite d'une de ces attaques, elle resta dans un état de spasme continu : ses yeux roulaient irrégulièrement dans leurs orbites ; ses membres étaient agités de mouvemens subits d'extension ou de flexion ; son corps tout entier, de secousses plus ou moins violentes , et qui parfois se répétaient plusieurs fois de suite. Elle était depuis quatre jours dans cet état, lorsqu'on l'apporta à l'hôpital Necker. On la mit à l'usage de la *tisane émétisée, à six grains.* Dès le second jour, les mouvemens convulsifs avaient cessé ; au troisième, la malade put marcher ; au cinquième, elle était complètement guérie. Le tartre stibié avait déterminé une superpurgation presque quotidienne.

46ᵉ *Observ. — Chorée guérie par l'émétique à haute dose* (juillet-août 1822).

Un domestique, âgé de trente-deux ans, était hémiplégique depuis plus de deux mois, quand il fut pris tout à coup de mouvemens spasmodiques de tout le côté paralysé (le côté gauche). Il fut admis à l'hôpital dans cet état. On le mit à l'usage du *tartre stibié, à la dose de six grains,* unis à *un gros de quinquina.* Les deux premiers jours le malade vomit; puis il eut une constipation opiniâtre. La chorée diminua progressivement avec une telle rapidité, que dès le quinzième jour le malade voulut retourner à ses travaux, quoiqu'il lui restât encore un peu de tremblement dans le bras gauche.

47ᵉ *Obs. — Chorée traitée par le tartre stibié à haute dose.*

Une fille de seize ans, non réglée, entra à l'Hôtel-Dieu de Paris avec tous les symptômes de la chorée : elle ne pouvait porter une cuiller à sa bouche ; elle était tellement agitée qu'il fallait la fixer et lui attacher les jambes, sans quoi elle serait tombée hors de son lit. *Les antispasmodiques, les pilules de Méglin, les lavemens d'assa-fœtida, les bains froids,* successivement employés, n'avaient amené aucune amélioration. M. Breschet, dans le service duquel se trouvait cette malade, résolut de lui faire prendre le *tartre stibié à haute dose.* En même temps il prescrivit quelques légers purgatifs résineux.

Ainsi la malade eut à prendre tous les jours :

Prenez : Gomme gutte. . . . . Deux grains.
Scammonée. . . . . Un grain.
Calomel. . . . . Deux grains.

Plus, six grains de tartre stibié dans six onces de liquide, auquel on ajoutait *six gros de sirop diacode.*

Deux jours après, la malade marchait plus facilement, ne jetait plus ses jambes, portait ses mains à la tête, commençait à manger seule. Mais arrivée au-delà de huit grains, la tolérance n'eut plus lieu : on fut obligé de suspendre. Il y avait des nausées et du dévoiement. Ces accidens cessèrent bientôt, et on reprit le traitement. Une nouvelle amélioration se déclara et dut être suivie de la guérison. (*Lancette*, n° 47, t. v.)

Ces trois faits sont entièrement favorables à l'émétique, dont l'usage dans la chorée serait d'autant plus précieux que, comme on sait, cette maladie résiste souvent aux modes de traitement les plus variés.

Tétanos.

Les deux observations suivantes sont assez remarquables pour devoir trouver place ici. Elles sont dues à M. Ambroise Laennec, médecin distingué de l'hôpital de Nantes.

48° *Obs. — Tétanos idiopathique guéri par l'émétique à haute dose* (novembre - décembre 1824).

Un journalier, âgé de cinquante-cinq ans, fut apporté à l'hôpital de Nantes dans un état de roideur spasmodique de tout le corps. Couché sur le dos, son corps ne reposait que sur les omoplates et sur les fesses; les régions lombaire et dorsale étaient soulevées; les mâchoires étaient fortement serrées; en passant la main sur le tronc ou les membres, on sentait tous les muscles fortement contractés; depuis plusieurs jours les évacuations alvines et l'émission des urines étaient complètement suspendus; la déglutition se faisait

encore quand on parvenait à introduire quelques
liquides dans la bouche; les facultés intellectuelles n'étaient pas troublées; le ventre était
douloureux vers l'hypogastre. Cet état était survenu lentement à la suite d'une fièvre intermittente prolongée. Le premier jour, on appliqua
trente sangsues sur cette région; on mit le malade à l'usage d'une potion musquée et de lavemens avec l'assa-fœtida. La diurèse se rétablit, le
trismus diminua un peu; les autres accidens persistèrent. Le deuxième jour, on prescrivit le
tartre stibié à la dose de quinze à vingt grains.
Au troisième jour de ce traitement, le relâchement
des muscles était complet, et toutes les fonctions
étaient revenues à leur état ordinaire. Le tartre
stibié avait déterminé des vomissemens et des
selles abondantes; on le suspendit. On avait continué la potion musquée : on la continua encore
quelques jours, pendant lesquels le malade reprit
toute sa santé habituelle. Il sortit de l'hôpital
parfaitement bien portant, après y être resté
vingt jours.

*49ᵉ Obs. — Tétanos idiopathique, guéri par le
tartre stibié.*

Jean Mathurin, scieur de long, âgé de soixante-
quatorze ans, travaillait habituellement dans un
lieu exposé au soleil. Vers les premiers jours
d'août, il fit une chute, et il éprouva pendant

quelques jours de violens maux de tête. Huit jours avant son entrée à l'hôpital, il eut un refroidissement subit, le corps étant en sueur; dès lors il éprouva de la difficulté à ouvrir la bouche; les mâchoires se resserrèrent de plus en plus; l'introduction d'aucun aliment solide devint impossible; la rigidité des mâchoires alla en augmentant; bientôt il s'y joignit des douleurs de reins et l'impossibilité de fléchir le tronc; les mouvemens des membres devinrent difficiles. Ce fut dans cet état que le malade vint à l'Hôtel-Dieu, où il offrit, le 26 août, l'état suivant : Face pâle et un peu jaune; trismus, opisthotonos commençant; mouvement des membres difficiles; le malade y ressent parfois des secousses violentes et douloureuses; appétit et soif nuls; constipation depuis deux jours; urines claires et peu abondantes; pouls large, développé, peu fréquent; voix nazillarde, elle est naturelle au malade; cependant le trismus semble avoir augmenté cette disposition; sommeil assez paisible. *Saignée de bras, tartre stibié, quatre grains dans trois verres d'eau.* Point de vomissemens, quelques évacuations alvines; le sang de la saignée présente une légère couenne jaune tremblotante. Le 27, même état, le sommeil a été paisible. *Potion avec tartre stibié, dix grains.* Point d'évacuations ni de nausées.

Le tartre stibié fut continué à la dose de dix

grains jusqu'au 3o août. Son premier effet fut de dissiper les douleurs des reins et de diminuer la raideur du tronc; les mâchoires se desserrèrent assez pour que le malade pût y introduire le bout de la langue.

31. Son état était le même; cependant le malade avait ressenti quelques secousses pendant la nuit; l'appétit était assez vif. *Deux riz, gomme sucrée, potion avec tartre stibié, vingt-cinq grains, et sirop diacode, cinq onces.* Point de nausées ni d'évacuations; sommeil paisible.

1er septembre. Le malade peut introduire le doigt entre les mâchoires; le tronc est plus flexible; le pouls est plus régulier; il y a un peu de céphalalgie. *Prescription, id., bain de pieds.*

2, 3 et 4, même état et même prescription.

5. L'appétit est très-vif; le malade ouvre assez la bouche pour pouvoir y introduire des alimens. *Prescription, id.*

Les 6, 7, 8 et 9, on continua l'émétique à la même dose; les accidens disparurent entièrement; le malade mangeait la demie; il se levait et se promenait tout le jour. Du 10 au 13, on diminua graduellement la dose de l'émétique, qui, ce dernier jour, n'était plus portée qu'à *quatre grains.*

14. Il n'y avait pas eu de selles depuis le 27 août; on donna un minoratif qui provoqua

plusieurs évacuations alvines; toutes les fonctions s'exécutaient dans l'ordre naturel.

Depuis ce jour jusqu'au 24, jour de la sortie, la convalescence ne fut troublée par aucun accident. On fut cependant obligé, à plusieurs reprises, de combattre la constipation par des bols purgatifs; néanmoins toutes les forces se rétablirent, et le malade sortit de l'hôpital sans avoir éprouvé aucun retour d'une affection aussi grave. (*Bibliothèque thérapeutique.*)

Sans doute, dans le premier cas, la potion musquée et les lavemens à l'assa-fœtida; dans le second, la saignée et le sirop diacode à forte dose, peuvent revendiquer une part du succès qui n'appartient pas tout entier au tartre stibié; mais si l'on réfléchit à l'inefficacité presque constante de tous ces moyens contre le tétanos, on ne pourra refuser au tartre stibié la propriété d'avoir été, dans ces deux observations, le principal, sinon le seul agent de la guérison.

Névralgies.

Ces maladies des nerfs caractérisées par les douleurs atroces dont elles s'accompagnent et par la résistance opiniâtre qu'elles opposent dans la plupart des cas à tous les genres de traitemens, pourraient-elles être combattues avec plus de succès par le tartre stibié? Shirley Palmer (*Jour-*

nal général de Médecine, tom. 53), Rondelet, Dahlberg, ont vanté avec exagération l'usage des vomitifs et des purgatifs ; l'abus qu'ils en ont fait, des purgatifs surtout, et les accidens qui en sont résultés, n'étaient pas propres à donner de l'extension à cette pratique. Aussi, l'usage de ces moyens, blâmé généralement, était-il tombé dans le discrédit jusqu'à ces derniers temps où des vues théoriques nouvelles sur la manière d'agir du tartre stibié à haute dose, ont conduit plusieurs praticiens recommandables à faire l'essai de ce remède contre une maladie qui se montre si souvent rebelle à la médecine rationnelle. Ne trouvant rien de publié sur ce point (car les observations de névralgies intermittentes fémorales, susorbitaires, orbito-frontales, scapulo-humérales, guéries par la méthode de M. Peysson, et publiées par M. Hurtado de Mendosa, appartiennent, sous le rapport du type, aux affections intermittentes, et différent essentiellement des névralgies continues dont je veux parler), j'ai dû m'informer auprès de quelques praticiens très-répandus s'ils avaient employé le tartre stibié contre les douleurs névralgiques; et quels résultats ils en avaient obtenus. J'ai su que ces résultats avaient été très-variables; que dans quelques cas rares les douleurs avaient été arrêtées sans retour, surtout lorsqu'elles s'étendaient du nerf aux muscles environnans, comme cela ar-

rive souvent dans la névralgie fémoro-poplitée ;
que, dans quelques circonstances, l'émétique
n'avait produit aucun effet sensible, et que, dans
beauconp d'autres, les douleurs qui avaient d'a-
bord été suspendues avaient bientôt repris toute
leur première intensité, soit qu'on eût continué
le remède sans interruption, soit qu'on en eût
cessé l'usage trop tôt après la cessation apparente des douleurs.

J'ai expérimenté le tartre stibié à haute dose
dans deux cas de névralgie sciatique, sans avantage bien réel; mais aussi sans aucun inconvénient. Les douleurs ont paru perdre de leur intensité après les premières doses de la potion
stibiée à dix grains; mais elles se sont maintenues
à un degré plus modéré pendant un fort long
temps, et n'ont cédé définitivement qu'aux bains
de vapeur et aux vésicatoires multipliés dont les
plaies étaient saupoudrées, chaque matin, d'un
demi-grain d'acétate ou d'hydrochlorate de morphine. Je me propose néanmoins de renouveler
mes essais lorsque des occasions favorables se
présenteront pour le faire.

MALADIES DES ORGANES DES SENS.

Maladies des yeux. — Ophthalmie.

De toutes les maladies, l'ophthalmie est une des plus fréquentes et la plus diversifiée dans ses causes, ses symptômes, sa marche et ses modes de terminaison. Aussi, la liste des moyens thérapeutiques, tant externes qu'internes, qu'on lui a opposés, est-elle longue; je n'entreprendrai pas de la parcourir : n'ayant à m'occuper que d'un seul, du tartre stibié, j'examinerai brièvement l'utilité dont il peut être dans le traitement de cette maladie.

Lorsque l'ophthalmie existe en même temps que l'embarras gastrique caractérisé par les symptômes qui lui appartiennent, elle ne cède point aux saignées, souvent même elle semble s'aggraver sous leur influence. Un vomitif administré dans cette circonstance, fait quelquefois tomber avec promptitude tout cet appareil formidable de symptômes, qu'on aurait été tenté d'attribuer à un état inflammatoire essentiel, et l'on obtient en peu de jours la guérison d'une maladie qui menaçait de se prolonger. Dans l'ophthalmie essentiellement inflammatoire et qui résiste aux saignées convenablement faites, la révulsion qu'on produit sur le tube digestif avec le tartre stibié à doses purgatives, est encore suivie des meilleurs effets. Ici, comme dans beaucoup d'affections de la tête, l'action des purgatifs est des plus salutaires, et l'on ne saurait trop en recommander l'usage, lorsque quelques motifs particuliers ne le contre-indiquent pas.

On sait quel grand parti Scarpa a tiré de l'émétique dans le traitement de l'ophthalmie chronique, et particulièrement dans celui de l'amaurose. Ce grand praticien commence par faire prendre trois grains de ce sel pour provoquer des vomissemens abondans, et il en administre chaque jour des doses plus faibles, jusqu'à ce qu'il ait obtenu l'effet désiré. Bayle, consulté par une dame pour une amaurose commençante, mais qui faisait des progrès rapides, lui conseilla le traitement indiqué par Scarpa. Cette dame n'éprouva aucune évacuation, et guérit.

Nous avons vu le grand usage que les anciens faisaient des préparations antimoniales contre les ophthalmies invétérées, les ulcérations de la conjonctive et les fongosités de cette membrane. Ces préparations ne sont plus guère usitées de nos jours où les progrès de la chimie ont permis de les remplacer par d'autres substances astringentes plus sûres dans leurs effets. Cependant les lotions émétisées ont été suivies de succès dans le traitement de certaines inflammations de la

conjonctive par M. Rayer. Il n'est pas moins utile,
employé comme révulsif à la peau, dans quelques
cas d'ophthalmie chronique ou d'amaurose. Un
emplâtre de poix de Bourgogne saupoudré de
quelques grains d'émétique et appliqué à la
tempe ou aux deux tempes, si les deux yeux sont
malades, ne tarde pas à y déterminer une révulsion énergique dont on augmente la puissance
en entretenant pendant quelque temps, au moyen
de la pommade stibiée, la suppuration des pustules qu'il soulève.

Maladies de l'oreille.

Il est quelques-unes des maladies de l'organe
de l'ouie qui sont combattues avec un grand
avantage par les émétiques et les purgatifs. C'est
en lisant avec attention les nombreuses observations que M. Itard a consignées dans son excellent Traité des maladies de l'oreille et de l'audition
(Paris 1821), qu'on peut s'en convaincre. Les vomitifs et les purgatifs répétés fréquemment, ont
procuré de nombreux succès à ce savant médecin,
dans des cas d'otite externe catarrhale, de surdité par écoulement muqueux ou purulent, par
engouement de l'oreille interne désignée par l'auteur sous le nom de *surdité catarrhale.* Voir son
observation cvii[e], où un jeune homme lymphatique, atteint depuis dix-huit mois d'une surdité
catarrhale, en fut complètement guéri par l'usage

de deux vomitifs par semaine, puis répétés tous les quinze jours, de l'élixir de Peyrilhe et d'un seton à la nuque sur la fin du traitement. Quelques mois suffirent pour la guérison. Les mêmes moyens furent suivis des mêmes succès chez les sujets des obs. cviiie, cxe, cxxvie et de quelques autres que l'on peut et qu'on doit consulter dans l'ouvrage même, auquel je ne crois pas pouvoir mieux faire que de renvoyer le lecteur.

Maladies de la peau.

L'émétique dont Franck et Cullen conseillaient l'usage au début de certaines phlegmasies cutanées, voit aujourd'hui son administration restreinte à un bien petit nombre de cas. On en trouve la raison dans les progrès de l'anatomie qui ont dévoilé les rapports très-intimes qui existent entre la peau et les membranes muqueuses, dans l'observation plus attentive, qui a fait connaître ceux non moins constans qui lient les phlegmasies cutanées à celles des membranes muqueuses, et dans l'emploi mieux raisonné, de nos jours, des agens thérapeutiques. Nous avons vu avec quelle réserve il fallait se servir de l'émétique dans les phlegmasies du tube intestinal; eh bien ! cette remarque se reproduit ici dans toute sa force, puisqu'il est vrai de dire que dans la plupart des phlegmasies aiguës de la peau, la muqueuse digestive participe à l'inflammation, à un

degré plus ou moins élevé et dans une étendue
plus ou moins grande. La variole, la scarlatine,
la rougeole peuvent-elles être considérées comme
des maladies de la peau seulement? certainement
non. Elles envahissent tout l'organisme dès le
principe, et se distinguent ensuite des autres
maladies par des caractères constans qui leur sont
propres, par une marche régulière et invariable,
par une succession toujours la même dans leurs
diverses périodes, et par une durée inévitable.
La peau et les membranes muqueuses sont le siége
très-étendu de leur développement, et leur intensité se balance entre le systéme cutané externe et
le système cutané interne. Les divers temps de
leur évolution sont en quelque sorte soumis
à la précision mathématique; ils ne peuvent
être ni allongés, ni abrégés sans qu'il en résulte
une perturbation plus ou moins funeste à la
marche de la maladie. Les efforts du médecin
doivent donc avoir pour but unique de régula-
riser cette marche; les prétentions qu'il aurait de
faire avorter la maladie, en intervertissant l'ordre
de la nature, et d'en abréger la durée, seraient
vaines et dangereuses. Aussi peut-on poser en
principe que la médecine expectante est celle qui
convient dans tous les cas de petite-vérole, par
exemple, où la maladie suit une marche régulière, et que lorsque la médecine devient agis-
sante, elle s'adresse aux complications qui entra-

vent cette marche, et nullement à la maladie elle-
même.

D'après ces considérations, on conçoit dans
quelles limites étroites l'usage du tartre stibié
doit être renfermé dans le traitement de la petite-
vérole. Il n'exerce point sur elle d'action résolutive; celle révulsive qu'il pourrait avoir ne saurait être que fâcheuse, puisqu'elle troublerait
l'ordre de développement que nous avons cru devoir être respecté ou favorisé; quelques circonstances accidentelles ou accessoires peuvent
seules en nécessiter l'emploi. En voici un
exemple :

5o^e *Obs.* — Une demoiselle, âgée de treize ans,
fortement constituée, fut prise d'une petite-vérole
qui, jusqu'au quatrième jour de l'éruption, ne
présenta rien de particulier; mais ce jour au soir,
fièvre intense, difficulté de respirer, douleur au
larynx, toux croupale parfaitement caractérisée;
douze sangsues furent apposées immédiatement
sur le point douloureux du conduit aérien. Le lendemain, état plus grave, l'éruption est restée stationnaire, les pustules paraissent être près de s'af-
faisser; la suffocation est imminente : *Trois grains
d'émétique dans trois verres d'eau tiède*, à prendre
à vingt minutes de distance les uns des autres.
Des vomissemens copieux et réitérés ont lieu, et
dès le soir la respiration devient libre, la douleur
du larynx s'appaise et la toux change de carac-

tère, les pustules reprennent toute leur activité d'évolution, et la petite-vérole suit sa marche avec régularité et se termine heureusement du quinze au dix-huitième jour.

Les symptômes d'embarras gastrique qui se montrent dans les petites-véroles, appartiennent bien plus souvent à la phlegmasie de la muqueuse digestive qu'à un état saburral des premières voies. Aussi doivent-ils être rarement combattus par l'émétique, à moins que la constitution atmosphérique régnante ne le rende nécessaire; c'est cependant un point de pratique fort délicat, et dont la décision réclame toute la sagacité du médecin, qui ne doit pas oublier que, pendant tout le cours de la maladie, la phlogose de la muqueuse digestive jouera le rôle principal, et qu'il doit se garder de l'aggraver par des médicamens irritans comme sont les vomitifs, administrés même dès le début, ainsi que le voulaient Franck et Cullen. Il doit savoir que, dans quelques cas particuliers, et dans certaines épidémies, l'émétique a été et est encore un moyen héroïque pour faciliter l'éruption. C'est précisément cette distinction, d'une haute importance à faire, qui est le point de la difficulté.

Le tartre stibié à haute dose pourrait-il être administré dans les petites-véroles compliquées des phlegmasies graves des poumons? Je n'ai point de faits qui me soient propres et qui me permettent de répondre à cette question. Je n'en ai pas trouvé non plus dans les auteurs modernes qui se sont occupés de cette méthode de traitement. Mais, s'il était permis de se décider d'après l'analogie dans une question de cette importance, je n'hésiterais pas à conseiller l'usage de l'émétique dans les cas de pneumonie et d'engouement du poumon qui surviennent dans le cours de la variole et la rendent si fréquemment et si promptement mortelle, l'urgence et l'imminence du danger serviraient d'excuse à ce que cette pratique pourrait avoir de téméraire. Je ne connais rien de plus répréhensible que cette froide impassibilité du médecin qui le fait rester tranquille spectateur d'un danger qu'il reconnaît, qu'il apprécie, et auquel il n'oppose rien, parce qu'il le croit au-dessus de la puissance de l'art.

Les succès que j'ai obtenus par le tartre stibié à haute dose dans plusieurs cas d'hépatisation du poumon survenue pendant le cours de la rougeole, m'autoriseraient à tenter le même moyen contre une pareille altération qui reconnaîtrait la variole pour cause, en ne perdant jamais de vue ce principe, que le meilleur moyen de rendre à l'éruption toute son activité, c'est de la débarrasser des états pathologiques accessoires qui entravent sa marche.

51e *Obs.* — Une petite fille âgée de quatre ans éprouva une rougeole dont l'éruption fut contrariée par une fièvre ardente, une toux très-forte et très-opiniâtre, et un état pneumonique du côté droit caractérisé par la crépitation d'abord, et puis, par une broncophonie des plus marquées, par la matité du son et par des crachats sanguinolens. Des *sangsues* posées sur le point correspondant à la pneumonie n'amenèrent aucune amélioration. Je prescrivis *un looch blanc avec quatre grains de tartre stibié;* il fut continué pendant trois jours, au bout desquels l'hépatisation fut dissipée. La toux catarrhale, compagne fidèle de la rougeole, persista pendant quelques jours encore, et la petite malade se rétablit complètement. L'éruption de la rougeole est quelquefois si peu marquée, si *fugace,* et en générale de si courte durée, qu'il fut impossible de bien calculer dans ce cas les effets de l'émétique sur sa marche.

Je répéterai, pour la rougeole, ce que j'ai dit plus haut pour la variole; c'est que son traitement doit avoir pour but d'éloigner ou de combattre toutes les causes ou toutes les complications qui s'opposeraient au libre développement de l'éruption et à la régularité de sa marche, abandonnant du reste la maladie, ainsi débarrassée de ses entraves, aux soins de la nature. Toute médication active ou perturbatrice doit donc être rejetée du traitement de la rougeole comme de celui de la variole à marche régulière. Le tartre stibié, préconisé par quelques médecins qui le prescrivaient dans toutes les variétés de la rougeole, par M. Descemet, entre autres, qui donnait un ou deux grains d'émétique dès l'invasion de la maladie, et les répétait le lendemain lorsque les évacuations bilieuses étaient très-abondantes, et cela avec un tel avantage qu'il assure n'avoir pas perdu un seul malade et n'avoir pas même eu à combattre aucun accident consécutif grave pendant quarante années de cette pratique, me paraît, malgré des assertions si tranchées, devoir être employé seulement dans quelques circonstances particulières que j'ai déjà fait connaître en partie, et dans celle d'embarras gastrique bien caractérisé, que Stoll combattait avec le plus grand succès par des vomitifs au début et pendant le cours des varioles et des rougeoles qu'il observait.

Les principes généraux que je viens d'émettre sur l'emploi du tartre stibié dans la variole et dans la rougeole sont en tout applicables à ce qui concerne le traitement de la scarlatine. Cette phlegmasie cutanée, qui a des points de contact très-nombreux avec les deux premières, en diffère essentiellement sous d'autres rapports. Quoiqu'elle offre moins de régularité dans sa marche, l'éruption qui lui est propre demande également à être favorisée ; car il est d'observation que plus elle est intense, moins sont formidables les accidens qui dépendent de l'affection concomitante

des membranes muqueuses et des organes internes. Le tartre stibié ne peut être de quelque utilité qu'autant qu'il remédierait à quelqu'une de
ces complications, qui tendrait à ralentir l'éruption en opérant à l'intérieur une diversion défa-
vorable.

Il en est de même pour l'érysipèle, l'urticaire,
la miliaire et les autres phlegmasies cutanées
aiguës qui s'accompagnent d'un mouvement fébrile plus ou moins fort, et d'autres symptômes
généraux qui les séparent des phlegmasies chroniques de la peau.

L'érysipèle, cependant, devrait ici faire exception, car l'avantage que l'on retire des vomitifs
dans son traitement est généralement si bien constaté, qu'ils sont, pour beaucoup de praticiens,
le moyen thérapeutique par excellence de cette
maladie.

Je dois faire remarquer néanmoins que, dans
toutes ces maladies, les nausées et les vomissemens indiquent plutôt une irritation gastrique
qu'un embarras saburral des premières voies,
et qu'on se tromperait fort si on les considérait
d'une manière générale comme des indices du
besoin d'évacuer.

Dans la monographie des *Dermatoses* (Paris,
1832), ouvrage magnifique où M. le baron Alibert fait briller sa profonde érudition avec le
charme de son style élégant et pittoresque, on

remarque l'emploi judicieux que ce savant professeur fait souvent du tartre stibié dans le traitement des maladies de la peau. Il le conseille notamment dans le *chidoïs* (*urticaire*) au début de la maladie ; contre le *furoncle*, comme vomitif ou en lavage, lorsque la langue est saburrale, et lorsqu'elle indique une surcharge des premières voies ; dans la *variole* et la *varicelle*, comme moyen capable d'imprimer aux organes intérieurs une série de mouvemens physiologiques qui se portent vers la périphérie cutanée.

« Par esprit de système, dit M. Alibert (p. 218), quelques auteurs ont blâmé l'emploi des vomitifs dans le traitement de la *scarlatine* ; mais ces agens thérapeutiques sont certainement plus propres à prévenir la gastro-entérite qu'à la déterminer : ils ont été conseillés par les praticiens les plus distingués de toutes les époques. Cullen les regarde comme ce qu'il y a de plus efficace pour exciter les fonctions de la peau ; Huxham les juge principalement convenables pour la phlegmasie gutturale ; Clark a quelquefois guéri la scarlatine par l'usage seul de l'émétique ; mais le plus grand partisan de ce moyen est, sans contredit, Withering, qui s'en est servi avec un succès presque constant dans les circonstances les plus désespérées. Il invite néanmoins ceux qui le prescrivent à examiner avec un soin scrupuleux, si rien n'annonce l'inflammation de l'estomac ou de quelqu'autre organe intérieur. Il est essentiel de savoir que ce genre de médication est utile durant l'un des actes physiologiques les plus importans de la maladie ; je veux parler de celui de l'éruption. »

J'ai vu les vomitifs employés avec beaucoup de succès, à Saint-Louis., contre les éruptions cutanées chroniques dont cet hôpital offre un tableau aussi varié qu'étendu. Ils ne doivent pas cependant être conseillés indistinctement à tous les malades. Il faut s'en abstenir chez ceux dont les organes digestifs présentent une grande irritabilité qui pourrait bien s'accroître, sous leur influence, de toute l'irritation dont la peau est le siége, et se convertir en une phlegmasie grave de la muqueuse gastro-intestinale.

On trouve dans le tome vi du *Recueil périodique de la Société de médecine*, un Mémoire de M. Fages, sur l'*efficacité du tartrate antimonié de potasse*, combiné avec les *extraits de douce-amère et de rhus radicans*, d'après lequel il paraîtrait que ce médecin a combattu avec succès certaines phlegmasies chroniques de la peau avec le tartre stibié administré à doses de plu en plus élevées. Le fait suivant donnera une idée de la méthode de l'auteur.

52e *Obs.* — Un dartreux, âgé de trente-sept ans, prit, d'après les conseils de M. Fages, le premier jour, *un demi-grain d'émétique uni à dix grains de douce amère;* la dose en fut successivement augmentée au point qu'au cent soixante-douzième jour, ce malade prenait en deux fois, et en deux doses, *trente-deux gros* d'extrait de douce-amère, et *trente-deux grains* de tartrate antimonié de potasse.

MALADIES DES ORGANES DE LA GÉNÉRATION.

Les deux faits suivans appartiennent à M. Mériadec-Laennec; ils ont été imprimés dans la *Bibliothèque de thérapeutique* de M. Bayle, d'où je les extrais.

53ᵉ *Obs.* — *Métrite exaspérée par les sangsues, guérie par l'émétique et les bains.*

Une femme, âgée de vingt-cinq ans, éprouvait, depuis une couche, des douleurs aiguës dans l'hypogastre. En avril 1822, dartres pustuleuses sur les mains et les avant-bras, qui cèdent à des bains et à des fumigations sulfureuses. Aussitôt après, retour des douleurs hypogastriques, qui sont continues et lancinantes; elles s'étendent aux aines, aux hanches et aux cuisses, et sont quelquefois assez violentes pour occasioner des convulsions et des syncopes. Ventre sensible inférieurement, de temps en temps vomissemens, chaleur intense à la vulve, appétence, apyrexie. Entrée à l'hôpital Necker, *huit sangsues* furent appliquées à l'aine gauche. On prescrivit ensuite des *bains de siége, le petit-lait et un julep anodin.* Les douleurs avaient augmenté à la suite de la saignée. Elle fut réitérée le lendemain et suivie du même résultat. L'année précédente, la même affection, combattue par ce moyen, avait offert le même phénomène.

On recourut alors à l'administration du *tartre stibié,* et le 30 mai la malade en prit *six grains dans six verres d'infusion de feuilles d'oranger.* Elle vomit abondamment, eut plusieurs selles, et cessa, dès ce moment, de se plaindre de ses douleurs.

Pour corriger l'effet émétique du tartre stibié, on l'associa au *quinquina.* Les vomissemens furent aussi fréquens; les selles également copieuses, sans que cependant il se montrât aucun signe d'irritation gastrique.

Il fallut cesser l'emploi de ce médicament, quelqu'avantageux qu'eut été son effet. Dès le lendemain les douleurs reparurent, mais moins fortes et sans exacerbation. On s'en tint *aux bains, aux boissons et injections adoucissantes et légèrement narcotiques;* et le 15 juin, la malade sortit parfaitement guérie. Depuis sa sortie, ses douleurs se firent sentir une fois; elle prit, sans conseils, deux grains d'émétique, vomit abondamment, et fut complètement soulagée. Sa santé n'a plus été troublée depuis cette époque.

Quoique cette observation soit incomplète sous quelques rapports, elle dépose néanmoins en faveur du tartre stibié contre l'inflammation de la matrice. On appréciera les services qu'il peut rendre dans le traitement de cette maladie, si l'on veut bien se représenter l'opiniâtreté avec laquelle elle résiste aux antiphlogistiques employés avec persévérance et avec une énergie bien autre que celle développée par le médecin de Necker; et si l'on veut tenir compte de l'état déplorable des femmes, dont elle fait le désespoir, par sa fréquence et sa durée interminable.

54° *Obs. — Dysurie guérie par l'émétique à haute dose* (mai-juillet 1822).

Une fille, âgée de vingt-deux ans, entra à l'hôpital Necker pour une péritonite sub-aiguë, dans la convalescence de laquelle se manifesta une violente dysurie. On tenta d'abord, sans succès, des applications de sangsues aux aines, et l'emploi du baume de copahu à haute dose. Il fallait, chaque jour, recourir deux ou trois fois à l'usage de la sonde. Enfin on prescrivit le *tartre stibié à la dose de six grains dans l'infusion de feuilles d'oranger.* Dès le second jour, la dysurie avait cessé, et dès le cinquième, la malade se crut si bien guérie qu'elle refusa de prendre plus long-temps la tisane émétisée. Quatre jours après, la dysurie reparut, on revint au tartre

stibié comme ci-dessus, et le jour même, après
le troisième verre, la malade urina librement et
sans douleur. Quelques jours après, nouvelle rechute; reprise du tartre stibié, que cette fois on
unit au quinquina; guérison complète au cinquième jour de ce dernier traitement.

MALADIES DES ORGANES DU MOUVEMENT.

Le rhumatisme articulaire est, après la pneumonie, l'affection inflammatoire dans laquelle
l'émétique à haute dose a été le plus employé et
avec le plus d'efficacité. Depuis la publication
des observations recueillies dans la pratique de
Laennec, et qui sont nombreuses et très-favora-
bles à cette méthode de traitement, des observations multipliées, insérées dans les recueils périodiques, sont venus confirmer, pour la plupart, ce que Laennec avait dit des bons effets
que ce médicament produit dans le rhumatisme
aigu. Il serait facile de faire un choix parmi ces
faits pour composer ce chapitre; mais comme
ils sont généralement connus, j'aime mieux
citer ceux de ma propre pratique, qui ne le sont
pas, dans l'intention, quelle que soit la modicité
de mon offrande, d'ajouter quelque chose aux
richesses de l'art.

Sous la dénomination de rhumatisme articulaire aigu, j'entends désigner une maladie inflammatoire de la membrane synoviale, des ligamens articulaires, des gaînes tendineuses et du tissu cellulaire qui se trouvent dans l'intérieur ou autour des articulations. Je crois difficile et de peu d'importance de chercher à distinguer d'une manière rigoureuse si l'inflammation occupe toutes ou seulement quelques-unes des parties articulaires. Ces distinctions ne peuvent être établies que lorsqu'elle est peu intense, et dans ce cas elles ne sont d'aucun intérêt pour le traitement. Quand, au contraire, l'inflammation est vive, soit qu'elle débute par la synoviale ou par les parties extérieures de l'articulation, elle ne tarde pas à les envahir toutes, et dès-lors on est forcé de les confondre toutes dans son diagnostic.

Il est peu de maladies qui s'accompagnent d'une réaction fébrile aussi forte et d'une intensité aussi long-temps soutenue que le rhumatisme aigu. Il n'en est pas qui présente dans le sang que l'on tire, à un degré aussi éminent, les caractères qu'on est convenu de considérer comme l'expression de l'état inflammatoire; et cependant il n'est pas de maladies inflammatoires sur la marche et la durée desquelles les émissions sanguines aient aussi peu d'influence. D'où peut dépendre cette apparente contradiction? Je l'ignore; ou plutôt, craignant d'augmenter la masse des hypothèses par de nouvelles explications hypothétiques, je préfère m'abstenir. Je m'en tiens à l'observation clinique qui prouve que les saignées répétées peuvent bien abréger de quelques jours la durée de la maladie, mais qu'elles ne l'arrêtent pas dans son cours, qu'elles ne la guérissent pas lorsqu'elle est assez intense pour s'accompagner des phénomènes généraux de l'inflammation. Imbu de cette idée, qui était pour moi une vérité démontrée, j'ai dû chercher dans le tartre stibié un agent thérapeutique plus puissant que ceux qui avaient été employés jusqu'à ce jour; et j'y ai été conduit par les succès qu'il avait procurés à des praticiens distingués; il a si bien justifié mes espérances que je le considère aujourd'hui comme le moyen le plus sûr et le plus efficace. On en jugera par les observations suivantes, que je rapporterai avec quelque détail.

Mais avant d'aller plus loin, il est bon de reconnaître que l'emploi du tartre stibié contre le rhumatisme est plus ancien qu'on ne le pense. On lit dans le *Journal général de médecine*, tom. xx, p. 298, trois observations recueillies en 1802, par M. Vidal, médecin à Bayonne, de malades atteints de rhumatisme et guéris par l'émétique seul, que ce médecin administrait depuis la dose d'un demi-grain jusqu'à celle de sept grains par jour, en augmentant graduellement. Ces individus n'eurent point de vomissemens; deux autres en furent tellement tourmentés par les plus faibles quantités, que l'on fut obligé de suspendre le médicament.

C'est encore ici le lieu de faire mention de la réclamation de M. Hufeland, qui prétend, dans son journal, 1824, article inséré dans la *Nouv. Bibl. méd.*, tom. VI, p. 227, que la connaissance de la méthode de traitement des fluxions de poitrine par le tartre stibié n'est point due à MM. Rasori et Peschier, mais bien aux médecins allemands. Ce fut l'école de Gœttingue qui, sous Brendel et Schrœder, la mit en usage en Allemagne, et il y a plus de quarante ans que Richter dictait à ses élèves la formule d'une potion où le tartre stibié entrait à la dose de trois grains, et qu'il faisait prendre par deux cuillerées toutes les deux heures, la considérant presque comme un spécifique contre la pleurésie.

55e *Obs. — Rhumatisme articulaire; tartre stibié à haute dose.*

Madame Leroy, âgée de trente-sept ans, fortement constituée, mariée depuis quinze ans et n'ayant jamais eu d'enfant, avait éprouvé, neuf ans auparavant, un rhumatisme aigu général qui fut traité par des *saignées copieuses*, et se prolongea néanmoins pendant quatre mois.

Le 14 octobre 1829, madame Leroy avait ses règles depuis deux jours. Sans cause connue,

elles cessèrent de couler le 13; des douleurs aiguës survinrent dans le ventre et la fièvre s'al-
luma. On posa de suite *vingt sangsues à l'anus*,
et l'on couvrit le ventre de fomentations émol-
lientes.

Le 16 au matin, douleurs violentes survenues
pendant la nuit au genou droit, tuméfaction considérable de l'articulation, fluctuation manifeste
d'un liquide épanché dans la synoviale; la malade
pousse des cris; son pouls est à 80; ses règles
n'ont pas reparu, et néanmoins le ventre n'est
pas sensible à la pression. *Potion stibiée à neuf*
grains.

Le 17, cinq vomissemens bilieux abondans
après les première et deuxième cuillerées; quelques envies de vomir après les deux suivantes,
quatre selles, puis tolérance. Douleur du genou
considérablement diminuée; ventre sensible à la
pression, langue humide, sentiment de lassitude;
légère douleur à l'omoplate droite augmentant
par le mouvement: la malade l'éprouve souvent,
même en santé. *Tartre stibié, douze grains.*

Le 18, quelques vomituritions après l'ingestion de la tisane. Douleur du genou droit presque
éteinte; elle se réveille au genou gauche, mais
moins vivement; elle a été forte la veille dans les
muscles de l'épaule; le pouls est toujours à 80.
Même prescription.

Le 19, amélioration générale; point de vomissemens, mais envie continuelle de vomir, douleurs à la gorge et à l'estomac lors des contractions de ce viscère ; les douleurs des genoux n'existent presque plus ; celles du genou droit sont totalement dissipées ; elles se font encore légèrement sentir au genou gauche, où l'on reconnaît un épanchement synovial, et aux orteils du pied droit. L'épaule est libre, la peau fraîche a été couverte d'un peu de moiteur pendant la nuit. *Tartre stibié, vingt grains, une dose toutes les trois heures ; eau de gomme sucrée froide ; lavemens.*

Le 20, on me prévient, au quatrième jour de l'émétique, que les règles avaient reparu depuis deux jours, et qu'elles coulaient avec leur abondance ordinaire. Sommeil pendant la nuit, douleurs des membres presque nulles, il en existe de légères sur divers points du thorax ; la malade tousse, expectore des crachats blancs, mousseux ; elle éprouve quelques vomissemens bilieux après les quintes de toux ; son pouls est à 70. *Même prescription, vingt grains.*

Le 21, vomissement dans l'intervalle de chaque cuillerée, douleurs assez vives à la partie moyenne du conduit pharyngien ; elles ont entièrement cessé sur tous les autres points ; les règles coulent encore assez abondamment ; elles ont flué pendant cinq jours de plus que d'habitude. On cesse l'usage du remède ; *six sangsues* sont posées sur le point douloureux du pharynx.

Du 22 au 24, il ne reste plus qu'une légère sensibilité dans le creux du jarret droit, et un peu de roideur aux doigts de la main gauche. Du reste, l'état général est très-satisfaisant; des sueurs ont lieu chaque nuit; l'appétit se réveille; la malade se lève une partie de la journée, elle marche dans sa chambre et croit sa guérison assurée. Elle n'a pas éprouvé depuis de nouveaux accidens.

56ᵉ Obs. — Rhumatisme articulaire au bras gauche; sangsues; tartre stibié.

M. Legoyt, âgé de quarante-huit ans, bien constitué, mais tourmenté depuis quinze ans par des douleurs nerveuses à la région postérieure de la tête, du col et des épaules et qui ont résisté à plusieurs traitemens tentés depuis cette époque, fut pris le 20 février 1829, après s'être exposé à l'humidité et avoir mis ses mains dans l'eau froide pendant plusieurs heures, de douleurs aiguës dans l'articulation scapulo-humérale. Ces douleurs très-vives dans le muscle deltoïde se prolongeaient jusqu'au bout des doigts. Il existait un peu de tuméfaction autour de l'articulation; le bras appliqué fortement contre le tronc ne pouvait en être éloigné, ni faire le moindre mouvement sans exciter les plus vives douleurs.

Je vis le malade le 22; il était dans l'état décrit; je fis appliquer vingt sangsues autour de l'articulation, couvrir toutes les parties douloureuses de cataplasmes émolliens arrosés de laudanum, et je fis prendre chaque jour, jusqu'au 27, un bain prolongé; il ne survint aucune amélioration. Le bras était tellement pressé contre le tronc qu'on ne pouvait l'en éloigner aucunement sans exciter les plus fortes douleurs. Je prescris : *potion stibiée, huit grains.*

Cinq cuillerées de la potion sont prises dans la journée. Elles provoquent trois selles, point de vomissement. La potion, suspendue pendant la nuit, est reprise le 28, avec ordre de ne plus en interrompre les doses.

Le 1ᵉʳ mars, il n'y a eu ni selle, ni vomissement; la nuit a été meilleure que les précédentes; les douleurs ont sensiblement diminué. *Potion à douze grains.*

Les 2 et 3 mars, le remède est continué avec une tolérance parfaite, les douleurs ont tellement diminué qu'on peut remuer le bras sans les exciter, si ce n'est dans l'articulation de l'épaule où elles se font encore sentir faiblement.

Le 4, il n'existe plus que de la faiblesse dans le membre qui seule gêne ses mouvemens. Le malade reste levé toute la journée; il est heureux et content de la cessation de ses douleurs; son appétit se réveille; il demande des alimens. La potion lui inspire quelque dégoût; les doses en sont réduites à *trois cuillerées par jour.*

Le 6, elle est entièrement supprimée, parce que le malade a eu plusieurs selles dans la journée et qu'il n'éprouve plus qu'un peu de roideur dans l'articulation. Elle se dissipe en peu de jours et la guérison est parfaite.

57e *Obs.* — Mademoiselle Lacroix, âgée de vingt-deux ans, bien constituée, d'un caractère doux et paisible, aimant le repos, peu et mal réglée depuis long-temps, éprouvait souvent des étouffemens et des palpitations de cœur, des céphalalgies, de l'inappétence, et depuis quelque temps des douleurs passagères dans les articulations, dans celles des pieds plus particulièrement.

Le 15 avril 1831, mademoiselle Lacroix était tourmentée, depuis une quinzaine de jours, de douleurs dans les genoux et dans les jambes, et de maux de tête continuels. Ses règles avaient paru à peine, ce qui m'avait décidé à lui pratiquer une *saignée du bras*. Les douleurs n'en avaient pas été diminuées; elles permettaient néanmoins à la malade de marcher, mais très-péniblement. Le 14 avril ces douleurs prirent aux poignets une intensité beaucoup plus grande. Le 15, elles s'étendirent à l'épaule droite et à la jambe, avec tuméfaction des articulations. Le pouls était fort et fréquent, le teint coloré, la soif vive, la langue un peu rouge à sa pointe. *Saignée du bras, de trois palettes; tisane d'orge, la diète.*

Le 16, le sang est très-couenneux; les douleurs n'ont éprouvé aucune diminution; la malade ne peut remuer dans son lit; ses souffrances sont vives aux poignets et à l'épaule; les articulations des pieds et la région lombaire sont également très-douloureuses; le pouls est à 100. *Tartre stibié, huit grains.* Un vomissement de bile jaune, épaisse et très-amère après chaque cuillerée de la potion qui est prise sans interruption jusqu'à trois heures du matin. On la suspend alors parce que la malade se trouve très-fatiguée.

Le 17, il y a un mieux très-marqué; mademoiselle Lacroix remue aisément les membres qui, la veille, étaient condamnés à un repos absolu. Malgré les nombreux vomissemens du jour précédent et de la nuit, elle n'éprouve aucune douleur à l'estomac; la langue est humide, molle et grisâtre, le ventre est souple. La *potion* est reprise dans la journée.

Le 18, la tolérance s'établit; les douleurs sont de moins en moins vives; elles existent toujours au poignet droit avec un léger gonflement. La malade est gaie; elle ne se plaint que d'un peu d'embarras à l'estomac; son pouls est à 80. *Potion à douze grains.*

Le 19, les vomissemens ont reparu et sont très-fatigans; le remède est néanmoins continué à la même dose.

Le 20, nuit assez tranquille, sommeil de quatre heures; cessation des douleurs. Mademoiselle Lacroix agite ses membres dans tous les sens sans les réveiller, mais les dernières cuillerées de la potion ont occasioné des efforts de vomissement si douloureux, que mademoiselle Lacroix demande avec instance de la cesser, ce qui lui est accordé; elle se trouve d'ailleurs très-bien; il n'existe qu'un léger endolorissement des muscles de l'abdomen, et point de douleurs à l'estomac ni aux intestins. Le pouls a cependant de la fréquence, qui se soutient, sans douleur aucune, pendant une quinzaine de jours, au bout desquels la santé est tout-à-fait rétablie.

Le tartre stibié, dans cette observation, a fait cesser promptement et sans retour la violence des douleurs. Je ne doute pas qu'il n'eût agi avec la même efficacité sur le mouvement fébrile si la tolérance se fût établie et eût permis d'en continuer plus long-temps l'usage.

58e *Obs.* — M. Jungbluth, âgé de vingt-deux ans, d'une constitution athlétique, avait éprouvé, deux ans auparavant, dans l'Alsace, sa patrie, un rhumatisme articulaire général qui fut traité par les sudorifiques, et qui retint le malade au lit pendant quatre mois consécutifs, après lesquels sa santé se rétablit et se conserva bonne jusqu'au 10 octobre 1830, jour où il fut pris de frisson,

de céphalalgie et de douleur dans les articulations du bras droit.

Le 11, les douleurs avaient gagné l'articulation
huméro-cubitale gauche, les pieds et les orteils.
Le malade avait le ventre et l'épigastre douloureux, le teint rouge et animé, le pouls fréquent,
large et développé. *Saignée du bras, de vingt-
quatre onces, tisane d'orge, diète.*

Le 12, peu de changement, douleurs aussi
vives, sang très-couenneux, pouls également fort.
Saignée d'une livre et demie. Le soir, les douleurs
sont moins vives, la peau devient moite, une
selle copieuse a lieu dans la nuit.

Le 13, épistaxis considérable qui se renouvelle
plusieurs fois dans la journée et les deux jours
suivans; les douleurs et le gonflement articulaire
disparaissent progressivement.

Le 16, le malade est sans fièvre et entre en
convalescence. En peu de jours ses forces reviennent et il reprend ses occupations de bou-
cher.

Le 1er novembre, M. Jungbluth me fait appeler de nouveau. Il est au lit depuis deux jours,
ses douleurs ont reparu; elles sont vives dans les
articulations des poignets et des orteils; l'appétit
se conserve; la langue est humide, l'estomac et
les intestins sont en bon état; le pouls est à 90,
mais il n'a plus la force et le développement ob-

servés lors de la première atteinte. Je prescris : *tartre stibié, huit grains dans quatre onces d'infusion aromatique avec une once de sirop de guimauve, une cuillerée toutes les deux heures, et, entre chaque, un demi-verre d'eau d'orge édulcorée froide.*

Le 2, deux vomissemens, huit à dix selles. La nuit a été bonne à dater de deux heures, époque où le malade n'a plus été tourmenté par les envies d'aller. Diminution très-grande des douleurs et du gonflement des poignets ; aucune trace d'irritation gastro-intestinale ; une forte pression sur l'épigastre et l'abdomen ne détermine aucune douleur ; le pouls est à 70, le malade déclare se trouver beaucoup mieux ; il peut remuer les doigts, chose impossible la veille ; ses pieds ne sont plus douloureux. *Tartre stibié, douze grains.*

Le 3, les douleurs et le gonflement ont presque entièrement disparu ; le pouls est à 65 ; il y a eu deux selles, point de vomissemens ni d'envies de vomir. *Tartre stibié, quinze grains.* Il est continué à la même dose jusqu'au 7, sans déterminer aucun effet sensible sur les organes digestifs. Les douleurs et le gonflement articulaire sont totalement dissipés après avoir diminué d'une manière progressive. Les pieds et les mains sont revenus à leur état normal ; le malade boit, mange et dort comme dans son état de santé habituel ;

il se trouve mieux, dit-il, qu'après sa première guérison. Il est agréablement surpris de la rapidité de celle-ci, qu'on doit bien certainement attribuer à l'action du remède. Je l'ai revu plusieurs fois depuis cette époque, il n'a éprouvé aucun ressentiment de ses douleurs.

Il m'a paru curieux de pouvoir rapprocher, dans cette observation, les deux méthodes de traitement du rhumatisme aigu qui se disputent aujourd'hui la préférence. La même maladie a été traitée à deux époques peu éloignées chez le même individu, et qui se trouvait dans des conditions en tout les mêmes : la première fois par des évacuations sanguines provoquées ou spontanées très-considérables, et la seconde par le tartre stibié à haute dose. Le premier succès a été prompt, mais obtenu par des saignées qu'on trouverait rarement l'occasion de pouvoir pratiquer avec cette hardiesse. Néanmoins le rétablissement, au dire du malade, n'a pas été parfait; et quinze jours plus tard, il est repris des mêmes accidens avec une intensité aussi grande que la première fois. Le tartre stibié, à son tour, fait ici tous les frais de la guérison, et il la procure tout aussi prompte et plus durable que n'avaient fait les émissions sanguines. On ne saurait lui contester, dans ce cas, une supériorité d'action bien constatée et qu'il a conservée toutes les fois que je l'ai administré, lorsque ses effets émétiques ou la répugnance invincible des malades ne m'ont pas forcé d'en interrompre trop tôt l'usage.

59° Obs. — Rhumatisme articulaire aigu; tartre stibié à haute dose.

M. Cattois, âgé de trente-quatre ans, bien constitué, éprouva, il y a cinq ans, une attaque de rhumatisme articulaire qui le tint au lit pendant trois mois; la même maladie se renouvela il y a quatre ans et se prolongea pendant un mois : dans les deux cas, le traitement antiplogistique fut seul employé.

Le 17 juillet 1831, une troisième attaque se manifesta sans symptômes précurseurs à l'articulation iléo-fémorale gauche, par une douleur très-vive au-dessus du trochanter et sur le trochanter même. Douze sangsues y furent apposées; la douleur cessa et se renouvela plus intense le lendemain au genou et au pied du même côté; enfin le 19, les muscles des lombes, les articulations des deux pieds furent pris également et d'une manière très-vive.

Le 20, les douleurs tendent à se généraliser; les articulations des membres droits commencent à devenir douloureuses. Le malade, immobile dans son lit, ne peut faire aucun mouvement; il existe un épanchement considérable dans la synoviale du genou gauche; insomnie; pouls à 80. J'avais pratiqué la veille une saignée du bras; le sang en était recouvert d'une couenne épaisse.

Le malade recevant les soins de son frère, qui était pharmacien, et pouvant compter sur l'exactitude d'un pareil garde-malade, je prescrivis *huit grains de tartre stibié divisés en douze prises, à prendre une toutes les deux heures dans une cuillerée d'infusion de feuilles d'oranger*, la solution du sel devant être faite chaque fois au moment de son administration.

Le 21, quatre vomissemens et trois selles ont eu lieu la veille; ils survenaient une heure après l'ingestion du remède, au moment où le malade venait de boire un verre de tisane. On eut la précaution de ne point faire boire le malade entre les cuillerées, et le vomissement ne se renouvela pas. Le malade a dormi pendant la nuit; il se trouve bien, il se redresse, s'asseoit sur son lit, et dit n'éprouver aucune douleur dans les articulations. Le gonflement et l'épanchement de celle du genou sont entièrement dissipés; la cessation de toutes les douleurs est aussi générale que prompte. Mais la région épigastrique, la cloison et les attaches diaphragmatiques sont sensibles à la pression et à l'inspiration, ce que j'attribue aux efforts du vomissement; douleur légère aux amygdales pendant la déglutition; quelques éblouissemens, que le malade considère comme les précuseurs d'une migraine qui a souvent lieu chez lui et qui s'annonce toujours de cette manière. Le pouls est

(3o5)

à 72. *Tartre stibié, dix grains en douze prises.*

Le 22, le malade a pris sept doses dans la soirée et la nuit; le matin il a cessé le remède parce
qu'il avait été fatigué par deux vomissemens, et
surtout à cause de la difficulté extrême qu'il
éprouvait pour avaler. Il présente en effet à un
très-haut degré le ptyalisme et la douleur pha-
ryngienne. Douze sangsues au col et la cessation
du remède font disparaître promptement cette
douleur. Des signes d'embarras gastrique se manifestent, ils cèdent en quelques jours à l'usage
des boissons délayantes, et sur la fin de juillet
M. Cattois fut guéri.

J'ai observé la douleur du voile du palais, de
l'isthme du gosier et du pharynx dans toute son
étendue, plus souvent que je ne l'ai mentionné
dans mes observations. Cette douleur m'a paru
plus fréquente et plus prompte à se déclarer
dans les cas de rhumatisme que dans ceux de
pneumonie ou de toute autre maladie. Doit-elle
être attribuée, comme le veulent certains auteurs
modernes, à une inflammation pustuleuse de ces
parties analogue à celle que le tartre stibié détermine à la peau lorsqu'il est employé d'après
la méthode d'Autenrieth? Cela est possible; mais
j'observerai que je n'en ai pas de preuve. Je n'ai
point remarqué les élevures de la muqueuse qui
répondent aux pustules de la peau; je ne les ai
point retrouvées dans l'estomac où le tartre sti-

bié avait cependant séjourné pendant plusieurs jours ; j'ai vu ces douleurs se montrer quelquefois dès le second jour de l'administration du tartre stibié, et souvent aussi elles n'ont donné aucun signe d'existence après un usage prolongé et à des doses considérables de ce sel ; si, enfin, cette douleur était de même nature que celle qui provient de l'inflammation pustuleuse, elle ne devrait disparaître ni si vite, ni si complètement après la suspension du remède, du soir au lendemain, dans l'espace de quelques heures. N'aurait-elle pas son siége fréquemment, si non toujours, dans les muscles de la déglution, comme celle que l'on remarque au diaphragme, dans les muscles intercostaux et ceux de l'abdomen à la suite des efforts du vomissement ?

60ᵉ Obs. — Rhumatisme aigu ; tartre stibié à haute dose.

M. Sidely, âgé de quarante-cinq ans, avait eu, quelques années auparavant, un rhumatisme articulaire qui l'avait fait souffrir beaucoup et longtemps. Il fut pris, vers le milieu du mois de décembre 1830, de douleurs aiguës dans la cuisse gauche, et bientôt après de saignemens de nez tellement abondans, qu'après avoir perdu plusieurs livres de sang, on dut arrêter l'hémorrhagie par des applications réfrigérantes sur le front et les narines.

Pendant l'écoulement du sang, les douleurs de la cuisse étaient beaucoup diminuées; mais elles se réveillèrent de nouveau et furent combattues avec quelque apparence de succès par l'application successive de deux vésicatoires sur le membre. Dans la nuit du 27 au 28, elles reparurent avec une nouvelle intensité, s'etendant de l'aine à tous les muscles de la cuisse, à l'articulation du genou qui ne présentait point de gonflement, à la jambe, et venaient mourir dans le pied; elles n'avaient point le caractère névralgique, mais bien celui rhumatismal. La jambe était fléchie sur la cuisse et celle-ci sur le tronc, sans qu'il fût possible au malade d'allonger ce membre. La langue était blanche, le pouls fréquent, et les organes digestifs étaient en bon état. *Tartre stibié, six grains.*

Le 29, un grand nombre de selles dans la journée; point de vomissement; ces évacuations cessent dans la nuit et sont remplacées par une sueur copieuse et générale; diminution des douleurs. *Tartre stibié, neuf grains.*

Le 3o, la journée et la nuit ont été sans douleurs; le malade peut étendre la cuisse et la jambe, et se plaint seulement d'une gêne douloureuse dans l'isthme du gosier et dans le pharynx, qu'il attribue à la potion, dont il refuse de prendre les deux dernières cuillerées.

Le 31, la potion à neuf grains est reprise, parce

que les douleurs ont reparu à la cuisse, à la tête
et dans l'oreille droite, d'où il s'écoule un peu
de pus le lendemain matin. La tolérance est parfaite; le pouls est toujours fréquent; la sueur re-
paraît et les douleurs des membres et de la tête
s'apaisent; mais celles du pharynx se maintien-
nent au même degré.

Le 2 janvier 1831, la déglutition est toujours
douloureuse et difficile, ce qui décide le malade
à renoncer totalement au remède; il ne veut plus
en entendre parler; ce symptôme s'apaise en
peu de jours; il transpire abondamment et ses
douleurs s'éteignent. Elles se réveillent trois jours
après dans le genou et le bas de la jambe, et ne
cèdent que très-lentement et d'une manière définitive aux frictions calmantes et aux bains de vapeur. J'eus à regretter que la douleur du pharynx
et la répugnance du malade m'eussent contraint à
discontinuer l'usage du remède qui aurait vraisemblablement procuré une guérison plus prompte.

Le succès du tartre stibié est moins évident
dans cette observation que dans les précédentes;
néanmoins, s'il ne paraît pas avoir abrégé la durée
totale de la maladie, il a eu une influence salutaire sur chaque retour des accès de douleurs.
Son action sur l'orifice supérieur du conduit
alimentaire fut prompte et profonde, et ce grave
inconvénient, en forçant d'interrompre le traitement, a rendu cette observation incomplète.

(399)

Je crois devoir transcrire les deux observations suivantes communiquées par M. Ribes, et consignées dans la thèse de M. Delourmel de la Picardière sur l'emploi de l'émétique dans le rhumatisme articulaire (Paris, 1827, n° 40).

61e *Obs.* — Une jeune actrice fut atteinte d'un rhumatisme aigu qui était passé à l'état chronique ; un genou seul était affecté, l'articulation était tuméfiée, et les parties environnantes engorgées comme dans une tumeur blanche peu avancée ; les douleurs les plus vives s'y faisaient sentir. Tous les moyens avaient échoué, la malade ne pouvait exercer sa profession, et tout faisait craindre qu'elle ne pût jamais s'y livrer. M. Ribes jugea que c'était le cas d'employer l'émétique : il débuta par *six grains dans quatre onces de véhicule,* qu'il augmenta successivement jusqu'à dix-huit. Il faisait prendre la solution par cuillerée à café pendant la journée. Le régime de la malade ne fut point changé. Les douleurs cessèrent dès les premières doses, la tuméfaction diminua ensuite graduellement. L'on interrompit l'usage de l'émétique à plusieurs reprises ; toutes les fois que l'on recommençait à l'administrer, les premières doses excitaient quelques vomissemens, les suivantes étaient supportées avec facilité. Environ deux mois de ce traitement guérirent complètement cette jeune personne, qui a pu depuis reprendre sa profession.

62ᵉ *Obs.* — Une autre actrice, d'un tempérament lymphatique, avait un genou affecté de tumeur blanche, survenue à la suite d'un rhumatisme : la jambe était dans une flexion permanente, et les plus légers mouvemens d'extension causaient les douleurs les plus vives. Les chirurgiens les plus distingués avaient porté un pronostic fâcheux, et M. le professeur Dubois avait prescrit le repos absolu, afin de déterminer une ankilose, pensant que c'était ce qui pouvait arriver de plus heureux. M. Ribes crut que l'émétique à haute dose pouvait être utile. Cependant il fit appeler M. Laennec qui fut du même avis. L'on commença par *huit grains dans six demi-verres d'infusion de fleurs d'oranger*, et l'on augmenta successivement.

Dès le deuxième jour, les douleurs diminuèrent, et la malade commença à pouvoir exécuter quelques mouvemens. MM. Ribes et Laennec pensèrent que l'on favoriserait l'effet de l'émétique à l'intérieur, en l'employant en même temps à l'extérieur ; en conséquence, on fit sur le genou malade des fomentations avec une solution d'un gros de tartre stibié dans une pinte d'eau. Des pustules se développèrent sur cette partie ; trois mois de ce traitement firent disparaître les douleurs ; la malade put exécuter quelques mouvemens. Cependant elle était toujours obligée de se servir de béquilles, la jambe étant toujours

contractée : mais il n'y avait plus aucune espèce
de crainte sur les suites de cette affection.

Ces deux faits, observés par deux praticiens du
plus haut mérite et dignes de toute confiance
sous les rapports du talent et de la probité médicale, parlent bien haut en faveur du tartre stibié.
Ce ne lui serait pas une petite gloire que d'avoir
guéri, dans le premier cas, une tumeur blanche
commençante, et d'avoir, dans le second cas, arrêté les progrès de la même maladie parvenue au
degré où l'ankilose est son mode de terminaison
le plus favorable, et malheureusement le plus rare.
Ces faits doivent être médités, et la conduite de
MM. Ribes et Laennec doit trouver des imitateurs
dans les praticiens éclairés et consciencieux qui
tiennent à cœur d'épuiser toutes les ressources
de la thérapeutique avant d'en venir au moyen
extrême, l'amputation.

63ᵉ *Obs. — Douleur persistante du genou droit
à la suite d'une chute; tartre stibié à haute
dose; guérison.*

Mademoiselle B., âgée de trente-quatre ans,
tourmentée depuis long-temps par des affections
catarrhales, des douleurs dans la poitrine et dans
les membres, fit, au mois d'octobre 1831, une
chute sur le genou droit qui porta fortement sur
le bord d'une des marches d'un escalier en pierre.
Mademoiselle B. ressentit aussitôt une vive dou-

leur au point d'insertion du ligament de la rotule au tibia. Elle se releva et continua néanmoins à faire des promenades pendant plusieurs jours; mais les douleurs ayant augmenté, un gonflement considérable étant survenu au genou, la progression devint très-difficile et très-douloureuse, et Mademoiselle B. se décida alors seulement à réclamer mes soins.

Le repos absolu fut prescrit; plusieurs applications de sangsues furent faites sur le point où la contusion avait eu lieu, et autour de la rotule dont la capsule synoviale présentait des signes évidens d'inflammation. Après chaque saignée locale, les douleurs cessaient; mais au bout de deux jours elles reparaissaient avec la même acuité, et la même tuméfaction du genou; le ligament tibio-rotulien conservait la même sensibilité à la plus légère pression. Les douleurs s'étendaient parfois à la jambe et à la partie inférieure de la cuisse, et sur les parties latérales et postérieures du genou; elles étaient lancinantes; et leur vivacité était quelquefois telle qu'elles se propageaient par les nerfs cruraux jusqu'au cœur où la malade éprouvait une sensation horriblement pénible suivie de défaillance.

Pendant le premier mois, le repos ne fut pas observé aussi rigoureusement qu'il avait été prescrit. Aussi, malgré les *saignées répétées, les bains, les applications émollientes et narcotiques,* le genou conservait la même sensibilité et la même tuméfaction. On obtint enfin de la malade de garder entièrement le lit, et d'y condamner son membre au repos le plus absolu. Dès-lors, la continuation des mêmes moyens amena une diminution assez prompte des douleurs et du gonflement de l'articulation ; mais la pression sur le ligament tibio-rotulien, et sur divers points de la circonférence de la rotule, réveillait des douleurs qui présentèrent plusieurs exacerbations jusques vers le milieu du mois de décembre, sans qu'aucune imprudence eût pu en être cause ; le genou restait gonflé ; la jambe, légèrement fléchie sur la cuisse, ne pouvait s'allonger, le moindre effort pour y parvenir réveillait de vives souffrances ; la progression était tout-à-fait impossible ; la malade découragée se voyait contrainte à garder le lit pendant un temps indéfini, et je n'étais pas moi-même sans inquiétude sur les suites de sa position.

Après l'usage prolongé des antiphlogistiques, des émolliens et des narcotiques, des vésicatoires avaient été posés autour de l'articulation. Ils avaient occasioné une irritation générale des plus vives, et avaient rendu aux douleurs locales leur première intensité. On fut obligé de les supprimer et de renoncer à ce moyen. Les observations de M. Ribes m'étant connues, je me décidai à imiter la conduite de ce savant praticien dans des cas à peu près semblables ; je prescrivis le 22 décembre : *potion stibiée à huit grains*, et en même temps, *frictions sur le genou avec la pommade stibiée à la dose d'un gros de sel pour quatre gros d'axonge.* Dans la journée, plusieurs vomissemens, selles innombrables qui fatiguent beaucoup la malade, sans déterminer de douleurs à l'estomac et aux intestins.

Le 23, les évacuations ont cessé depuis cinq heures du matin ; la potion est renouvelée à la même dose.

Le 24, la tolérance est complète ; absence totale de douleurs dans les organes digestifs ; diminution notable de celles du genou ; la malade peut, sans les exciter, étendre la jambe et prendre diverses positions ; *même prescription.*

Le 25, quelques nausées sans vomissemens. *La potion est prescrite à 12 grains.* Les deux premières cuillerées provoquent deux fois le vomissement ; elle est continuée néanmoins pendant la soirée et la nuit, parce qu'on remarque une grande diminution dans les douleurs et dans le gonflement du genou, et parce que la confiance de la malade dans l'efficacité du remède lui fait désirer de ne pas l'interrompre.

Les 27 et 28 ; *tartre stibié, même dose avec tolérance parfaite.* Quelques douleurs vagues au talon, dans la jambe et dans la cuisse ; la malade trouve sa position singulièrement améliorée.

Le 2 janvier, la potion continuée sans interruption à douze grains par jour, a été parfaitement supportée; les doses sont administrées
toutes les quatre heures, et, dans l'intervalle, des
alimens, que le retour de l'appétit rend nécessaires, sont donnés et digérés avec facilité. Il
n'existe d'autre douleur dans le genou que celle
qui est bornée au point du ligament rotulien sur
lequel la chute a eu lieu. Les frictions faites avec la
pommade stibiée commencent à provoquer une
éruption pustuleuse qui devient plus tard très-
abondante. On cesse l'usage du tartre stibié.

Une suppuration copieuse a lieu par les pustules jusqu'à la fin de janvier; les douleurs diminuent progressivement; elles n'existent plus dans
le genou pendant le repos; la marche les réveille
sur les parties latérales et postérieure de l'articulation, et nullement autour de la rotule. Le
genou est revenu à son volume normal; la guérison est assurée.

Mademoiselle B. a porté, pendant plusieurs
mois, un bandage compressif depuis le bout du
pied jusqu'au milieu de la cuisse; ce qui lui a
permis de faire, beaucoup plus tôt et sans inconvénient, des courses longues et répétées.

L'état de cette malade n'avait pas encore atteint
le degré de gravité qu'offrait la maladie des deux
personnes observées par M. Ribes. Mais je ne
doute pas qu'il n'y fût parvenu si le tartre stibié

n'eût pas arrêté les progrès d'un mal qui avait résisté aux moyens rationnels employés avec énergie et persévérance. Il est même possible que l'ankilose du genou ou sa dégénérescence en *tumeur blanche*, en eussent été la suite.

Goutte.

Laennec n'avait point fait l'essai du tartre stibié dans la goutte; M. Meriadec-Laennec, son parent, assure qu'il l'avait trouvé évidemment nuisible dans cette maladie, contre laquelle il en avait fait usage une *seule fois*. J'ai administré le tartre stibié à deux malades atteints de la goutte, et les avantages incontestables que j'en ai retirés, m'encourageront à l'employer de nouveau dans cette maladie, lorsqu'elle se présentera avec quelques circonstances favorables au succès de ce genre de traitement.

64e *Obs.* — M. Théodore d'Allarde, âgé de 5o ans, adonné à la bonne chère, goutteux depuis plusieurs années, et conservant habituellement un gonflement aux articulations des pieds, borné toutefois aux cartilages et aux ligamens articulaires, qui rendait la progression lente et difficile, fut pris sur la fin de septembre 1829, de douleurs aiguës dans le poignet et dans les articulations de la main gauche, qui cédèrent en partie à l'application de quelques *sangsues*.

Le 7 octobre, les douleurs gagnent les pieds;

elles sont très-vives et elles éprouvent peu de diminution d'une nouvelle application de sangsues sur les points affectés; le pouls est fort et fréquent, la langue humide et blanche, le ventre souple et indolent. *Tartre stibié, huit grains.*

Le 8, trois vomissemens, une selle; nuit bonne, douleurs moins vives; pouls ralenti à 70 (il était à 80).

Le 9, l'appétit se réveille; la tolérance est complète, le pouls est à 65. *Tartre stibié, douze grains.*

Le 10, la potion a été suspendue pendant la nuit, parce que le malade a dormi constamment. Elle est reprise le matin, et elle provoque trois selles et quelques envies de vomir. Douleur du pied presque nulle; douleur légère au poignet gauche; pouls à 63, appétit vif, besoin de manger. *Soupe, bouillons.*

Jusqu'au 14, douze grains par jour avec tolérance; mais ce jour, il survint des vomissemens et des selles, et un ptyalisme abondant qui fatiguent beaucoup le malade et font suspendre le remède.

Le 17. Pendant ces trois jours, les douleurs ont existé vaguement et très-légèrement aux pieds, aux orteils et sur la rotule; le malade éprouve dans les articulations tibio-tarsiennes une très-grande faiblesse qui l'empêche de marcher. Du reste, son pouls n'est plus fébrile, son appétit est bon ; il se croit en convalescence.

Le 22. Des coliques très-vives ont eu lieu du 18 au 20, suivies de plusieurs selles par jour. Le malade les attribue au tartre stibié dont il a cessé l'usage depuis cinq jours ; il est plus probable qu'elles dépendent des douleurs arthritiques qu'on ne retrouve plus nulle part. Des boissons et des lavemens émolliens les calment promptement, et, le 22, le malade commence à faire quelques pas dans sa chambre, se croit guéri, et se réjouit de la briéveté comparative de son accès. Je dois dire néanmoins que, jusqu'au 29 octobre, la convalescence fut pénible, entravée qu'elle était par des retours passagers de douleurs dans les articulations phalangiennes et tarsiennes du pied droit. La santé se rétablit alors parfaitement. J'ai vu M. d'Allarde plusieurs fois depuis cette époque ; sa marche est toujours un peu vacillante, mais il n'a plus éprouvé de goutte depuis deux ans, tandis qu'avant ce traitement par le tartre stibié, il en était tourmenté beaucoup plus fréquemment.

65e *Obs. — Goutte ; tartre stibié à haute dose.*

Madame Quenescourt, âgée de soixante-six ans, vive, nerveuse, très-active, fut prise, il y a trois mois, à la campagne qu'elle habitait, de douleurs articulaires qui se montraient pour la première

fois. Le repos, le régime, des boissons adoucissantes et des bains furent les seuls moyens qu'on
leur opposa. Les douleurs perdirent de leur intensité, mais la reprirent parfois et ne cessèrent
jamais complètement.

Je vis cette dame le 25 juin 1831 ; elle me présenta les symptômes suivans : Douleurs aiguës
dans les épaules, les poignets, et dans la plupart
des articulations des doigts, tuméfaction des extrémités articulaires des phalanges ; sur plusieurs
doigts, la peau est rouge et tendue ; le plus léger
attouchement, le moindre mouvement de ces
parties arrachent des cris à la malade. Les articulations des pieds, celles du pied gauche surtout,
sont dans le même état ; la malade ne peut faire
quelques pas dans sa chambre qu'avec la plus
grande difficulté. La langue est blanche, humide
et molle, les organes digestifs paraissent sains.
Une saignée au bras, pratiquée quelques jours auparavant, n'avait amené aucun amendement des
douleurs ; le pouls était développé et à cent pulsations.

L'ancienneté de la maladie, le gonflement des
extrémités osseuses, l'âge avancé de madame
Quenescourt, durent faire craindre que sa maladie n'eût une longue durée, et que les moyens
médicaux ordinaires ne l'abrégeassent peu. Je
pensai qu'on pouvait tenter le tartre stibié, et je le
prescrivis à la dose de *dix grains dans cinq onces*

d'infusion aromatique ; sirop de pavot, une once.

Le 27 , il y a eu quelques envies de vomir sans résultat ; trois selles ; puis tolérance. Les douleurs des pieds ont diminué ; celles de l'épaule gauche sont toujours très-vives ; le pouls est à 87 : *tartre stibié, douze grains* pour deux jours.

Le 29, la tolérance a été telle que la malade voulait cesser la potion, dans la conviction qu'elle ne produisait aucun effet médicamenteux. Cependant ses douleurs ont considérablement diminué dans les grandes articulations. Dans les petites des doigts et des orteils, elles sont à peu près les mêmes, ainsi que la tuméfaction. Le pouls est à 85. *Tartre stibié, quinze grains.*

Le 1er juillet, le mieux n'a pas fait de progrès dans les petites articulations. *Tartre stibié, même dose;* frictions sur les jointures avec la pommade suivante : Prenez : *axonge, une once ; hydriodate de potasse ; laudanum de Rousseau, de chaque, deux scrupules.*

Le 3 juillet, amendement notable dans les souffrances ; elles sont remplacées aux grandes articulations par un engourdissement pénible qui gêne les mouvemens. L'état des petites articulations a éprouvé peu de changement ; le pouls est à 80. La malade prend confiance en son remède dont elle ignore la nature. Elle le prend sans répugnance, et n'en éprouve aucun effet désagréable, ni selle, ni vomissement. Son ap-

pétit se réveille ; elle prend avec plaisir des potages, des légumes ; sa gaîté et son sommeil
reviennent ; l'espoir de guérir renaît. Elle se propose de repartir dans peu de jours pour sa pro-
vince et d'y continuer exactement le traitement
prescrit et suivi depuis une dixaine de jours. Elle
y joindra l'usage des *bains de vapeurs sulfureuses*.

Je terminerai là mon travail, en déclarant que
je le crois loin de la perfection. Plus j'avançais
dans mon sujet, et plus je le voyais s'agrandir ;
c'est qu'en effet une question de thérapeutique
de cette importance ne connaît de bornes que
celles de l'art lui-même, et l'on sait combien
sont mal tracées, peu respectées, celles que les
plus grands génies ont voulu ou veulent encore
lui imposer. J'ai fait mes efforts pour réhabiliter
l'émétique dans la confiance des thérapeutistes ;
j'ai cherché, par la citation de faits nombreux,
dont la plupart m'appartiennent, à répandre
quelques lumières sur la route parcourue déjà
par les médecins italiens et quelques médecins
français, route nouvellement ouverte, et qui,
comme on a pu le voir, a conduit déjà à des résultats d'une haute importance. J'espère que cette
légèreté avec laquelle on exalte et l'on abandonne toutes les méthodes nouvelles de traitement, disparaîtra devant celle-ci, et qu'on ne la
repoussera pas avant de l'avoir soumise au creu-

set de l'expérience. Elle doit en sortir victorieuse, et dès lors prendre rang parmi les méthodes les plus utiles à l'humanité.

A l'exemple de Rasori, de Laennec et de M. Rayer, j'exposerai dans un résumé succinct les faits relatifs à l'emploi du tartre stibié et dont j'ai été frappé dans le cours de ma pratique.

CONCLUSION.

L'administration du tartre stibié donne lieu à des remarques assez nombreuses qui ont été faites en partie par Rasori, Laennec et M. Rayer, et dont on a pu prendre connaissance à la suite des résumés que j'ai faits des opinions de ces auteurs. Il y a néanmoins quelques aperçus théoriques et pratiques sur cette méthode de traitement qui leur ont échappés, et qu'il importe de signaler. Les uns sont relatifs à la tolérance; d'autres à l'action physiologique du remède, et quelques-uns à ses effets thérapeutiques. Voici une série de corollaires que je crois pouvoir déduire des faits nombreux que j'ai rapportés et des observations que j'ai faites. J'éviterai, autant que possible, de répéter ce que nos devanciers ont dit; et si je reproduis quelques-unes de leurs propositions, ce sera lorsqu'elles me paraîtront devoir être développées davantage, rectifiées ou combattues.

1º L'emploi du tartre stibié à haute dose dans les maladies, constitue une méthode de traitement nouvelle qui a déjà rendu de grands services, et qui en rendra de plus importans encore au fur et à mesure qu'elle sera mieux appréciée et plus généralement répandue;

2º Quelques tentatives isolées et sans suite, effets du hasard plutôt que d'une opinion réfléchie, prouveraient que le tartre stibié a été administré à haute dose dans quelques circonstances, antérieurement à celles qui, dans notre siècle, ont conduit à son emploi. Mais il n'était résulté de ces faits, accidentels pour la plupart, rien autre chose que la preuve qu'on pouvait, sans compromettre gravement son existence, prendre des doses plus ou moins fortes de ce sel, et l'on n'avait pas eu l'idée qu'ainsi administré, il pourrait avoir des propriétés thérapeutiques différentes de celles qu'on lui avait reconnues jusque là;

3º C'est aux auteurs de la doctrine italienne qu'on est redevable du nouveau mode d'administration du tartre stibié. Entraînés par des idées théoriques exclusives, ils ont souvent dépassé les bornes que prescrit la prudence; mais le mérite d'avoir signalé un agent thérapeutique jusqu'alors inconnu, leur reste. Leur pratique hardie, téméraire même si l'on veut, a donné une impulsion nouvelle à la thérapeutique d'où la science doit retirer de grands avantages;

4° Ces auteurs ont reconnu l'action élective des substances médicamenteuses, et ils ont signalé dans les organes une aptitude à supporter des doses des médicamens beaucoup plus élevées dans leur état pathologique qu'ils ne le peuvent dans leur état normal. Cette aptitude est en raison directe de l'intensité de la maladie; elle naît avec elle, grandit avec elle, et décroît et s'éteint également avec elle. Leur thérapeutique est basée sur cette disposition particulière que la maladie imprime à l'organisme, et à laquelle ils donnent le nom de *tolérance.*

5° Cette tolérance est un phénomène fort remarquable qui s'observe à la suite de l'ingestion à haute dose des médicamens. Pour qu'elle puisse exister d'emblée ou s'établir, certaines conditions, de la part du remède et de la part du malade, sont nécessaires. De la part du remède, et j'entends parler ici de l'émétique, il convient qu'il soit étendu dans une petite quantité de véhicule. Une infusion aromatique est celui que j'ai employé généralement; cependant j'ai vu la tolérance s'établir avec la même facilité, bien que le tartre stibié fût dissous dans l'eau ordinaire ou édulcorée avec un sirop inerte comme celui de gomme ou de guimauve;

6° On a prétendu que la tolérance, après les premières doses, avait lieu parce que l'émétique dissous dans de l'eau commune ou dans une infusion aromatique, y éprouvait bientôt une décomposition qui devait en atténuer les effets; que cette tolérance était due à l'espèce de stupéfaction dans laquelle on jetait les organes digestifs par l'addition à la potion d'une certaine quantité de sirop diacode ou de tout autre préparation opiacée; que les doses n'étaient réellement pas aussi fortes qu'on pourrait le croire au premier abord, puisque douze à vingt-cinq grains d'émétique administrés dans les vingt-quatre heures par doses fractionnées, revenaient en définitive à un grain par heure ou à deux grains par deux heures, ce qui n'établissait de différence avec la méthode ancienne qu'en ce que l'usage du remède était plus long-temps continué dans l'une que dans l'autre, sans que pour cela la quantité d'émétique donnée dans le même espace d'heures fût plus considérable; qu'enfin, l'empire de l'habitude, dont nos organes reconnaissent la loi, exerçait sa toute-puissance dans la production du phénomène de la tolérance. On la voit en effet exister rarement après les premières doses d'émétique, et s'établir progressivement après la continuation du remède.

On est forcé de reconnaître qu'il y a quelque

chose de vrai dans l'énoncé de la plupart de ces propositions; mais il faut avouer aussi que ces explications du phénomène de la tolérance, prises dans un sens absolu, sont démenties chaque jour par l'expérience. La décomposition du tartre stibié, même par l'eau commune, est un fait prouvé par M. Gueranger; mais un fait non moins bien prouvé, c'est que l'émétique ainsi décomposé conserve les mêmes propriétés physiologiques et thérapeutiques. Ainsi, à l'exemple de Laennec, j'ai fait vomir avec autant de facilité des malades en leur administrant le tartre stibié dans de la limonade, du petit-lait, une décoction de quinquina, et à plus forte raison dans l'eau potable ordinaire, qu'en le donnant dissous dans l'eau distillée. J'ai employé avec un égal succès la potion stibiée, soit qu'elle fût instantanément préparée, soit que sa préparation datât d'un ou deux jours. J'ai souvent eu l'occasion de faire cette observation lorsque quelque circonstance m'obligeait de suspendre l'usage du remède pendant quelques jours. Je remarquais constamment que, lors de sa reprise, le tartre stibié ayant séjourné pendant ce temps dans l'infusion aromatique, les premières cuillerées déterminaient les mêmes effets qu'aux premières doses de sa première administration; la tolérance ne peut donc être attribuée à la décomposition et à l'affaiblissement de l'émétique. Voulant dissiper tous mes doutes à cet égard, j'ai fait prendre le tartre stibié à haute dose dans de l'eau distillée, avec ou sans addition d'un sirop de gomme ou de guimauve; j'ai fait dissoudre chaque prise du sel, au moment de son administration, dans une cuillerée d'eau ordinaire ou d'eau distillée; je l'ai fait prendre en poudre, mêlé avec du sucre, en pastilles, en pilules, et quelqu'ait été son mode de combinaison, le phénomène de la tolérance a été le même; l'addition du sirop diacode m'a paru rarement nécessaire pour l'obtenir, en sorte que je n'y ai recours que dans les états maladifs qui en réclament naturellement l'usage, et nullement pour jeter dans l'inertie les organes digestifs et les rendre insensibles à l'action du remède. Lorsque, pour l'administration du tartre stibié, cette précaution me paraît indispensable, je la regarde comme une contre-indication suffisante, et je m'en abstiens.

La remarque faite par Laennec et autres, que l'habitude qui familiarise l'estomac avec toutes sortes de substances, paraît s'établir très-facilement pour celle-ci, et concourir ainsi à établir la tolérance, n'est pas rigoureusement déduite des faits observés. 1° Quelquefois la tolérance a lieu dès les premières doses; généralement elle s'établit après les premières heures ou le premier jour; elle est complète pendant la période d'acuité de la maladie; elle diminue ou cesse entièrement pendant le décroissement de la maladie ou pendant la convalescence. On la voit ne pouvoir jamais s'établir, cesser après avoir existé pendant quelques jours; revenir de nouveau avec la plus grande facilité après la suspension et la reprise du remède, et enfin persister rarement après la disparition des accidens morbides.

Dans cette marche toute irrégulière de la tolérance, on ne peut guère reconnaître la puissance de l'habitude dont l'effet serait progressif et d'autant plus marqué, que le remède aurait été administré pendant plus long-temps. Loin de là, la tolérance a lieu dès les premières doses, cesse par l'usage prolongé du remède, au point de forcer à le suspendre, ce qui est tout-à-fait contraire à l'habitude.

Sans admettre ni rejetter la *diathèse* de Rasori comme la condition organique de la tolérance, on doit reconnaître qu'en général l'émétique est d'autant mieux supporté, que la maladie est plus aiguë et le sujet doué de propriétés vitales plus énergiques; j'ai souvent été dans le cas de faire cette remarque; je dois dire cependant que j'ai administré l'émétique avec un plein succès à des sujets débilités, et chez lesquels la saignée n'était pas praticable.

Il faut avouer que dans l'état actuel de nos connaissances, on ne peut donner une explication satisfaisante de la tolérance. Car dire qu'elle existe en vertu des aptitudes nouvelles que l'état morbide imprime à l'organisme, c'est expliquer un fait d'observation par une hypothèse. L'essentiel pour le thérapeutiste, c'est que le fait soit bien constaté, et qu'il connaisse les moyens de le produire lorsqu'il croit devoir le faire avec utilité pour son malade.

La tolérance a lieu plus aisément pour les doses élevées d'émétique que pour les petites doses; lorsqu'il est administré dans une très-petite quantité de véhicule, plutôt qu'étendu dans une quantité plus considérable : un grain dans une cuillerée d'eau sucrée froide ou d'infusion aromatique provoque bien plus rarement le vomissement qu'étendu dans un verre d'eau ou dans un verre de la même infusion ; lorsque je veux faire vomir, je prends souvent une cuillerée de la potion stibiée qui n'avait point produit jusque-là cet effet, je la mêle à un verre d'eau que le malade avale en totalité, et le vomissement ne tarde pas à survenir; administré en poudre ou en pilule, il fait vomir plus difficilement encore, pourvu qu'on ne boive pas peu de temps après son ingestion ; l'addition des préparations opiacées me paraît rarement nécessaire pour obtenir la tolérance, et lorsque celle-ci est due à cette addition, elle est purement artificielle, et peut n'être pas sans inconvénient.

L'idiosyncrasie joue un grand rôle dans le phénomène de la tolérance; il est des individus qui ont une aptitude singulière à supporter des doses considérables d'émétique ou des doses faibles, sans en éprouver aucun effet sensible. Chez quelques autres, au contraire, les doses les plus légères des préparations antimoniales provoquent des évacuations abondantes. Je connais une dame, en apparence fortement constituée, sujette aux catarrhes et à la dyspnée, qu'une pastille ou deux d'un demi-grain de kermès font vomir cinq ou six fois, et aller dix fois à la selle.

7° L'action physiologique du tartre stibié a été examinée dans le chapitre où j'ai rapporté les expériences et les opinions de M. Magendie sur le tartre stibié administré aux animaux et à l'homme sain.

8° L'action thérapeutique de ce médicament se déduit des observations nombreuses des maladies contre lesquelles il a été employé. Des explications plus ou moins probables ont été données sur la manière dont il produit la guérison. Elles sont les conséquences des principes émis par les auteurs; mais en réalité, elles ne sont que des probabilités, et des probabilités sur l'effet thérapeutique des médicamens laissent le champ libre à des explications nouvelles et différentes de celles déjà données. (Voyez celles de Rasori, de Laennec et de M. Rayer.)

L'expérience prouve qu'à petite dose, ou à dose élevée, étendu dans beaucoup de véhicule, il produit le vomissement et agit comme vomitif, et qu'il jouit alors des propriétés générales des émétiques, sans avoir l'action spéciale qu'on lui voit exercer à haute dose sur l'appareil respiratoire et sur le système nerveux.

Quelle est la nature de cette action ? je l'ignore, ou je n'ose me prononcer ; voyez l'opinion hasardée par Laennec. On est alors témoin du fait sans qu'il soit possible d'en donner une explication satisfaisante.

Lorsqu'il produit la résolution d'une pneumonie avec une rapidité étonnante et dans la plupart des cas, on peut dire que c'est en vertu de son action thérapeutique spéciale sur le poumon et sur le cœur, avec d'autant plus de raison, que cet effet est obtenu sans qu'on puisse l'attribuer à un mouvement critique qui se passe sur la muqueuse digestive ou à la peau, puisqu'il a lieu tout aussi bien sans aucune évacuation alvine et sans augmentation de la transpiration. Il n'est point nécessaire au malade, pour guérir, qu'il vomisse, qu'il aille à la garde-robe ou qu'il sue ; force est de reconnaître qu'il guérit en vertu d'une puissance thérapeutique du remède seulement appréciable dans ses effets.

Un phénomène bien remarquable produit par le tartre stibié à haute dose, c'est le ralentissement du pouls. Je l'ai vu souvent tomber avec une rapidité étonnante, même au-dessous de son rhythme normal, sans qu'on pût attribuer cet effet à quelque état pathologique nouveau, développé sous l'influence du remède. Ce ralentissement du mouvement circulatoire doit exercer une influence décisive sur les inflammations en général, et sur celle du poumon en particulier. Il suffit des notions les plus bornées en physiologie pour se rendre compte du motif de cette influence. Si on pouvait modérer l'afflux du sang au poumon malade, par cela même il se trouverait placé dans les conditions les plus favorables à la cessation de son état phlogistique. C'est ce qu'on obtient en partie par de larges saignées, c'est ce que le tartre stibié opère si heureusement par son action sur le cœur.

Je considère l'émétique à haute dose comme un puissant sédatif du système nerveux; c'est peut-être en agissant primitivement sur ce système qu'il ralentit la circulation. La promptitude avec laquelle il fait cesser le spasme dans le croup, dans l'asthme, dans la coqueluche, et généralement dans toutes les affections dyspnéiques qui ne dépendent pas d'une affection organique du cœur ou des poumons, m'en est une preuve convaincante.

12° Un médecin distingué de l'Hôtel-Dieu de Paris, M. Gendrin, conclut (*Transact. méd.,* tom. vi, pag. 150), des faits nombreux qu'il a observés, et sur beaucoup de malades, et sur des individus affectés des maladies les plus différentes, mais sans inflammation des organes digestifs, que les préparations antimoniales n'agissent que pendant un jour ou deux, et qu'elles deviennent ensuite absolument inertes : et, néanmoins il convient, à la page précédente, qu'il a retiré de bons effets du tartre stibié dans le rhumatisme articulaire aigu et quelques pneumonies.

Je ne doute pas qu'en multipliant ses expériences, M. Gendrin ne revienne de son opinion actuelle sur l'action du tartre stibié qui lui paraît se borner à ses effets évacuans. Dans la pneumonie surtout, ce praticien s'apercevra que la résolution s'en opère avec rapidité, bien que le remède n'ait point d'effet vomitif : mais qu'il en est de ce médicament comme de tous les autres, que son action est subordonnée au temps, aux lieux et aux circonstances. M. Gendrin proclame, du reste, avec tous ceux qui ont beaucoup employé le tartre stibié, son innocuité sur les organes digestifs.

FIN.

ERRATUM.

Page 145, ligne 10, *Guedren Tranzac. méd.*, lisez : *Gendrin, Transact. méd.*